지역사회 정신재활을 돕는

낮병원

지역사회 정신재활을 돕는

낮병원

이종호 저

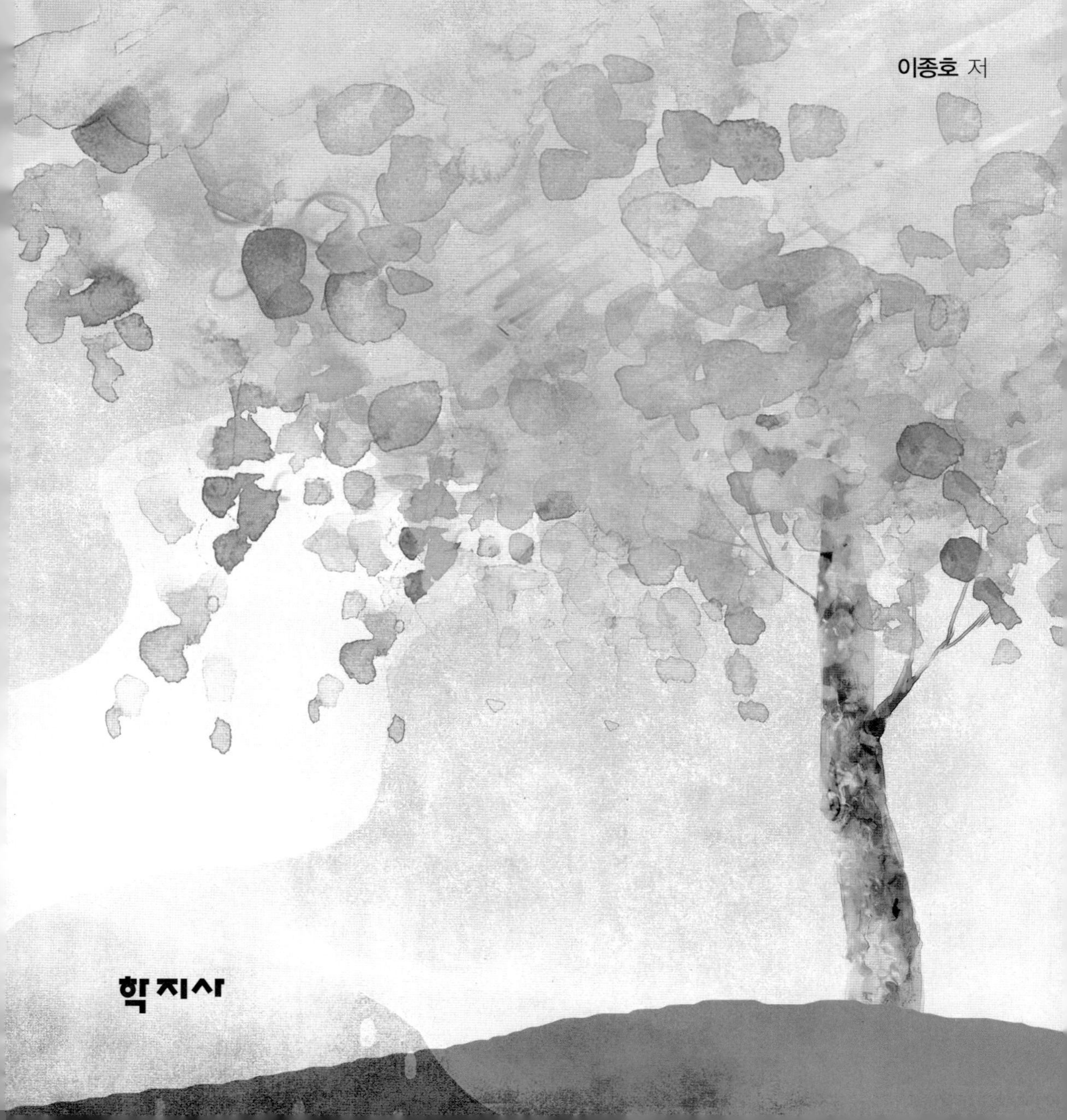

학지사

머리말

정신질환은 본인이나 가족 그리고 크게 보면 국가에까지 많은 심리적, 경제적 부담을 지우는 심각한 개인적인 문제이자 사회적인 문제다. 1990년대 이전까지는 정신분열병과 같이 심각한 정신질환의 경우 뚜렷한 치료법이나 대책이 없어 한 번 병에 걸리면 잘 낫지 않고, 개인의 운명을 좌우하는 멍에가 되어 버리는 경우가 많았다.

하지만 1990년대 이후 기존의 약물에 비해 효과가 뛰어나고 부작용이 적은 약물이 개발되면서 새로운 희망을 가지게 되었다. 그와 더불어 국가적으로도 1990년대 이후 제도적인 면에서나 실제적인 면에서 많은 개선책이 제기되었으며 그 개선책 중에서 중요한 내용이 지역사회 정신재활이었다. 즉, 그 전까지는 치료의 어려움과 국가 차원의 편견과 무지로 인해 수용과 격리 위주의 대책뿐이었지만 1990년대 이후에는 위에서 언급한 이유 때문에 정신질환자의 장기적인 수용보다는 사회복귀를 더욱 우선으로 생각하게 되었다. 이와 같은 지역사회 정신재활을 위해서 1995년 정신보건법이 제정되어 현재까지 수차례 개정되었고, 1990년대 말 이후로 정신보건센터와 사회복귀시설이 활성화되었다. 그리고 낮병원도 그 지역사회 정신재활을 담당하는 한 축으로서 활성화되기 시작했다. 정신재활을 주로 담당하는 낮병원은 1994년부터 정식으로 부분입원에 대해 의료보험의 적용을 받게 되었다.[1)]

낮병원은 다양한 증상을 가진 환자를 대상으로 한다. 즉, 상태가 심한 환자의 증상을 조절하여 안정적으로 지역사회에 머물 수 있게 해 주고,

기능이 좋은 사람에게는 사회적응을 위한 기술을 더욱 확실하게 습득하게 하여 입원율을 감소시키고, 또 직업 능력 향상을 통해서 일반인과 같이 경쟁하며 직장을 구하고 그 직장에서 잘 적응할 수 있도록 돕는다는 점에서 꼭 필요한 치료시설이라고 할 수 있다.

그동안 낮병원 운영을 통해 재활 과정을 밟아 나가는 환자와 그로 인하여 희망을 갖게 되는 가족을 접하게 되면서 재활 치료의 중요성 및 필요성을 마음 깊이 느끼고, 환자나 가족이 재활 치료를 하는 데 있어 참고할 만한 자료가 필요하다는 생각에서 이 책을 펴내게 되었다.

1998년 8월 개원 이후 지금까지 구의 연세 낮병원을 도와주신 분이 매우 많다. 그들의 도움이 있었기에 낮병원이 지금까지 발전하고 이 책의 출간도 이루어질 수 있었다. 회원 한 분 한 분을 위해 재활 계획을 세우고 같이 생활하면서 힘들 때마다 격려하고 지지해 준 사회복지사 여러분, 실습을 통하여 회원과 함께 배움을 나누기 위해 노력해 준 의과대학 및 사회복지학과 학생들, 자원봉사를 통해 회원과 함께 시간을 보내고 귀한 나눔을 실천해 온 많은 분, 그리고 힘든 재활 과정을 통하여 희망을 전해 준 회원 여러분과 어려운 상황에서도 적극적으로 협조해 준 가족에게 지면을 빌려 감사의 마음을 전하고 싶다.

끝으로 이 책의 출간을 맡아 주신 학지사 김진환 사장님과 출판과정에서 수고해 주신 김경민 과장님을 비롯한 관계자 여러분께 감사드린다.

2011년 6월

이종호

차 례

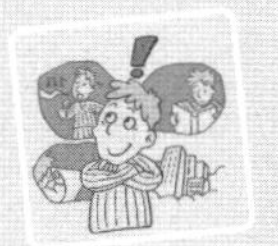

04
특별한 문제_ 193

부록_ 227

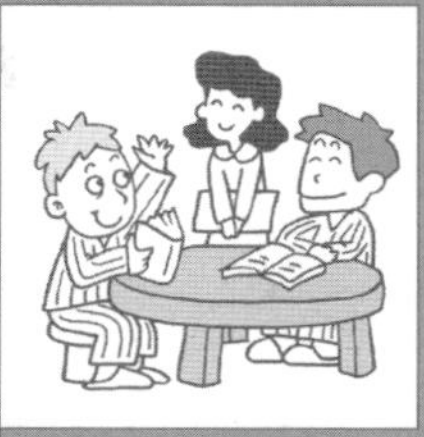

01

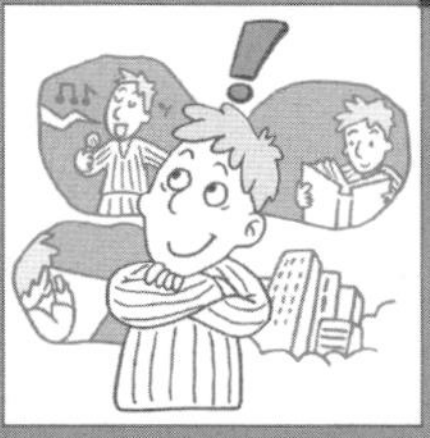

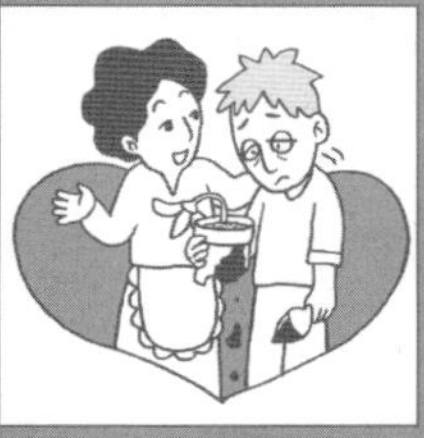

정신재활과 낮병원

1. 정신재활
2. 낮병원을 통한 재활치료

낮병원에 대한 얘기를 시작하기 전에 낮병원에 다녔던 환자의 얘기를 먼저 해야 할 것 같다. 그들의 생생한 고백만큼 병이 무엇인지, 치유가 무엇인지, 그 치유의 장인 낮병원이 무엇인지 잘 말해 주는 것은 없을 것이다. 아래의 글은 정신과 질병으로 인해서 오랫동안 사회에서 고립되어 집에서만 지내다가 재활 치료를 통해 좋아진 환자의 이야기다.

"낮병원에 다니기 전에는 갈 곳이 없었어요. 만날 사람도 없고, 아는 사람도 없고, 뭘 어떻게 해야 할지도 모르겠고, 취업은 하고 싶으나 방법을 몰라 될 대로 되라는 식이었지요. 그런데 지금은 뚜렷한 목표가 생긴 것은 아니지만 살아가야 할 의미를 알게 되었어요. 전에는 사람을 만나면 인사도 안 하고, 고개를 숙인 채 누가 말 걸면 '알아서 뭐 할 거야?' 라는 마음에 대꾸도 없이 반응을 보이지 않았는데, 지금은 대인관계 능력이 많이 좋아져서 다른 회원과 대화도 하면서 말도 많아지고, 낮병원에 다니면서 상식이나 지식이 늘어 할 얘기도 다양해진 것 같아요."

"여기 오기 전에는 만나는 사람도 없고, 가족과는 싸움만 하고, 평상시 말을 거의 안 하고, 무슨 말을 해야 할지도 몰랐는데, 낮병원에 다니기 시작하고 적응하면서 아는 사람도 생기고, 사람들과 말을 트면서 점점 말이 많아졌고, 이제는 가족도 저를 이해하려고 노력하고 간섭도 덜하는 것 같아요. 저 역시 가족을 이해하는 부분이 늘어서 갈등이 줄어든 면도 있고요. 게다가 예전에는 문제가 생기면 무조건 같이 싸우고, 고집이 있어서 끝장을 보려고 하는 등 갈등 해결 능력이 거의 없었던 것 같아요. 하지만 지금은 상대방의 입장도 생각하게 되고, 적당한 선에서 포기할 줄도 알게 되어 갈등이 자주 생기지도 않지만 생겨도 쉽게 해결되는 편이에요."

"낮병원에서 특히 도움이 되었던 프로그램은 사무실 훈련과 직업재활 프로그램, 그리고 피스크예요. 사무실 훈련을 통해 사무실에 가게 되었을 때 경험하게 될 것을 미리 경험하면서 일 처리하는 방법도 배우고, 자신감도 생기게 되었어요. 택배, 비누 만들기 등 직업재활 관련 프로그램을 통해서 실질적인 기술을 배우고, 특히 문제가 생겼을 때 대처하는 방법도 알게 되는 것 같아요. 피스크의 경우, 집중력이나 과제 해결 능력을 좋아지게 하는 데 도움이 된 것 같네요."

"저는 처음에는 제 문제가 무엇인지도 몰랐어요. 그런데 낮병원에 와서 사람들과 관계를 맺게 되면서 제가 상대방을 배려하지 않고 직선적으로 표현해서 사람들과의 관계에 문제가 생긴다는 것을 알게 되었어요. 그래서 의사 표현은 하되, 상대방에게 상처를 주지 않도록 하는 훈련을 많이 받았어요. 결국 졸업할 쯤에는 제가 싫어했던 사람들에게도 부드럽게 대했던 터라 그 사람들이 제가 자기들을 싫어했다는 것조차 모르더라고요. 그리고 낮병원 다니기 전에는 늦게 자고 늦게 일어나는 생활을 했는데, 낮병원에 다니기 시작하면서 낮병원에 나오기 위해 일찍 자고 일찍 일어나는 습관이 생기게 되었어요. 규칙적으로 생활하니 덜 피곤하고, 나도 다른 사람처럼 정상적인 생활을 한다고 생각하니 만족감도 컸어요. 저처럼 힘들었던 분이나 그 가족 분에게 하고 싶은 말은, 자신이 가지고 있는 증상이나 병이 자신이 원해서 가지게 된 것도 아니고, 잘못을 해서 생긴 것도 아니기 때문에 숨기거나 부끄러워하지 말고, 적극적으로 치료를 받았으면 좋겠다는 거예요. 치료를 받아서 좋아지게 되면, 병에 걸리기 전보다 오히려 사회에 더 좋은 것을 환원할 수도 있을 것 같아요."

1. 정신재활

1) 정신분열병의 증상 및 치료에 대한 이해

(1) 정신분열병 치료의 역사

오늘날에는 의학의 눈부신 발달로 인해 과거에는 불치병으로 여겨졌던 많은 질환에 대한 치료법이 개발되고 치료의 가능성이 높아지고 있다. 심지어 암이나 AIDS 같은 질병도 치유의 희망이 생겨서 그런 병에 대한 진단이 과거와 같이 사형선고처럼 들리지 않게 되었다. 정신질환 역시 예전에는 절망적으로 여겨졌으나, 현재는 다양한 치료법이 개발되면서 재활의 가능성이 높아지고 있다.

① 1950년대 이전: 치료 이전

정신질환의 경우에는 치료의 어려움이 다른 분야보다 조금 더 심각했다. 정신질환의 치료법이 연구되지 못한 이유는 여러 가지가 있는데 우선 뇌과학이 타 분야에 비해서 더 어렵고 복잡하기 때문이다. 병을 일으키는 뇌에 대해서 전혀 알지 못하니 치료법이 나올 수가 없었다. 또한 병을 수치스럽게 생각하는 개인적인 인식이나 사회소외 계층에 대한 관대하지 못한 사회 분위기 탓에 병의 치료법을 찾기보다는 병에 걸린 환자를 비난하는 분위기였고 이 때문에 정신질환에 대한 치료는 거의 이루어지지 못했다. 대표적인 정신질환인 정신분열병에 대한 1950년대 이전의 치료법은 지금으로서는 상상하기 힘들 정도다. 신체의 일부를 잘라내거나 얼음물에 담그기, 저혈당 상태로 인한 쇼크 유발 등이 당시 치료법으로 시술되기도 했다.

② 1950년대: 치료제의 발견

정신질환의 첫 번째 치료제 발견은 우연하게 이루어졌다. 1948년에 프랑스 마취과의사인 Henry Laborit는 수술 전에 불안해하는 환자를 진정시킬 목적으로 클로르프로마진을 사용하였는데 이것이 환자를 진정시키는 것을 보면서 클로르프로마진이 정신병적 증상에 도움이 된다는 점을 우연히 발견하였다.[2] 이후 프랑스 정신과의사인 Pierre Deniker와 Jean Delay가 1952년에 처음으로 클로르프로마진을 정신질환의 치료에 사용하였는데 치료효과가 있었다. 이때부터 과학적인 치료라고 할 만한 정신분열병의 치료법이 적용되었다고 할 수 있다. 그 이전까지는 일단 정신분열병 같은 정신질환으로 진단을 받으면 평생 폐쇄병동에 갇혀 지내는 경우가 많았고, 폐쇄병동에 입원을 한다고 해도 별다른 치료가 있는 것도 아니었기에 입원은 병의 치유가 아닌 격리의 의미가 더 컸다. 따라서 환청이나 망상 같은 심각한 증상을 감소시키는 클로르프로마진 발견의 여파는 엄청났다.

이후 정신분열병 환자의 상태가 획기적으로 호전되었다. 그 전까지는 정신분열병이라는 것이 어떤 병인지 잘 알려지지도 않았고 적절한 치료법도 없었기 때문에 폐쇄병동에 격리하는 것이 치료자가 할 수 있는 거의 유일한 방법이었다. 그런데 클로르프로마진 같은 효과적인 항정신병 약물이 개발되어 어느 정도 호전된 상태가 유지되자 그 전에는 전혀 생각지도 못했던 다음 단계의 문제가 눈에 띄기 시작하고 그에 대한 대안을 고민하게 되었다.

③ 1950년 ~ 1970년대: 치료의 진전

효과적인 약물치료가 시작된 1950년 초부터 장기 입원환자의 퇴원, 즉 탈원화가 시작되고 1950년대 동안 이런 현상이 가속화되었다. 지금은 정신분열병이 발병해도 조기에 발견하여 개입하는 경우 입원을 하지 않거나 입원을 하더라도 단기 입원으로 그치는 경우가 많지만 당시에는 장기 입원이 상식이었기 때문에 입원 환자가 퇴원하여 지역사회에서 지낼 수 있다는 것은 혁명적인 변화였다. 하지만 희망에 찼던 1950, 60년대를 지나면서 정신분열병의 증상은 호전되기는 하나 재발률이 높다는 사실을 알게 되었다. 탈원화되어 지역사회로 돌아갔던 많은 환자가 증상의 재발로 인해 노숙자처럼 지내거나 재입원하였고, 입원 후에 상태가 호전되어 다시 퇴원을 해도 결국은 사회 복귀를 하지 못하고 병실로 되돌아왔다. 이렇게 입원과 퇴원을 반복하는 일이 너무 자주 있어서 정신재활 전문가는 이를 '회전문 현상'이라고 부를 정도였다. 이와 같은 잦은 입원과 퇴원의 반복은 정신보건 분야 전문가에게 큰 좌절이었다. 클로르프로마진이라는 약물은 사람에게 정신분열병 증상의 호전이라는 것을 경험하게 해 주었고 정신분열병 환자가 지역사회에서 살 수 있다는 희망을 주었지만 정신분열병의 치료에서 넘어야 할 새로운 벽이 있다는 점도 각인시켜 주었다.

④ 1970년대: 뇌과학의 발전으로 인한 증상의 재발견

정신분열병에 대한 또 다른 비관적인 생각은 역설적으로 뇌과학의 발전에서 비롯되었다. 뇌과학이 발전하면서 정신분열병 같은 만성적인 정신질환이 눈에 보이는 증상만 중요한 것이 아니라는 것을 알게 되었다. 그 이전에는 환청이나 망상조차 조절된 적이 없었기 때문에 다른 증상은 생각할 겨를도 없었지만 환청이나 망상 같은 증상이 다스려지기 시작하면서 그 밑에 숨어 있던 증상이 드러나게 되었다. 어쩌면 이렇게 새로 발견된 증상—뒤에 나오는 음성 증상이나 인지 증상—이 더 근본적이고 환자나 가족의 삶에 영향을 주는 증상일 것이다.

1975년에 뇌 단층촬영(CT)을 통해 정신분열병 환자의 뇌에 있는 빈 공간인 뇌실이 넓어진 소견이 발견된 이래로 정신분열병에 대한 많은 뇌과학적인 소견이 발견되면서 정신분열병이 단순한 심리적인 질환이 아니라 고혈압이나 당뇨병같이 신체의 일부인 '뇌' 이상으로 인해 생기는 신체질환이라는 점이 정설로 받아들여지게 되었다. 환청이나 망상 같은 눈에 보이는 증상은 정신분열병의 극히 일부일 뿐이며 더욱 중요한 증상은 눈에 띄지 않고 숨어 있다고 이해하게 되면서 치료에 대해서도 처음부터 다시 생각하게 되었다.

탈원화의 좌절 경험과 뇌과학의 발달을 통한 심층적인 이해 과정을 거치며 정신보건 분야의 전문가는 정신분열병 치료에 대한 희망은 다소 줄어들었지만 좀 더 현실적이고 근본적인 대처를 위한 새로운 시각을 갖게 되었다.

⑤ 1990년대 이후: 건강한 삶의 추구

1990년대는 미국의 클린턴 대통령이 '뇌의 시대(brain decade)'라 명하며 뇌연구에 국가적인 관심을 쏟아부은 시기인데, 이때 정신의학도 획기적으로 발전되었다. 효과나 부작용 면에서 우월한 새로운 신약이 잇달아 개발되어 치료법이 더욱 개선되었다. 또한 복지가 사회의 주된 이슈가 되면서 정신질환자가 병을 극복하고 건강한 삶을 살아갈 수 있는 사회분위기가 조성되었다. 우리나라에서도 이와 같은 세계적인 흐름에 동참하여 1995년 정신보건법이 처음으로 제정되었고, 이에 기초하여 수많은 재활시설이 개설되고 많은 정신보건 전문가가 양성되어 배출되고 있다.

(2) 정신분열병 증상에 대한 인식의 변화

정신분열병의 증상에 대한 관심은 역사적인 단계를 가진다. 증상에 대한 관심의 변화는 정신분열병에 대한 이해와 치료법 개선의 역사와 같은 의미다. 정신분열병에 대해 더 깊이 이해하게 되고 치료에 실패하는 이유를 탐구하면서 초점이 되는 증상의 종류가 달라졌기 때문이다. 이를 시기별로 나누어 살펴보면 다음과 같다.

① 초창기부터 1970년까지

이때는 정신분열병을 귀신들림, 심리적인 현상으로 판단했다. 망상이나 환청 같은 일반인에게는 없는 현상인 양성 증상이 주된 관심 대상이었고, 이러한 증상이 치료도 되지 않았기 때문에 다른 현상은 생각하고 다룰 겨를이 없었다. 일반 사회에서는 굿 같은 종교적인 해결책이나 요양 같은 심리적인 대책이 주된 치료법이었다. 정신의학 내부에서도 오이디푸스 콤플렉스 때문에 증상이 생긴다고 생각해서 5~10분도 집중하기 힘들어하는 정신분열병 환자를 대상으로 50분간 정신분석적 면담을 시행하기도 하였다. 뇌의 한계, 즉 인지능력의 저하로 인해서 전혀 생각이 나지 않아 얘기하지 못하는 것을 치료에 대한 저항이라고 생각했다. 요즘 시대 정신과의사로서의 경험에 기초해 보면 어처구니가 없을 정도다. 실제 진료 현장의 경험을 통해서 보면 이와 같은 인식과 개입의 문제점을 확실히 느낄 수 있다. 외래에서 면담하는 신경증 환자나 정신분열증 환자 중에서도 기능이 좋은 환자를 면담할 때와 기능이 많이 떨어진 환자를 대할 때 면담 방식은 완전히 다르기 때문이다.

이 시기에 가족의 눈에 비친 환자의 모습은 다음과 같이 요약할 수 있다.

> "환자는 이상하고 비정상적이다. 허공에 대고 헛소리를 하고 세상 사람들이 자기를 감시하고 죽이려 한다고 생각한다. 심지어는 자신을 사랑하고 걱정하는 가족까지도 의심한다. 증상이 심하면 언제 폭발할지 모른다. 집에서 저렇게 조용하게 있을 때는 안심이 되긴 하는데 위험하기 때문에 조금이라도 불안정해 보이면 그냥 입원시키는 것이 더 나을 것 같다. 약을 먹어서 좀 나아진다고 해도 그건 잠시뿐이고 결국 다시

입원해야 할 것이다."

② 1980년대

이 시기에는 지역사회 정착이 어려운 사람에 대한 연구가 활발해지면서 환청이나 망상 같은 양성 증상이 없는 사람도 사회에 적응하는 데 어려움이 있다는 것을 알게 되었다. 병이 다 나아서 겉보기에는 별다른 이상이 없어 보이는 사람이 집에만 있으려 하고, 정확히 말로 설명하기는 힘들지만 처음 병이 나기 전과는 달라진 것을 느끼게 되었다. 그 이유가 되는 증상은 감정이나 의욕이 없어지는 음성 증상이었다는 것을 나중에 발견하였다.

일반인에게 있는 의욕이나 대인관계에 대한 욕구 등이 없다는 의미에서 음성 증상이라고 불렸는데, 그 전에는 양성 증상에 가려진데다 우울증 같이 병의 정도가 정신분열병에 비해서 심하지 않은 다른 질환과 유사하기 때문에 눈에 잘 띄지 않았다. 그런데 양성 증상이 어느 정도 치료가 되면서 그 베일이 벗겨지고, 지역사회 복귀를 시도하면서 음성 증상이 문제가 된다는 점이 알려지면서 주목을 받게 되었다. 우수한 약물의 개발로 인해서 양성 증상이 어느 정도 조절이 가능한 최근에는 삶에 영향을 주는 정도 면에서 음성 증상이 훨씬 더 심각하다고 알려져 있다.

양성 증상은 시간이 지나면서 어느 정도 조절이 되고 그 이후엔 주로 무기력한 모습으로 나타나는 음성 증상이 눈에 보인다. 이전 시기에는 안정된 시기로 보였던 음성 증상이 이제는 무기력함으로 보이며, 이러한 음성 증상이 미치는 영향을 더 잘 이해하게 된다.

> "환자는 양성 증상이 심할 때는 비정상적인 것 같다. 상태가 좋아져서 병원에서 집으로 돌아오는 건 좋지만 아무것도 하지 않으려고 하는 것이 문제다. 병 때문에 중단했던 학업을 다시 하거나 간단한 일이라도

해서 돈을 벌면 좋은데 저렇게 고집을 부리면서 집에만 있다. 증상이 심할 때는 무섭긴 했지만 지금은 사람이 멍해진 것 같아서 더 안타깝다. 차라리 좀 불안정하더라도 그때가 더 나은 것 같다는 생각이 들 때도 있다. 이렇게 집에서 아무것도 안 할 바에는 입원시켜서 거기서 전문적인 치료를 받게 하는 게 더 나을지도 모르겠다. 그런데 오래 입원한 환자 가족 얘기를 들어 보면 그것도 답은 아닌 것 같고…… 지금은 부모가 있으니 그래도 돌봐 주겠지만 우리가 죽고 나면 어떻게 하나?"

③ 1990년대 이후

1990년대 이후에는 뇌의 기능이나 입체적인 모습까지 볼 수 있는 뇌영상기술 등의 발달에 힘입어 뇌의 병변이 새롭게 발견되었다. 그 결과 뇌의 이상으로 인해서 생기는 증상인 인지기능이 주된 관심의 대상이 되었다. 특히 우리나라에서는 1990년대 중반 이후 사회복귀를 위한 시도가 더욱 활성화되면서 사회적응에 영향을 주는 사회인지가 중요하게 부각되었다.

이 시기에는 조금 더 이해의 폭이 넓어지고 깊어진다. 양성 증상은 대개 초기에만 주된 문제가 되고 음성 증상도 정신재활 사업이 활성화되어 어느 정도 보완이 된다. 그 전 시기에는 하기 싫어하는 걸로만 생각했던 공부나 일이 인지기능이나 사회성 같은 증상이 이유라는 것을 알게 된다.

"발병 당시에는 너무 당황스럽고 힘들었다. 입원하고 나서 증상이 좋아지니 그런 점에서는 안심이 된다. 이렇게 좋아진 거 보면 좋은 약이 많이 나오긴 한 것 같다. 집에서 가만히 있는 것보다는 더 나은 것 같아서 이것저것 시켜 보는데 결국 자기 혼자 일은 못 할 것 같다. 그냥 용돈이라도 버니까 다행이다. 얘기를 들어 보니 이 병이 미친 게 아니라 뇌에 병이 좀 생겨서 그렇다고 하니 무서운 마음은 덜하다. 그런데 머리도 더 나빠진 것 같고 생활하는 것도 예전처럼 되긴 힘들 것 같아서 속상하다. 공부 같은 것에 미련이 남아서 자기 나름대로는 열심히 하는 것 같은데 잘 안 되는 것 같다. 대학을 나왔다 하더라도 좋은 직장을 갖기는 힘들 것 같다고 하니 실망이 되긴 하는데 이젠 마음을 좀 비웠다. 일도 나라에서 많이 도와주니까 좋은데, 일하러 가서 스트레스 받고 사람들하고 잘 지내지 못 하는 것 같아서 옆에서 보기 안타깝다."

이렇게 뇌의 손상과 함께 이에 기인한 여러 가지 기능이 동반하여 저하된다는 점이 밝혀지면서 약물치료만을 위주로 한 단순한 치료방법만으로는 환자와 가족 그리고 사회가 원하는 도움을 줄 수 없다는 점이 분명해졌다. 즉, 음성 증상을 개선시키거나 그 영향을 최소화할 수 있는 방법(자극의 제시와 생활관리), 인지기능이 떨어져 환자가 병이 나기 전이나 비슷한 연령대의 다른 사람에 비해 지적 능력이 떨어져 있을 때의 대처방법(인지재활 및 문제해결능력 훈련), 사회적응에서 가장 흔히 문제가 되는 사회성 문제(사회기술 훈련 및 사회활동 경험) 등을 다루어야만 사회복귀가 가능해지고 성공률이 높아질 것이라는 공감대가 확산되었다.

이처럼 정신분열병 등의 심각한 정신질환은 흔히 만성적인 경과를 밟고, 발전된 치료법에 힘입어 급성기의 증상이 예전보다 더 쉽게 조절된다고 해도 자주 재발되거나 병이 나기 전의 상태로 완전히 회복되기는 힘들다. 이런 이유로 이들 질환에 대한 근본적인 치유는 주로 양성 증상에 치우친 증상조절과는 달리 더 어렵다. 증상조절이 근본적인 치유와 다른 것이라면 과연 근본적인 치유란 어떤 것일까? 그 해답을 찾기 위해서는 우선 전통적인 의학에서 바라보는 치료에 대한 얘기부터 시작해야 할 것 같다.

(3) 일반 의료에서의 치료

의학에서 질병의 치료는 증상에 초점을 둔다. 원래 정상적으로 기능을 발휘하던 신체나 정신에 병균의 침범이나 해부학적, 생리적인 이상이 생겨서 증상이 생기거나 기능이 저하된다는 것이 질병에 대한 의학의 기본 시각이다. 그래서 증상을 확인하고 그 증상을 감소시키는 것이 치료의 주된 내용이 된다. 그동안 치료가 잘되면 증상이 없어지고, 증상이 없어지면 발병 전의 상태로 돌아간다고 생각해 왔다. 이런 시각은 단기적으로 우리에게 영향을 끼치고 사라지는 급성 질환에서는 받아들일 수 있는 입장이다. 가장 흔한 감기를 예로 들어 보자. 원래 잘 지내던 사람이 갑자기 감기에 걸려서 아무것도 하지 못하게 되면 당장은 발병 전과 전혀 다른 사람이 되지만 며칠 잘 쉬고 영양섭취를 충분히 하면 신체가 감기 바이러스에 대한 저항력을 만들어 낸다. 그러면 그 사람은 별다른 조치 없이도 감기에 걸리기 전의 상태로 거의 회복된다. 증상이 없어지면 기능도 저절로 회복되는 것이다.

그러나 치료의학이 발달된 요즘에는 그런 질환은 많지 않다. 그런 급성 질환보다는 손상을 받은 이후 이차적인 후유증이 남거나 만성적인 경과를 밟는 지속적인 관리가 필요한 질환이 훨씬 더 많다. 뇌혈관이 터져서 마비가 오는 뇌졸중이나 교통사고 후유증 등은 보통 평생 지속될 수 있는 흔적을 남기고 그로 인한 기능 변화를 동반한다. 그리고 고혈압이나 당뇨병같이 한 번의 치료로 조절되지 않고 지속적으로 꾸준히 관리해야 하는 만성질환은 그 질병 자체의 영향뿐 아니라 기능의 변화라는 이차적인 합병증도 유발한다. 이런 질환의 경우 단순한 증상의 치료는 그 질환이 가져온 문제의 일부만을 해결한다. 병을 앓고 지나가면 거의 아무런 흔적을 남기지 않는 감기와 달리 신체의 마비를 초래하는 고혈압이나 시력과 신경계통에 심각한 후유증을 남기는 당뇨병은 원래 기능에 심각한 손상을 미치기에 더 문제가 된다. 이런 질환은 혈압이나 혈당 등의 증상조절을 중점적으로 다루는 기존의 치료로는 적절히 다룰 수 없다. 이제 병이 남긴 흔적인 손상과 기능저하에 관심을 가져야만 한다. 이와 같이 이차적으로 남는 후유증에 관심을 갖고 이 후유증으로 인한 기능저하, 심리적 고통까지 다루어서 원래대로 인간으로서의 자긍심을 잃지 않고 살 수 있도록 돕는 것이 일반적인 의료에서의 재활이다.

재활이 필요한 대상이 되는 환자는 기능에 심각한 손상을 받은 상태인데 그 기능의 회복이 안 될 때도 있다는 문제가 있다. 예를 들어, 마비가 된 사람의 손상된 부위의 신경은 재생되기 힘들다. 환자의 기능회복은 신경이 손상된 부위의 근육 힘을 회복하는 것만으로는 충분치 못하므로 한계가 있다. 제대로 쓰지 못하는 팔다리의 힘을 키워 주는 기능의 회복도 중요하지만 남아 있는 다른 부위의 신체기능을 더 강화함으로써 기능회복을 촉진할 수 있다. 이런 식으로 재활은 문제에만 관심을 갖는 것이 아니라 부족한 점을 보완시켜 주기 위해 환자가 잘하는 점과 강점에도 관심을 둔다. 증상 조절이 어느 정도 되는 단계에서는 환자가 남아 있는 자신의 강점을 잘 살려서 사회에 적응하는 것, 즉 기능 향상이 주된 내용이 된다.[3)]

재활은 또한 의사 혼자서 할 수 있는 일이 아니다. 뇌졸중 환자의 경우에는 다시 걷는 데 필요한 근력 강화를 도와주는 물리치료사, 걷는 연습을 하는 데 도움을 주는 운동치료사 등이 필요하다. 당뇨병 환자의 경우라면 식이요법을 도와줄 영양사가 필요하다. 이와 같이 재활은 치료에 비해서 더 많은 직종의 전문가가 같이 협력해서 작업해야 하는 다분야 전문가의 협력 작업이다.

(4) 정신재활의 의미

정신질환에서 이루어지는 재활을 정신재활이라고 한다. 정신재활은 일반 의료에서의 재활과 여러 가지 측면에서 공통점을 가진다. 기능의 상실이 있기에 기능회복을 목표로 하고, 약해진 기능을 보완하기 위해 강점을 더 살려야 한다. 이와 더불어 오랜 기간의 노력이 필요하고 다양한 분야의 전문가가 필요하다는 점에서 일반 의료와 유사하다. 그런데 정신질환은 비교적 어린 나이에 발병한다는 점에서 중요한 문제를 가진다. 어린 나이에 발병하기 때문에 정신질환의 발병으로 인해서 그 시기에 해야 할 인생의 과제를 제대로 수행하지 못한다. 그러므로 정신재활은 일반 의료적인 의미에서의 재활뿐 아니라 발달 과제의 수행까지 해야 하기 때문에 부담이 더 클 수 있다.

사춘기가 되면 삶의 목표나 이성 문제, 관계에서의 갈등 해결, 은행 업무나 남성일 경우 군복무 같은 현실적인 문제를 해결해야 하는 과제를 부여받는다. 이런 과제를 제대로 수행하지 못하면 병이 낫는다 해도 건강한 생활을 하기 힘들다. 더구나 증상이 호전된 상태에서 생활의 리듬 유지나 진로문제와 대인관계 등을 해결하지 못하면 호전된 상태를 유지하는 것 역시 힘들다.

이렇게 기대치를 잘 조절하고, 실현 가능한 목표를 설정해야 독립된 삶이라는 궁극적인 정신재활 목표가 달성될 수 있지만, 그 이전에 현재 상태의 유지라는 단기적인 목표도 '삶의 과제'를 잘 조절하는 데 영향을 준다는 사실을 간과해서는 안 된다.

위에서 다룬 일반 의료에서의 치료적 특징과 마찬가지로, 문제가 되거나 부족한 점뿐 아니라 강점에 관심을 갖고 이를 더 강화시키는 재활의 특징은 만성적인 경과를 밟는 정신질환의 경우에도 적용된다. 반복적으로 관해(remission: 병이 완전히 낫는 것은 아니지만 증상이 조절된다는 의미)와 재발이 나타나는 만성 정신질환에 대한 개입은 증상의 조절에서 끝나는 것이 아니다. 정신분열병이나 양극성 장애 등의 만성적인 정신질환을 경험하고 있는 환자는 병이 없는 사람보다 학업 혹은 직업적 기능, 대인관계 기능이 떨어져 있기 때문에 이런 분야에 대한 도움도 필요하다.

(5) 과정으로서의 정신재활

정신질환에 대해서 눈에 보이는 증상 조절 외에도 삶의 다양한 분야에 대한 전문적인 개입을 하는 과정을 정신재활이라고 한다. 즉, 정신재활은 정신질환이 있었던 환자가 다양한 치료방법으로 병의 증상을 감소시키고 그 상태를 유지하는 과정이다. 또한 증상이 없어지고 난 후에 겪게 될 일과 사회의 한 구성원이자 독립된 인격체로 살아가기 위해서 필요한 준비를 하는 과정이다.

여기서 정신재활을 '과정'이라고 표현한 이유는 정신재활이 한 종류의 행동이 일회적으로 이루어지는 것이 아니라 다양한 활동의 연속 선상에서 이루어지기 때문이다. 많은 질환이 그렇지만 그중에서도 특히 정신질환은 단계마다 그 모습이 다르다. 따라서 각 단계마다 주로 강조되는 재활의 내용이 달라진다. 한 단계에서의 적절한 개입이 다른 단계에서는 지양해야 할 개입법이 된다. 때로는 병이 나기 전이나 병에서 벗어난 이후에는 받아들일 수 없는 활동도 특정 단계에서는 꼭 필요한 개입이 될 수 있다. 그렇기 때문에 한 시점에서의 모습만으로 재활 자체에 대한 평가를 할 수 없고, 전체적인 맥락 속에서 계획하고 실천하고 평가해야 한다. 그런 의미에서 정신재활은 과정이다.

정신분열병의 경우를 예로 들어 보자. 정신분열병에서 초기에 나타나는 대표적인 증상은 환각이나 망상이다. 약물치료를 꾸준히 하면 이런 양성 증상은 거의 70% 이상 치료가 된다. 초창기에는 환청이나 망상이 심하고 불안정해서 잠을 잘 이루지 못한다. 이 단계에서는 안정을 시키고 잠을 잘 자게 하기 위해서 강한 수면 효과가 있는 약물을 사용해야 한다. 또한 환청이나 망상에 효과가 좋은 약물은 주로 추체외로 증상이라고 해서 근육이 지나치게 긴장되어 힘이 들어가거나 떨리는 현상을 일으킬 수 있다. 증상이 심하거나 입원해 있을 때에는 이런 부작용을 감수하고 증상조절을 위해서 약물을 충분히 투여한다. 그런데 초기 단계를 넘어서게 되면 잠이 많이 오거나, 근육 계통의 부작용 때문에 말이 어눌해지고 걸음걸이가 부자연스러워지는데 이런 현상은 견디기 힘든 부작용이다. 양성 증상이 심한 초기 단계에서 증상의 정도가 덜해지고 기복이 줄어드는 안정기로 넘어가게 되면 약물을 적절히 감량해야 한다. 또 병원에 입원해 있을 때에는 병의 수용 여부에 상관없이 증상을 줄이기 위해서 약물을 강제로 투여해야 할 수도 있지만 퇴원하게 되면 본인이 병을 이해하고 약물의 필요성을 느끼고 약물을 관리할 수 있게 되어야 한다. 그런데 증상이 심한 급성기에는 병에 대한 이해와 약물 관리는 기대할 수 없다. 무리하게 병을 이해시키려 하면 거부감이 들고, 자신의 경험을 병이라고 '주장하는' 의사에게도 피해망상이 생길 수 있기에 설득이 어렵다. 이때는 증상이 덜해지기를 기다리면서 서서히 관계 형성에 신경을 써야 한다. 그러다가 퇴원할 때가 되면 자신의 병과 약물치료의 필요성에 대해서 이해할 수 있도록 해야 한다.

초기 단계가 지나면 병을 받아들이고 난 후의 심리를 다루어야 한다. 꿈과 희망에 차 있던 젊은이가 자신이 정신분열병이라는 심각한 병에 걸렸고 그 때문에 계획했던 많은 것을 포기하거나 변경해야 한다면 그때 느끼는 혼란감, 상실감, 우울감은 상상할 수 없을 정도로 클 것이다. 초기 증상 조절 단계에서는 약간의 강압적인 태도가 필요할 때도 있지만 이 시기에는 서로 믿고 마음을 터놓을 정도로 관계 형성이 되어야 발병 후의 심리적 어려움을 다룰 수 있다.

또 이 시기에는 정서적으로 위축되고 자신감도 없어지기 쉽다. 때로는 사회복귀를 서둘다가 좌절을 겪는 어려움이 생길 수 있다. 완급조절을 하고 적절한 목표를 세워 이를 구체적으로 실천할 수 있게 하고, 그 결과에 대해서 편안하게 받아들일 수 있는 여유와 안목을 가져야 한다. 그런데 이 작업은 매우 어렵다. 때로는 사소한 것에 자극을 받아 증상이 악화되기도 하므로 서두르지 말아야 한다. 또한 본인은 적절한 수준의 기대치를 갖고 마음을 다스리고 있는데 주변 사람이 다그쳐 어려움을 겪을 수도 있다. 어떤 경우에는 기대치를 낮추었다고 생각하는데도 그 기대치조차 환자의 상태나 기능 수준에 맞지 않아 상처를 받을 수 있다.

이렇듯 증상조절 단계 이후의 정신재활 과정은 각 개인에 따라 필요한 내용이나 목표도 다르고 단계별로도 달라질 수 있기 때문에 이에 대한 고려가 필요하다.

2) 정신재활의 기능

(1) 질병의 관리

정신과적인 문제의 경우, 약물치료만 받는 경우보다는 재활치료를 함께 받는 경우에 재발 가능성이 상당히 낮아진다. 이는 약물 복용만 하는 경우, 자신의 병에 대한 인식이 부족하여 약을 끊게 될 가능성도 높을 뿐 아니라 스트레스나 어려운 상황을 견딜 수 있는 힘도 부족하기 때문이다. 약물의 양성 증상 조절 능력은 지난 1990년대 이후 매우 향상되었다. 그러나 최근의 연구에서도 약물치료로 증상이 호전되었다가 다시 재발되는 사람의 비율은 매우 높다. 이렇게 증상을 조절하는 일에서도 약물 자체의 효과보다는 약물을 관리하는 치료자와 환자, 그리고 가족의 관심과 노력이 더욱 중요하다. 즉, 효과적인 약물 관리가 치료의 핵심이다. 연구결과나 의사의 경험에 따르면 약이 나빠서 치료가 안 되는 경우는 거의 없고 좋은 약물을 처방받았다고 해도 병을 인정하지 않는 마음, 즉 약에 대한 거부감 때문에 약물 관리가 안 되는 경우가 많다.

약물치료만 받을 경우에는 이런 문제를 차근차근 다루기 힘들기 때문에 편안하게 얘기할 시간과 환경을 함께 제공해야 한다. 낮병원에서의 정신재활은 10분 정도의 짧은 외래 면담과는 달리 하루 6시간씩 머물면서 다양한 활동을 하고 치료진과 잦은 접촉을 하므로 병이나 약물에 대해서 더 잘 알 수 있다는 장점이 있다.

또한 증상 악화의 위험요인 중에서 빠지지 않는 것이 스트레스인데, 사회성이나 대인관계에서의 문제를 해결하기 위한 교육과 치료를 받을 경우 스트레스 관리 능력이 향상되어 문제 해결과 감정 조절을 좀 더 쉽게 하게 되면서 재발률이 낮아진다.

(2) 건강한 삶의 추구

전통적인 치료는 환자의 삶의 영역에는 개입하지 않으며, 개입한다고 해도 제한적일 때가 많다. 특히 환자의 삶에 개입해서 여러 가지 과제와 도전을 다루지 않는다. 그런데 독립된 삶을 영위하기 위해서는 이런 문제를 꼭 다루어야 한다. 다음에서 그렇게 해야 하는 이유는 무엇인지 살펴보자.

첫 번째 이유는 발달 과제의 미수행이다. 20대 전후는 대학진학, 사회진출 등의 중요한 생의 과제를 수행해야 하는 시기다. 이 시기에 병 때문에 공부나 친구 사귀기, 사회생활 등의 중요한 발달과제를 잘 수행하지 못한다면 환청이나 망상 같은 증상이 없어도 사회 복귀가 힘들어진다.

두 번째 이유는 삶의 목표의 상실이다. 입원 생활을 지속하다 보면 아무것도 하지 않는 생활 패턴이 몸에 배고 이렇게 몇 년 동안의 공백이 생기게 되면 하루가 다르게 변하는 요즘 시대에 적응하기가 어려워진다. 실제로 입원을 반복하거나 장기간 입원하는 경우, 사회 변화에 적응하기 힘들어 스트레스를 더 많이 받게 되고, 이로 인해 재발하는 경우도 흔하다.

세 번째 이유는 사회적 고립이다. 입원을 한두 번 하다 보면 대개 알고 지내던 친구들이 다 멀어진다. 병을 의식해서 병이 있는 당사자가 피하는 경우도 있고, 군 입대나 결혼 등의 큰일을 겪으면서 자연스럽게 멀어지기도 한다. 또한 이러한 이유가 없어도 서로 만나도 할 얘기가 없고 재미가 없으면 자연스럽게 서로 연락을 하지 않는 경우가 많다.

그 외에도 심한 증상은 아니지만 상황에 맞지 않는 부적절한 모습 때문에 어색하거나 불편해질 수 있다. 이런 여러 가지 이유로 사회적으로 적절한 기능을 발휘하지 못하고 고립되면 사회적응 면에서는 심각한 정신병적 증상이 없어도 매우 불리한 입장에 놓이게 된다.

3) 정신재활 치료의 인력 및 서비스 제공 기관

(1) 정신재활 치료의 인력

정신재활은 다양한 목표와 활동으로 이루어진 작업으로 다양한 분야의 전문가가 참여하는 복합적인 과정이다. 정신재활에 참여하는 전문가를 보면 증상 조절을 비롯한 심리적인 부분을 다루어 주는 정신과의사, 재활 프로그램을 진행하고 나중에 취업이나 직업을 유지하는 것을 돕는 사회복지사, 정신보건간호사와 임상심리사, 그리고 미술, 음악, 원예 등의 전문 프로그램을 담당하는 해당 분야의 전문치료사, 전문적인 훈련을 받지는 않았지만 환자와 함께 시간을 공유하고 있는 다양한 배경의 자원봉사자가 있다.

(2) 서비스 제공 기관

정신재활은 그 특성상 한 기관에서 이루어지지 않을 때가 많다. 급성기에는 입원 병동에서 주로 정신과의사의 도움을 받아 증상조절을 하며 퇴원 이후 안정기에 접어들 때까지는 지속적인 약물치료와 심리적인 문제를 다루기 위해 외래 치료를 받는다. 양성 증상이 안정되면 규칙적인 생활과 대인관계를 위해 낮병원, 정신보건센터, 사회복귀시설 등에서 제공하는 생활관리 프로그램에 참여하게 된다.

4) 발병 및 정신재활 과정

만성적인 정신질환을 앓는 사람은 그 모습이 매우 다양하지만 발병하고 나서부터 치료를 통해 어느 정도 증상이 호전될 때까지의 과정에서 공유되는 부분이 있다.

우선 병이 나기 전에 남과 다른 모습이 나타나기 시작하고 그런 상태가 지속되다 발병한다. 발병 후 치료를 받고 나면 증상이 좋아지지만 기복은 있다. 그러고 나서 낮병원에 등록하지만 그것으로 끝나는 것이 아니라 새로운 과정이 펼쳐진다. 수동적인 모습에서 벗어나 능동적으로 재활과정을 함께 이끌어 나가야 한다.

재활 과정은 다음과 같은 절차를 거치게 된다.

병이 나기 전부터 조금씩 변화가 시작되어 남과 다른 모습이 나타나게 되며, 증상이 뚜렷이 나타나 발병이 되고, 그 후에 치료와 재발을 반복하다가 낮병원에 오게 되는 경우가 많다. 낮병원에서도 처음에는 적응 기간이 필요하며, 이 단계가 지나면 약간은 지루하고 때로는 힘들기도 한 반복적인 일상이 이어진다. 그런 과정이 몇 달에서 몇 년간 진행되는 동안 환자의 인격 발달 혹은 재구성 작업까지 수행해야 한다. 목표를 달성하거나 사회에 적응할 준비가 되면 졸업을 하게 되는데, 한 번에 졸업하기보다는 직업을 구해서 일하다가 다시 돌아오는 일이 여러 차례 반복되는 경우가 많으며, 이런 과정을 거친 후에야 비로소 안정적으로 사회생활을 하게 된다. 사회생활은 병전의 기능이 중요한 역할을 한다. 어떤 사람은 수백만 원을 버는 학원 강사나 남들이 선망하는 변호사 준비를 하지만, 어떤 사람은 일 년 중에 짧은 기간 동안 그것도 하루에 몇 시간만 일하면서 자기 용돈 정도를 버는 생활을 한다. 예전에는 증상 자체를 조절하는 것도 쉽지 않았기 때문에 증상이 심한 경우 사회생활을 제대로 하지 못했지만 최근에는 증상조절이 어느 정도 가능해지면서 발병

전의 기능에 따라 사회복귀의 성공 여부가 좌우될 때가 많다.

이런 개략적인 흐름이 낮병원을 거쳐 간 환자의 전체적인 생활이다. 이제 이러한 재활과정을 가장 흔한 병인 정신분열병을 대상으로 구체적인 사례를 들어 자세히 알아보도록 하겠다.

(1) 발병 이전 단계

보통의 경우, 전구기가 시작되기 이전의 단계에서는 정상적이라고 할 수 있다. 일부에서는 태어날 때부터 약간의 신경학적인 증상이 존재하기도 하지만 보통은 아무런 문제가 없다. 유전적인 특징이 있다는 점을 생각하면 다소 의아할 수도 있다. 유전적으로 타고난다고 해도 병이 나타나지 않고 잠복해 있다가, 힘든 일을 많이 겪는 사춘기에 증상이 급격히 나타나는 경우가 많다.

발병 이전의 모습은 다양하고 사람마다 다르다. 이런 점은 그 후의 모든 과정에도 적용될 수 있다. 병의 진단을 위한 공통점은 공유하지만, 그 외의 모습은 환자의 환경이나 자라 온 배경에 따라서 달라지기 때문에 때로는 미묘한 차이가, 때로는 같은 병이라고 생각하기 힘들 정도로 큰 차이가 존재한다.

(2) 발병 단계

양성 증상이 나타나는 시기를 활동기라고 한다. 활동기 전 단계부터 기분이나 성격, 대인관계, 기능 수준에 변화가 오는 경우가 많으며, 보통 몇 달에서 몇 년 정도 이런 시기가 있고 나서 본격적인 증상이 나타난다.

활동기의 경우에는 급성으로 발병하는 경우가 많지만 서서히 진행되는 유형도 있다. 급성으로 발병하는 환자는 스트레스를 받고 갑자기 나빠진 것이기 때문에 병전의 기능이 상대적으로 더 좋고, 증상이 없어지고 나면 기능이 좋아질 가능성이 더 많다. 하지만 정신병이라는 낙인이 찍혔다고 생각해서 스스로 위축되면 나중에는 무기력한 상태가 되고, 시간이 지날수록 감정이 무뎌지고 소극적으로 되는 음성 증상을 경험하기도 한다.

서서히 진행될 경우에는 더 어린 나이에 발병하고 지능이라고 표현할 수 있는 인지기능의 저하도 심해서 병전의 기능이 낮은 것은 물론 잠깐의 양성 증상 시기를 지나면 대부분 음성 증상이 나타난다.

(3) 치료 단계

치료 초기에는 주로 눈에 띄는 행동이나 갈등을 보인 후에 입원하여 치료를 시작하는 경우가 많다. 가족은 환자가 사춘기여서 그런 것이라 여기고 지내다가 어느 순간 엉뚱한 소리를 하거나 이상한 행동을 하는 것을 보고 병이 났다는 것을 알게 되면서 치료의 손길을 찾는다. 이 과정에서 흔히 치료에 대한 갈등이 생기거나 거친 행동이 나타나기도 한다. 하지만 이 거친 행동은 일시적인 것으로 끝날 때가 많다. 입원을 해서 약물치료를 하면 대개 증상이 좋아지지만 병을 인정하지 않고 약물치료에 대한 거부감을 많이 느끼기 때문에 치료를 소홀히 한다. 연구자료를 보아도 첫 발병 후 18개월 이내에 75%가 약물을 거부하고 재발해서 재입원 등의 치료를 받으며,[4)] 약물치료를 중단할 경우 계속적으로 약물치료를 한 환자에 비해 재발률은 급격히 증가하는데,[5)6)] 재발률은 10배, 재입원율은 4배 정도 된다는 연구결과도 있다.[7)] 사실 이런 점이 치료 초기에 가장 어려움을 겪는 부분이다. 치료가 잘 안 되면 피해의식 같은 증상 때문에 치료를 거부하고, 치료가 잘되면 잠시 증상이 호전된 것을 치료가 된 것으로 보고 치료를 소홀히 해서 상태가 악화되고 재발한다.

이런 식으로 여러 차례 발병, 증상 완화, 재발을 반복하며 병을 받아들이기 시작하는데, 대개 비관적인 생각을 하는 경우가 많다. 따라서 자살 시도를 하거나 희망을 잃고 무기력하게 지내는 생활을 할 위험성이 높아진다.

이 시기는 20대 초반 또는 중반일 때가 많아서 이 시기에 좌절해서 미래에 대한 준비를 하지 못하게 되면 증상이 사라지고 병이 나아도 그 후에 무기력한 삶을 살게 될 가능성이 높아지기 때문에 이 시기가 매우 중요하다. 정신분열병에 걸려서 잃게 되는 손실의 대부분이 첫 5년 이내에 발생한다는 연구결과를 보면 초기 치료 과정이 얼마나 중요한지 알 수 있다.

증상조절이 원활히 이루어지는 경우에는 나름대로 시도를 하는데, 병으로 인해서 발병 전보다 여러 가지 기능이 떨어져 있고, 스트레스를 견디는 힘이 약해져서 쉽게 좌절할 가능성이 많기에 환자나 가족이 기대하고 실망하는 과정이 반복된다. 보통 초기에는 죄책감이나 기대감 때문에 지나친 개입을 하고, 실패와 좌절을 몇 번 경험하고 나면 회피하는 경우가 많다. 실제로 낮병원에서 가족모임을 매달 혹은 두 달에 한 번씩 하는 경우, 등록한 초기 환자가 많을 경우에는 가족모임 참여 수가 많고, 다니는 기간이 점차 길어지면 전화통화만으로 끝나는 경향이 있었다. 적정 수준의 꾸준한 관심이 재활에 절대적이라는 점을 생각하면 이는 중요한 부분이라 하겠다.

5) 효과적인 재활을 위한 조건

(1) 조기 개입

많은 환자가 10년 이상 병을 앓고 있지만 대다수 환자의 사회적, 심리적 손실은 발병 초기에 주로 발생한다. 게다가 망상이나 환청과 같이 눈에 띄는 증상이 나타나기 이전의 전구증상이 존재하는 기간이 수년 이상이기 때문에[8] 기능 저하는 더욱 오랜 기간에 걸쳐 발생한다고 간주할 수 있다. 이 전구증상 시기에 이미 인지기능 저하가 존재하며,[9] 또한 전

구증상시기가 길수록 우울이나 불안 등의 증상이 더욱 심하다는 보고가 있다.[10)]

최근에는 발병 이후부터 적절한 치료를 처음으로 받기 시작한 기간(duration of untreated psychosis: DUI) 을 중요하게 여긴다. 이 기간은 개인에 따라 2개월 이내에서부터 수년 이상에 이르기까지 큰 차이를 보인다. 이 기간이 길면 길수록 완치 가능성은 낮아지고, 치료의 효과는 줄어들고, 취업은 힘들어지고, 자살, 우울, 가난 등의 문제는 더 많이 발생할 수 있다.[11)] 그러므로 조기에 개입하는 것은 효과적인 재활을 위한 필수 조건이다.

(2) 다양한 재활 치료 시설 및 프로그램

정신재활의 혜택을 받는 사람의 수나 프로그램 내용이 급격히 개선되고 있지만 아직도 한계가 많다. 사회적으로 혜택을 받지 못하는 사람에게는 지금의 프로그램으로도 많은 도움이 되지만 어느 정도 사회문화적 혜택을 누리는 사람에게는 자칫 지루하고 재미없는 프로그램이 될 가능성이 높다. 이런 문제는 정신재활의 기간이 길다는 사실에도 그 원인이 있다. 대략 6개월 정도가 지나면 대부분의 프로그램은 다 해 보게 되는데 이때부터는 프로그램의 내용이 달라진다 해도 참여하는 입장에서는 '그게 그거' 라는 생각을 많이 하게 된다. 따라서 권태감이 생기고 정체된 생활을 하는 경우가 많아진다. 이런 문제를 해결하기 위해서 프로그램을 무한정 새로운 것으로 시행할 수 없기 때문에 개별화된 프로그램이나 행동 계획을 수립해서 진행해야 한다.

재활 기관으로는 정신보건센터, 사회복귀시설, 그룹홈, 낮병원 등이 있는데 기관에 따라 성격 및 특성이 조금씩 다르다. 낮병원의 경우에도 전체적인 구조는 비슷하겠지만 구체적인 내용으로 들어가면 낮병원마다 나름대로 특성이 있고, 상황에 맞는 다양한 프로그램을 제공하고 있다. 따라서 재활치료를 받으려는 사람은 증상의 특성을 고려하여 자신에게 맞는 개별적인 욕구 및 필요를 충족시킬 수 있는 치료 및 재활 프로그램을 제공하는 기관을 선택하여 다니는 것이 좋다. 여기에서는 낮병원을 위주로 설명하도록 하겠다.

2. 낮병원을 통한 재활치료

낮병원이란 입원치료와 외래치료의 중간 형태인 부분입원 중의 하나로 하루 종일 입원하는 것이 아니라 하루 중 일정 시간(6시간)만 입원하는 것이다. 낮병원은 이와 같이 집과 병원 사이의 중간 단계를 담당한다. 시간적으로도 입원과 완전 퇴원하여 집에서 지내거나 직장생활을 하는 중간 단계이고, 내용적으로도 입원치료와 외래통원치료의 중간 단계로서 입원을 하지 않게 만들거나 입원기간을 줄이는 것이 낮병원의 과제다.

즉, 낮병원은 정신질환으로 인하여 입원한 환자가 어느 정도 회복되어 퇴원은 가능하지만 학업이나 직장 등으로 돌아가기에는 어려움이 있거나 입원할 정도로 상태가 심하지 않을 때 낮에는 방문하여 치료를 받고 저녁에는 집으로 돌아가서 가족과 함께 지내면서 증상 조절, 규칙적인 생활, 사회기술 및 대인관계 능력 습득 등을 통하여 사회 복귀 준비를 하는 곳이다. 즉, 재활치료를 주목적으로 하며 치료와 재활의 통합적 접근을 한다.

낮병원의 치료적 효과에 관련된 많은 연구에서 낮병원은 주관적인 만족도나 객관적인 삶의 질을 향상시키는 것으로 알려져 있다.[12)]

1) 정신재활의 이념 및 방향

(1) 치료공동체

낮병원은 하나의 공동체다. 의사가 치료해 주고, 환자가 수동적으로 그에 따르는 것이 아니라 치료자와 환자가 상호협조적인 관계 속에서 하나의 치료공동체를 이루고, 그 안에서 각자의 역할을 담당하는 것이다. 모든 구성원이 서로 자기 역할을 잘 수행할 때 낮병원이 가장 잘 운영된다. 아무리 좋은 치료프로그램을 진행하고 뛰어난 치료진이 있다고 해도 전체적인 분위기를 이끌어 주고 희망을 제시해 주는 회원, 긍정적인 생각을 전해 주는 기능이 좋은 모범적인 회원이 없다면 낮병원의 분위기나 재활의 성과는 떨어진다. 이런 배경에서 볼 때 낮병원의 모든 프로그램이나 활동에서 추구하는 것은 참여하는 회원이 독립적이고 적극적인 역할을 담당할 수 있게 하는 것이다.

(2) 작은 사회

낮병원은 하나의 작은 사회다. 다른 치료에서는 환자를 어떤 책임도 물을 수 없는 면책 상태에 있는 것으로 보지만 낮병원에서는 사회생활을 하는 것으로 보고 상태나 단계에 따라 적절한 책임을 부여하고 그것을 준수하도록 한다. 단계에 따른 책임과 권한은 명문화되어 있는 경우도 있지만 대개는 분위기로 알고 있는 경우도 있다. 상태가 나쁜 회원에게는 아무도 복잡한 일을 하도록 기대하지 않는다. 그런 회원은 기능이 좋은 회원이 자발적으로 돕는다. 사회에서 흔히 말하는 노블리스 오블리제가 낮병원에서도 시행되고 있다. 제도적으로도 역할 분담이 이루어지며, 상태가 안정된 사람은 낮병원 운영이나 프로그램 진행에 도움이 되는 일을 하고, 그에 따른 적절한 보상을 받는다. 혹은 문서 작업을 하거나 힘들어하는 환자를 지속적이고 체계적으로 돕는 역할도 맡을 수 있다.

(3) 사회 진출을 위한 준비 과정

낮병원은 실제 사회로 나가기 전 단계다. 정신과 영역의 치료에서 흔히 제기되는 비판 중의 하나가 치료 환경에 있을 때는 잘 지내지만 냉정하고 경쟁적인 사회로 나오면 어차피 적응을 하지 못하기 때문에 치료가 소용이 없다는 것이다. 낮병원의 존재 이유가 사회 복귀이기 때문에 낮병원에서는 사회에서 적응할 수 있도록 심리적/환경적 예방주사를 투여한다. 증상이 불안정한 초기에는 불가능하지만, 어느 정도 안정되고 사회복귀의 가능성이나 희망이 있을 경우에는 적절한 수준의 스트레스 및 이를 해결하는 경험을 하도록 한다.

일반적인 낮병원 생활의 스트레스 정도는 사회보다는 많이 낮은 편이다. 그래서 치료진과 회원이 함께 의논하여 필요한 경우 낮병원에서 경험하는 것보다 더 강도 높은 스트레스를 경험하고 이를 극복하는 훈련을 하기도 한다. 어떤 남성 환자의 경우, 오전 9시부터 오후 6시까지 하루 9시간 정도를 낮병원에 있으면서 여러 가지 업무를 하거나 프로그램에 참여하였다. 처음에는 무척 힘들어했지만 사회생활 경험이 있던 사람이었기에 그 정도의 업무 강도는 자발적으로 받아들였고 이런 활동은 취업 등의 사회복귀 시에 많은 도움이 되었다.

(4) 삶의 과정을 다루기

낮병원은 삶의 과정을 다루는 곳이다. 즉, 환자의 증상이나 두뇌의 기능보다 더 중요하게 생각하는 것이 환자가 한 사람의 독립된 인격체로서 이 사회에서 살아갈 수 있느냐의 여부이고, 그럴 수 없다면 무엇 때문이고(증상도 이런 각도에서 다시 보면 달리 보인다), 그럴 수 있다면 어떤 식으로 영위하도록 할 것인가 하는 것이다.

이러한 삶의 과정을 다루기 때문에 낮병원의 치료과정은 진료실이라는 협소한 공간 안에서만 이루어지지 않는다. 그리고 면담이라는 한 가지 형태만으로 이루어지지 않는다. 매우 다양한 치료진과 다양한 환경, 다양한 방식으로 이루어진다. 사례에서도 자세히 나오겠지만 필자의 경우에는 면담할 때보다 환자와 다양한 경험을 공유하면서 더 많은 도움을 줄 수 있었고, 또 스스로의 삶을 돌아보는 계기도 되었다.

2) 낮병원의 필요성과 효과

낮병원에서는 증상에만 관심을 갖는 것이 아니라 심리적 측면, 사회적 측면, 정신적 측면에 관심을 가져 이 모든 측면에서 치료가 제공되는 포괄적인 서비스를 제공한다. 또한 낮병원은 입원을 하지 않고 자기가 거주하고 있는 집에서 다닐 수 있게 하기 때문에 자기가 거주하는 지역사회에 기반을 둔 정신재활 작업을 수행한다. 낮병원이 필요한 이유와 그 효과에 대해 설명하면 다음과 같다.

(1) 낮병원이 필요한 이유

낮병원의 경우, 일반적으로 가장 높은 비율을 차지하는 환자는 정신분열병을 앓고 있는 환자다. 정신분열병은 환청이나 망상이 주된 증상이며 발병 초기에는 입원이 필요한 경우가 많지만, 이 시기가 지나면 약물로도 충분해 입원이 꼭 필요하지 않은 경우도 많다. 약물치료로 어느 정도 조절이 되는 경우 위험하지도 않고 혼자서 일상생활을 하지 못하는 것도 아니기에 가족이나 사회와 꼭 격리할 필요는 없으나 신경증 환자와 달리 발병 전처럼 생활하거나 자기 기능을 발휘하기는 힘들므로 혼자 힘으로만 생활하기는 어렵다. 또한 한 번 병이 생긴 후에는 증상이 없어졌다고 해도 그전과는 다른 심리상태가 되고 다른 삶을 살게 되는 경우가 대부분이므로 많은 문제를 가질 가능성이 높다.

첫 번째 문제는 스스로 낙인을 찍는다는 것이다. '나는 이제 정신병 환자'

라는 식의 생각은 한 인간으로서의 자존감에도 손상을 주고 심리적으로도 위축시킨다. 이 때문에 그전에는 아무렇지도 않게 했던 일 하나하나가 많은 노력을 해야 가능해진다. 예전에는 전혀 문제가 되지 않았을 평범한 모임에 나가더라도 다른 사람의 시선을 의식하고, 자신의 병적인 모습이 드러날 것을 우려한다. 이런 점은 단순한 왕따를 당한 피해자에게서도 자주 나타나는 현상인데, 자신에게 약점이 있다고 생각하게 되면 그 약점을 의식해서 편하게 대인관계를 맺지 못하고, 하고 싶은 일을 마음 내키는 대로 하기 힘들다.

낮병원에서 환자로서가 아닌 회원으로서 생활하면서 약점을 보강하고, 다른 사람을 돕는 역할의 반전도 경험한다. 때로는 치료진에게 따끔한 지적을 받고 그 때문에 상한 감정도 추슬러 보고, 또 실제로 업무를 더 잘하게 되는 도전과 좌절의 극복을 경험한다. 이런 과정을 통해서 자기존중감을 회복할 기회를 얻을 수 있다.

두 번째 문제는 정신분열병 증상은 한 번의 치료로 완전히 없어지지 않는다는 것이다. 실제로 우리가 흔히 얘기하는 '맹장수술' 같은 단순한 외과질환 몇 가지를 제외하면 의학적 개입을 통해서 한 번에 없어지는 질환은 드물다. 즉, 정신질환은 특별히 더 유별나서 증상이 오래가는 것이 아니라 당뇨나 고혈압에 비해서 심리적인 타격이 훨씬 더 크기 때문에 증상이 남아 있을 경우 더 만성적이고 난치성 질환으로 느끼는 것이다. 또한 스트레스 및 약물 복용 중단은 증상을 심화시키는 흔한 원인이 되므로 지속적인 관리가 필요하다.

낮병원에서 치료를 받다 보면, 병이나 약물에 대한 이해를 더 잘 하게 되어서 병을 더 편하게 받아들이게 되고, 심한 상태에서 좋아진 사람을 보면서 노력하면 어떻게 나아질지에 대한 감을 잡는다. 그리고 혼자서 하기 힘든 꾸준한 약물관리 및 생활관리 작업을 병행해 나가면서 좋은 상태를 유지한다. 좋은 상태를 유지하는 기간만큼 병에 대한 자신감과 다른 일을 할 수 있는 여유가 생긴다.

세 번째 문제는 증상의 종류가 다양하기 때문에 약물로 없앨 수 있는 환청이나 망상이 없어진다고 해도 다른 증상이 남아 있을 때가 있다는 것이다. 즉, 의욕이나 지적인 능력이 떨어지는 등의 증상이 주로 후반기에 더 많이 나타나 일상생활에서 어려움을 겪을 수 있다. 이런 일상생활의 어려움을 극복하는 훈련은 다양한 상황에서 다양한 방식으로 매일매일 꾸준히 이루어질 때 가능하다. 마치 언어를 익히는 것처럼 몸에 배고 습관이 되어야 한다. 이런 일은 낮병원과 같은 생활화된 훈련장에서 효과적으로 이루어진다.

또한 약물치료만 받는 경우보다는 약물치료와 재활치료를 함께 받는 경우에 재발 가능성이 상당히 낮아진다. 이는 약물 복용만 하는 경우, 자신의 병에 대한 인식이 부족하여 약을 끊게 될 가능성도 높을 뿐 아니라 스트레스나 어려운 상황을 견딜 수 있는 힘도 부족하기 때문이다.

네 번째 문제는 발병하는 연령대가 20대 초반 전후라는 것이다. 이 시기는 인생 전체를 통틀어 스트레스도 많고 삶의 중요한 과정이 결정되는 때다. 그런데 이때 병으로 인해서 1, 2년 정도의 시간을 자기 발전에 쓸 수 없게 되면 그 손실이 크다. 또 학교를 중퇴했을 경우 복학을 시도하거나 입시를 치러야 하는 등의 삶의 중요한 과제를 수행해야 한다. 그런데 이런 일은 병이 없어도 혼자서 하기 힘든데 하물며 병이 있는 상태에서는 비록 증상이 조절되고 있다고 해도 혼자서 대처하기란 매우 힘들다.

낮병원에서는 학업 등 삶의 중요한 과제 수행을 돕고 있다. 예를 들어, 학업이 중단되었거나 시험 준비가 필요한 경우 이에 맞는 프로그램을 제공하기도 하며, 경우에 따라서는 시험 준비의 전 과정을, 어떤 경우에는 학원에 가서 본격적으로 공부하기 전 단계를 준비하는 데 도움을 준다.

다섯 번째 문제는 정신과적인 증상을 경험하거나 이로 인하여 입원치료 등을 받는 경우, 친하던 사람과 멀어지게 되고 새로운 사람을 사귀는 것은 더 힘들어진다는 것이다. 또한 직장 및 학교 생활을 더 이상 하지 못하게 되면, 특별히 소속된 곳이 없이 집에서만 지내게 되어 사회적으로 고립된다는 문제가 있다.

낮병원에 나오는 자체로 사회적 고립은 많이 해소된다. 기능이 높은 회원도 많기 때문에 사회 친구와 비슷한 느낌으로 교제할 수 있다. 실제로 낮병원에 나오지 않는 주말이나 휴일에도 다른 회원과 어울리며 사회생활을 하는 사람이 많다.

여섯 번째 문제는 이상한 소리가 들리거나 이해할 수 없는 생각을 하는 등의 양성 증상은 약물 치료로 많이 좋아질 수 있으나 의욕이 없어지고, 감정 표현이나 말이 줄어드는 등의 음성 증상은 약물 치료로는 제한이 있다는 것이다. 또한 이러한 증상의 극복뿐 아니라 사회적 상황에서 적절하게 행동하기 위한 기술이 필요한 경우가 많으며, 이러한 부분은 꾸준한 훈련과 연습이 필요하다.

낮병원에서는 많은 집단 프로그램 시간에 자기표현의 기회가 있고, 개인 프로그램을 통해서 자기 마음을 더 이해하고 표현하는 기술을 배울 수 있다. 그 외 다양한 환경에서 대인관계기술을 발휘해야 하는 상황이 조성되어 실제처럼 연습할 수 있다.

지금까지 살펴본 이유 등으로 입원까지는 필요 없지만 혼자서 일상생활을 적절히 하기 힘든 상태에 있는 환자를 위해 낮병원은 운영되어야 한다.

(2) 낮병원의 효과 및 장점

낮병원은 다음과 같은 다양한 효과와 장점을 가지고 있다.

- 증상을 잘 조절하여 재발이나 입원을 막아 준다.
- 대인관계 훈련을 하여 사회적 고립을 막아 준다.

- 가족의 심리적, 경제적 부담을 감소시켜 준다.
- 사회기술이나 직업훈련을 통해서 사회복귀를 도와준다.
- 취업 이후에도 필요한 경우, 지속적인 관리를 통하여 사회생활에 잘 적응할 수 있도록 도와준다.

3) 낮병원의 기능

(1) 증상 관리

병의 회복을 위해서는 증상 관리가 중요하다. 이를 위해서는 증상에 대해 이해하고 평가하며 환자가 스스로 병을 인식할 수 있도록 병의 발생원인, 증상, 경과, 치료법 등에 대해서 교육함으로써 증상에 대해 환자가 적절하게 대처하고, 약물치료 및 재활치료를 통하여 증상을 완화시키도록 해야 한다.

① 증상의 이해

최근에는 예전과 달리 정신질환에 대한 정보가 많이 보급되어 기본적인 증상에 대해서는 이미 알거나, 진단을 받고 나서 병에 대해 충분히 정보를 가지는 경우가 많다. 그런데 증상에 대한 정보의 양에 비해 그 의미는 잘 알려져 있지 않아서 질병 관리에 어려움이 있다(각각의 증상에 대한 구체적인 기술은 관련 질병 참조).

증상의 의미를 요약해 보면 다음과 같다.

첫 번째, 증상은 가변적이다. 증상이 가변적이라는 말은 증상이 상태에 따라 다른 모습을 보일 수도 있다는 것이다. 증상이 심하면 발병 전에 알았던 그 사람의 모습과는 전혀 다른 모습을 보이기도 한다. 흔히 증상이 심할 때 나타나는 행동이나 태도를 그 사람의 성격이라고 인식하여 가족이 상처를 받는 경우가 있는데, 이는 잘못된 것이다. 왜냐하면 증상은 그 사람의 인격과는 전혀 별개의 특수한 모습이기 때문이다.

두 번째, 같은 병이라고 해도 각 시기별로 다른 증상이 나타날 수 있다. 정신분열병의 경우 급성기에는 환청이나 망상이 나타나 환자가 정서적으로 불안정하고 긴장하며 행동문제 역시 많이 보인다. 그러나 급성기가 지나면 병전의 기능이 좋았던 사람일수록 우울감이나 좌절감이 심하게 나타날 수 있다. 이때는 환청, 망상이 심할 때와는 전혀 다른 사람처럼 보인다. 그러다가 5년이나 10년 정도 지나서 증상이 만성화의 경과를 밟으면, 특히 음성 증상이나 인지기능 저하가 심한 사람의 경우 아무런 의욕 없이 무기력한 모습을 보이는 경우가 많다. 이는 병의 증상일 수도 있고, 병을 장기간 앓은 사람에게서 나타나는 정서적 후유증일 수도 있고, 인생의 중요한 시기에 병을 앓았기 때문에 해야 할 일을 하지 못해서 현실적으로 어려움이 생겨서 나타나는 현실의 반영일 수도 있다. 이와 같이 다양한 모습을 가지고 있기 때문에 각각의 모습에 따라 다른 개입을 해야 한다.

세 번째, 증상이 완전히 없어져야 재활이 되는 것은 아니다. 정신병적 증상은 비현실적이기 때문에 그런 증상이 있을 경우 냉정한 현실 판단을 요구하는 사회생활을 하기에 힘들다고 생각할 수 있다. 그래서 증상이 조금이라도 남아 있으면 자신은 아무것도 하지 못한다고 생각하는 사람이 많다. 그런데 재활치료를 하면서 느끼는 것은 사회생활에 더욱 중요한 요인은 인지 기능과 자신의 의지다. 환청이나 망상이 있더라도 그에 대한 정확한 인식과 대처를 할 수 있다면, 그것은 허리가 아픈 증상이나 혈압이 높은 것처럼 불편하긴 하지만 사회생활을 아예 불가능하게 하지는 않는다. 다만 사회생활과 조금 더 밀접한 관련이 있어서 꼭 해결해야 하는 증상과 심해 보이기는 하지만 사회생활과 병행할 수 있는 증상이 있을 뿐이다.

네 번째, 증상은 어느 정도 호전되면 현실과 왜곡 사이의 경계 선상에 있는 경우가 많다. 이는 특히 피해망상의 경우에 주로 해당된다. 다른 사람이 자기를 해치려 하고 그 때문에 감시한다는 심한 왜곡이 있는 사람의 경우, 약물치료를 받거나 병에 대한 교육을 받아서 증상이 호전되면 그런 생각에서는 어느 정도 벗어난다. 하지만 일상생활에 근거를 둔 유사한 생각은 남아 있는 경우가 많다.

예를 들어, 패스트푸드점에서 자기 순서에 종업원이 다른 사람의 주문을 먼저 받았을 경우, 그 가게 종업원의 실수 등 다른 이유가 있을 수 있는데도 자기를 무시해서 생긴 일이라며 피해의식(피해망상보다는 훨씬 더 약화된)을 가질 수 있다. 이런 식의 경험은 사소해 보이고 흔히 있을 수 있는 일로 다른 사람이 보면 아무것도 아닐 수 있으나 환자의 입장에서 보면 세상이 매우 끔찍해 보이는 일이 될 수 있다. 실제로 그동안 이런 세부 증상에 대한 대책이 거의 없어 증상이 좋아져도 사회로 나가지 못하는 경우가 많았다. 따라서 이러한 부분을 전문적이고 체계적으로 다루어 줄 수 있는 인지치료 등이 함께 이루어져야 한다.

다섯 번째, 증상 자체보다는 증상을 어떻게 받아들이는지가 중요한 경우가 많다. 정신병적 증상은 매우 높고 험한 산이다. 항정신병 약물이 개발되기 전인 1950년대 이전에는 이에 대해 거의 속수무책이었다. 그런데 1950년대 이후, 특히 증상에 대한 효과가 뛰어난 신약이 개발된 1990년대 이후에는 증상이 넘지 못할 산은 아니었다. 반면 약물치료를 통해 증상이 어느 정도 호전되지만, 완전히 없어지지 않고 여전히 남아 있는 경우가 있어, 증상 자체보다는 증상을 건강하게 받아들이는 것이 더 중요하다는 인식이 생겨났다. 즉, 증상을 너무 무시하면 재발의 위험이 높아지고, 너무 압도되면 증상이 거의 없어져도 아무것도 하지 못하는 무력한 상태가 되기 때문에 적절한 시간이 꼭 필요하다.

여섯 번째, 증상조절은 약물 부작용과 동전의 양면인 경우가 많다. 증상은 대개 약물의 용량을 늘리거나, 더 강한 약물을 사용하면 좋아진다. 하지만 용량을 늘리거나, 센 약물을 투여하면 그만큼 부작용의 위험성도 높아진다. 따라서 증상을 없애기 위해서 무작정 약물의 용량을 늘릴 수는 없다. 물론 소량의 약물을 써서 증상이 잘 조절되는 환자의 경우에는 문제가 없지만 그렇지 않은 경우에는 문제가 된다. 이런 상황에서 중요한 것은 증상의 정도와 약물의 부작용을 감당할 수 있는 범위를 알아서 상황에 따라 적절히 조절하는 것이다. 즉, 환자의 증상이 어느 정도 좋아졌을 때 일상생활이 가능한지, 어느 정도의 약물을 투여했을 때 부작용이 심하게 나타나는지를 알아서 적정한 용량의 약물을 써야 한다.

예를 들어, 아무것도 하지 않고 있을 때는 수면을 돕는 약물을 편하게 쓸 수 있지만, 취업이나 공부를 해야 하는 경우에는 그 양을 줄여야 하는데, 그렇게 되면 잠을 깊게 잘 수 없게 되므로 이 두 가지 측면을 잘 고려해서 결정해야 한다.

일곱 번째, 증상에 대한 이해는 조기 발견을 통하여 재발을 막는 데 도움이 되어야 한다. 증상을 알면 '내게 그런 증상이 있구나' 하고 끝나는 것이 아니다. 자신이 경험한 낯설고 비현실적인 경험의 실체를 아는 것도 중요하지만 그런 증상이 초기에 어떤 모습이고 완전히 발전했을 때 어떤 모습인지 알아서 조기 예방을 하는 것이 더욱 중요하다. 대개 증상이 2배 심해지면 치료기간이나 약물은 그보다 더 길게, 더 많이 필요하다. 즉, 환청이 하루 10분에서 20분으로 늘어났을 때 필요한 약물이나 증상 조절 기간은 10분이었을 때 필요했던 것보다 3, 4배 이상으로 늘어나는 경우가 많다. 따라서 증상이 나타났을 때 조기에 발견하지 못하고 방치하면 훨씬 더 큰 경제적, 심리적 비용을 지불해야 한다. 이를 볼 때 증상 교육은 조기발견과 조기치료라는 목적을 달성하도록 하는 맥락에서 이루어져야 한다.

② 증상의 평가

증상에 대한 이해를 바탕으로 환자 각자의 증상을 파악하는 것은 상당히 중요하다. 입원시킬 정도는 아니지만 증상이 심한 사람의 경우, 약물 복용 여부를 확인하고 자주 면담을 해야 하는데 외래치료만 할 때는 적절하게 평가하고 파악하기 힘들다.

위에서 언급한 바와 같이 환자마다 증상이 다르고, 병의 과정에서 다른 모습을 지닐 수 있기 때문에 치료진뿐 아니라 환자 및 보호자 역시 증상을 평가하고 관리하는 데 협력해야 한다.

첫 번째, 질병 교육을 통하여 환자 스스로 증상에 대한 인식을 갖고 치료진과 협력하도록 한다. 흔히 경험하는 것이 의사에게는 정확히 얘기하지 않고, 동료 환자나 사회복지사에게는 얘기를 좀 더 솔직하게 하는 것이다. 그 이유는 의사에게 자기 경험을 얘기하면 '증상으로 받아들여서' 약의 용량을 늘리거나, 낮병원에서 빨리 퇴원을 시키지 않고 계속 다니게 할 것이라는 생각 때문이다. 또 다른 이유로 동료 환자에 대해서는 경계를 하지 않기 때문에 자연스럽게 자신의 경험이나 증상을 더 자세하게 이야기하게 되는 경우도 있다.

이런 경우에 의사도 환자의 얘기를 듣고 조심스럽게 대해 주고, 약물 조정의 필요성에 대해서 환자의 경험(약을 복용하지 않아서 증상이 나빠졌을 때)을 공유하면서 설득해야 한다. 하지만 어떤 경우에는 증상이 심해진 부분에 대해 적절한 시기에 개입하지 못하여 상태가 나빠질 수도 있다. 따라서 다양한 치료진과 동료 환자의 얘기를 통해서 중층적으로 증상 파악을 한다면 재발 가능성을 낮출 수 있다.

두 번째, 면담 및 낮병원에서의 행동 관찰 등을 통하여 치료진이 환자의 증상을 철저하게 파악한다. 환자가 각각의 상황에서 보이는 모습은 다를 수 있다. 의사와 면담을 할 때에는 그런 대로 잘 대답하고 병적인 모습을 보이지 않지만 낮병원 생활을 하면서 여러 가지 모습을 보이면서 병적인 측면이 관찰되기도 하기 때문에 다양한 전문가가 함께 관찰하고 개입하는 것이 필요하다.

낮병원에서 증상의 관찰이 필요했던 사례

[사례 1] 겉으로는 별다른 증상을 보이지 않고 면담 시에도 매우 건강하고 합리적으로 생각하는 것으로 보였는데, 청결에 대한 강박증이 있어 낮병원에서 밥을 먹지 못했다.

[사례 2] 면담 시에는 매우 합리적으로 얘기를 하였는데, 프로그램 시에는 진행자가 자기에게 (일부러) 불리하게 유도한다는 식으로 피해 의식이 담긴 얘기를 하였다.

[사례 3] 면담 시에는 큰 문제가 없었는데, 게임을 해서 지자 과도한 스트레스를 받고, 동료에게도 화를 내는 등의 대인관계에서 문제를 보였다.

[사례 4] 남자 의사를 대할 때는 전혀 어려움이 없었는데, 예쁜 여자 실습생이나 자원봉사자가 오면 지나치게 의식하여 아무것도 하지 못하고, 집에 가려고만 하였다.

위와 같이 다양한 상황에서 환자를 접하다 보면 단순히 외래에서 한 달에 한두 번, 그것도 10분 정도 면담을 하는 것과는 비교할 수 없을 정도로 환자를 더 깊이 평가하고 이해할 수 있다. 이와 같이 환자에 대한 세밀하고 총체적인 관찰 및 개입을 통하여 환자의 증상 관리뿐 아니라 사회적응에도 도움을 줄 수 있다.

세 번째, 가족에 대한 면담 및 질병 교육을 실시하여 가족이 환자의 증상을 이해하여 증상이 관찰되거나 변화되는 부분을 치료진과 상의할 수 있도록 한다. 월 1회 시행되는 가족모임 시간에는 주제를 정해서 교육을 하고, 그 외에도 필요한 경우에는 수시로 가족과 면담 혹은 전화 통화를 통해서 상태 관리와 병에 대한 교육 그리고 정서적인 지지를 제공하고 있다. 이런 과정을 통해서 나중에는 치료진 못지않게 가족 역시 병이 있는 가족구성원을 적절히 대해 줄 수 있게 된다.

③ 약물을 통한 증상 관리

약을 잘 먹는 것을 약물 순응도라고 하는데, 정신분열병이나 양극성 장애는 약물순응도가 낮은 편이다. 그에 대한 이유는 병에 대한 인식의 부족, 약에 대한 거부감, 만성적으로 약물 복용을 하면서 나타날 수 있는 주의력 감퇴, 그리고 나중에 기술될 약물 부작용 등이 있다. 요즘에는 약물의 효과가 좋아져서 약물 복용만 잘 해도 어느 정도의 증상조절 상태는 유지할 수 있지만 문제는 약물을 꾸준히 잘 복용하게 만드는 것이다. 연구 자료에 따르면 74%의 환자가 복용 후 18개월 이전에 약물 복용을 임의로 중단하였다.[13] 약물순응도의 저하는 재발률에도 영향을 끼쳐 알코올 및 약물 중독과 더불어 가장 중요한 재발 원인이라는 연구 결과도 있다.[14] 한 전향적인 연구에서도 정신병적 증상의 재발률이 10배가량, 재입원율이 4배가량으로 나타났다.[15]

효과적인 약물 복용을 위하여 환자 및 보호자에게 약물 복용에 대해 교육하고 환자가 약물을 꾸준히 복용하는지의 여부를 가족과 의사소통하면서 관리하는 것이 필요하다.

① 효과적인 약물 복용 방법

첫 번째, 가족의 협조를 구한다. 가족의 협조를 얻어서 환자가 약물 복용 시 이를 지켜보게 한다.

두 번째, 치료자의 도움을 구한다. 가족도 어려워하지 않으면 잠자는 약을 제외하고는 매일 낮병원에 와서 치료자가 보는 가운데 약을 먹게 한다.

세 번째, 행동치료 방법을 활용한다. 설득만으로 되지 않을 경우에는 행동치료적인 방법을 이용하여, 약물 복용 시에 용돈 등의 보상을 받을 수 있도록 한다.

네 번째, 환자의 상태를 고려한다. 환자의 상태에 따라 약물의 종류와 섭취 횟수를 줄이고 고용량 약물을 사용하여 개수를 줄인다(2mg짜리 약물 5개 대신 10mg짜리 1개 식으로).

다섯 번째, 약물에 저항감을 가진 환자를 배려한다. 뱉어 내는 등 약에 강한 저항을 보이는 사람에게는 입에서 녹는 약물(약간 더 고가임)을 쓰거나, 한 달에 한 번 정도 맞으면 되는 주사약을 쓴다.

② 약물 부작용에 대한 이해

부작용이나 증상 호전 정도를 파악하여 적절한 용량의 약물만을 투여함으로써 입원을 막고 증상을 호전시킬 수 있다.

약물 순응도(약을 잘 먹는지 여부)에 매우 큰 영향을 미치는 것이 약물의 부작용이다. 그런데 항정신병 약물은 다른 약물에 비해서 부작용이 많은 편이고, 부작용이 효과보다 먼저 나타나는 경우가 많다. 1990년대 이후에 개발되어 시판되는 약물은 예전 약물에 비해 효과는 크고 부작용은 적은 편이지만 그럼에도 부작용은 심각한 문제라고 할 수 있다.

부작용이 더욱 문제가 되는 환자는 아직 의심하는 증상(피해망상)이 남아 있거나, 의사와의 신뢰 관계가 미처 생기지 않은 환자다. 여기서 신뢰 관계는 단순히 피해의식 때문에 그 선의를 의심하는 차원뿐만 아니라, '내 증상을 잘 모를 것이다' '의사는 무조건 (불필요할 수도 있는) 약만 처방한다' 는 식의 다소 현실적인 측면이 개입된 불신도 포함한다.

③ 약물 부작용에 대한 대처

첫 번째, 약물 복용이나 부작용의 과거력에 대해서 철저히 조사한다. 과거에 심하게 나타났던 부작용이 다시 나타날 가능성이 많다.

두 번째, 부작용에 대해서도 자세히 설명한다. 부작용을 모르고 경험하면 두려운 경험이 될 수도 있다. 자기는 '단지 다른 사람에 대해 조금 의식

했을 뿐인데 독한 약 때문에 몸이 마루타처럼 굳어 버렸다' 는 식으로 느낄 수 있다. 그러면 몸에 문제가 생기는 것이 아닌가 하는 두려움에 휩싸일 수 있고, 특히 치료 초기에 그런 경험을 하면 약물 복용에 많은 어려움이 뒤따른다.

세 번째, 자주 면담하면서 부작용이 나타나는지의 여부를 확인한다. 만약 그럴 경우, 약물을 조정(부작용의 원인이 되는 약물을 줄이거나 다른 약물로 바꾸거나, 아니면 보조약제를 투여)해 준다.

부작용이 나타난다 하더라도 미리 교육이 되어 있고, 의사가 그에 대해서 잘 알고 있다는 것을 보여 주고, 적절히 대처하려는 모습을 보여 주면 약을 더 쉽게 복용하게 된다.

(2) 호전된 상태의 유지

정신분열병은 상태가 호전되었다고 해도 약물 복용을 하지 않아서 악화되거나 재발되는 경우가 많다. 약물 복용을 하지 않을 경우 약물 복용을 중단한 이후 약 1년 이내에 55%, 결국은 70% 이상의 환자가 재발하는 것으로 알려져 있으며,[16] 약물 복용을 하지 않으면 약물 복용을 하는 환자에 비해 증상에서 회복되고 나서 첫 2년간 재발되는 비율이 5배에 달한다는 연구보고도 있다.[17]

최근 효과가 좋은 약물이 많이 개발되어 10여 년 전에 비해서는 발병하거나 재발했을 때 약물치료를 통해서 증상이 빠르게 좋아지는 경우가 많다. 하지만 그러한 좋은 상태를 유지하는 것은 여전히 어려운 편이다.

그리고 환자의 삶의 질은 증상이 심한 것에 의해서만 좌우되는 것은 아니다. 급성기에 증상이 심하게 나타나도 치료가 되어서 증상이 가라앉을 경우에는 전혀 다른 모습이 될 수 있기 때문이다. 정신분열병은 기본적으로 만성질환이기 때문에 일시적인 상태도 중요하지만 전체적인 장기 과정이 더 중요하다. 그래서 정신분열병 같은 만성질환의 경우, 안정적으로 상태를 유지하는 것이 매우 중요하다. 급성기에 증상이 심하지 않아도 중간 중간 계속 재발하여 나쁜 상태가 되면 직장을 잃거나 치료 기간이 길어져 경제적 손실 등이 크게 발생한다.

뿐만 아니라 증상이 여러 번 재발하면 환자 본인, 가족, 그리고 치료진도 점차 희망을 잃게 되는 경우가 많다. 특히 환자를 주로 책임지는 가족이 부모에서 형제 등 다른 사람으로 바뀌게 될 경우 관심이나 배려의 정도에서 크게 차이가 난다. 그 결과 상태가 심하지 않은 경우에도 단기적으로 상태가 악화되면 보호자는 환자의 입원을 먼저 생각하게 된다. 결국 환자의 나이가 30대 중반이 넘어서면 상태가 크게 나쁘지 않아도 장기 입원으로 연결되는 사례가 많아진다.

이러한 이유로 상태의 최고치가 아니라, 평균치 그리고 가장 나쁠 때의 최저치가 어떤 모습이냐가 대단히 중요하다. 그렇기에 약물이나 사회심리적인 치료의 중요한 목표는 재발을 막고, 안정된 상태를 유지하도록 돕는 것이다. 낮병원에서는 철저한 관리를 통하여 재발을 방지하고 좋은 상태를 유지하는 데 도움을 준다.

① 호전된 상태를 유지할 수 있는 전제조건

첫 번째, 상태변화를 잘 파악해서 가능한 한 신속히 조치를 취한다. 약물 복용 중단이나 스트레스 등으로 인하여 상태가 나빠질 수 있으며 이러한 경우 재발 경고 신호(잠을 못 자거나 신경이 예민해지는 등 재발하기전에 나타날 수 있는 증상이나 신호)를 미리 발견하여 약물의 용량을 늘리거나 스트레스를 줄여 주는 등의 조치를 통해 재발을 방지하고 좋은 상태를 유지하도록 할 수 있다.

두 번째, 치료를 포기하지 않도록 동기부여를 한다. 과거에는 증상조절이 되는 사람의 비율이 대략 70% 정도였다. 그런데 1990년대 이후로는 치료 약물이 좋아져서 처음부터 전혀 증상조절이 안 되는 난치성 환자의 비중이 20~30% 정도로 줄었다.[18] 그런데도 좋은 상태를 계속 유지하는 사람은 약물이 좋아진 만큼 늘어나지는 못했다. 그 이유는 여러 가지가 있겠지만 가장 큰 이유는 치료에 대한 동기부여가 제대로 이루어지지 않았기 때문이다.

② 재활치료에 대한 동기 부여가 잘 안 되는 이유

첫 번째, 병에 대해 몰라서 약물 복용의 필요성을 알지 못한다. "이젠 다 나았으니 약 안 먹어도 되겠지." 이런 경우 위에서 말한 것처럼 대다수가 재발한다.

두 번째, 병의 파괴성에 대해 지나치게 심각하여 증상 조절이 아무런 의미가 없다고 생각한다. "환청만 안 들리면 뭐하나? 내 인생은 이제 끝인데……."

세 번째, 치료의 효과는 알지만 낙인 때문에 좌절해서 치료를 받으려 하지 않는다. "약을 먹으면 환자가 된다는 느낌이 든다."

네 번째, 완치가 안 된다는 사실 때문에 열심히 치료해서 좋은 상태를 유지하는 것이나, 아무런 노력도 하지 않아서 나빠지는 것이 별다른 차이가 없을 것이라고 생각한다. "어차피 치료를 받아도 예전처럼 지낼 수는 없는데 왜 힘들게 노력해야 하나……."

다섯 번째, 자신의 한계를 미리 정해 버리고(대개 한두 번의 실패를 통해서) 더 이상 아무것도 하지 않으려 한다. 즉, 약은 잘 복용하지만 그 이상의 노력은 하지 않는다. 그러면 양성 증상은 억제하며 지낼 수 있지만 음성 증상이나 기타 우울증상, 인지기능의 저하와 같은 미묘한 증상은 나빠진다. "치료를 열심히 받아도 직장을 다니기는 힘들다. 그냥 약이나 먹고 이렇게 지내자……."

여섯 번째, 무엇인가 하고 싶지만, 병에 압도되어 더 이상 무엇을 해야 할지 모른다. 자기가 하는 것은 다 소용없거나, 효과가 없을 것이라고 생각한다. "정신병에 걸렸으니 이젠 다 끝장이다."

재활과정은 동기부여가 되면 큰 고비는 넘었다고 생각할 수도 있다. 아무리 장기간 재활치료를 받아도 동기부여가 안 되는 사람은 항상 그 자리에 그대로 머물러 있지만, 동기부여가 잘 되는 사람은 증상이 더 심해도 결국은 사회로 나가서 독립적인 생활을 추구하고, 어느 정도는 그런 삶을 누린다. 낮병원에서 이루어지는 모든 면담, 프로그램, 활동의 궁극적인 목적은 환자에게 희망을 주어서 더 나은 사람이 될 수 있도록 동기를 부여하는 것이라고 할 수 있다.

4) 일상생활 관리

일상생활 관리는 밤에 자고 아침에 일어나는 가장 기본적인 생활 리듬부터 생활인으로서 살아가는 데 필요한 여러 가지 기능을 관리하는 것이다. 일반인은 쉽게 할 수 있는 슈퍼마켓에 가서 물건 사기, 지하철 타고 원하는 곳에 가기, 영화표 예매 등의 활동을 병이 있는 경우에 제대로 하지 못할 수 있다. 기능이 좋은 환자는 위에서 열거한 활동을 하는 데 큰 어려움이 없지만 병원 생활을 오래 하거나 만성 환자인 경우에는 훈련을 통해 이런 기능을 습득해야 한다.

① 일상생활 관리의 의미

정신분열병 등의 정신질환이 있는 경우에는 현실을 느끼고 판단하는 능력이 저하된다. 마음속의 세계와 현실 세계 사이의 구분이 불분명해져서 혼동을 느낀다. 마음속의 생각을 남들이 실제로 자기를 미워한다고 혼동하는 망상이나, 마음속의 소리를 남들이 실제 하는 말소리로 혼동하는 환청이 기본적인 증상이다. 이런 혼동 상태를 극복하기 위해서는 외적 자극과 내적 자극을 적절히 구분해야 한다. 즉, 혼자만의 세계에서 벗어나서 세상의 적절한 자극을 받아야 자기와 세상을 구분하고, 그로 인한 혼동을 줄일 수 있다.

규칙성 또한 매우 중요하다. 극단적인 사례를 들어 보면, 정신적으로 문제가 없는 일반인이 중환자실에서 지내다 보면 환각 증세 등이 생길 수 있다. 이를 중환자실 정신증이라고 하는데 이런 현상이 생기는 이유는 중환자실의 단조로운 자극 때문에 자기와 외부 세계를 구분하지 못하기 때문이다.[19] 이 정도로 심한 것은 아니지만 밤낮이 바뀐 사람의 경우, 시간관념이 없어지고 주변 환경에 둔감해지면서 상황 판단의 어려움이나 비현실적인 느낌 등을 경험할 수 있다.

증상과 생활의 관계를 보면, 증상이 나빠지면 규칙적인 생활이 무너지고, 반대로 증상이 호전되면 생활이 안정되는 특징이 있다. 따라서 규칙적인 생활을 할 수 있도록 도와주면 상태를 안정적으로 유지할 수 있다. 그리고 규칙적인 생활은 사회복귀의 기초와 같아서 여기서부터 잘 적응하는 것이 중요하다.

② 일상생활이 잘 안 되는 이유

① 증상이 심할 경우

환청이나 망상이 심할 경우 타인에게 피해를 받는다는 내용이 많다. 그럴 경우에는 혼자서 지내게 되고, 이러한 고립은 생활이 무너지는 가장 중요한 이유가 된다. 혼자 있을 경우에 크게 문제가 되는 것이 인터넷과 게임이다. 과거에는 할 일이 없어서라도 일찍 잠들었는데 최근에는 24시간 이용 가능한 인터넷 게임으로 인해 고립감을 줄이는 데 도움을 받기도 하지만 밤에 잠을 제대로 자지 못해 낮밤이 바뀌면서 일상생활에 지장을 받기도 한다.

② 자극이 없는 경우

병이 나서 몇 년이 지나면 많은 가족이 환자의 증상 호전이나 사회생활에 대한 기대를 포기하고 갈등을 일으키지 않는 것에 만족한다. 방에 혼자 있어도 뭐라고 하지 못하기 때문에 자연적으로 고립되거나 생활이 무너지는 결과가 초래된다.

③ 음성 증상이 심한 경우

음성 증상은 의욕이 떨어지고 감정이 없어지는 상태를 의미한다. 그래서 음성 증상이 심한 사람은 대개 멍한 상태로 있는 경우가 많다. 싫은 것도 별로 없지만 하고 싶은 것도 없고, 또 하려는 마음도 없기 때문에 외부에서 강하게 요구하지 않는 한 아무것도 하려 하지 않는다. 가족이 음성 증상이 심한 환자와 씨름하는 것은 한계가 있기 때문에 짧으면 몇 달, 길면 몇 년이 지나면서 음성 증상이 있는 사람은 혼자 있게 되고 그렇게 되면 아무런 제약이 없기 때문에 생활리듬은 깨지고, 점점 더 아무것도 하지 못하게 된다.

④ 우울 증상이나 불안 증상이 심한 경우

여기에 해당되는 환자는 주로 병이 나기 전에 기능이 좋았거나 병의 증상이 심하지 않았던 경우가 많으며, 병의 파괴성을 잘 알기 때문에 우울해지는 것이다. 또한 '앞으로 어떻게 살아가나?' 하는 식으로 걱정을 많이 하는데 이런 심리 상태가 지속되면 의욕이 떨어지고 아무것도 하지 않으려 하게 된다. 그렇게 되면 외출도 꺼리고 집에 고립되며, 이런 상태에서 우울 증상이나 불안 증상이 더 심해지면서 활동이 감소하고 대인 관계가 나빠지는 악순환이 발생한다.

③ 효과적인 일상생활 관리

효과적으로 일상생활을 관리하기 위해서는 낮에 활동하고 밤에 잘 수 있어야 한다. 일단 낮병원 프로그램 및 활동을 통하여 낮에 충분히 깨어 있도록 하며, 관리가 안 되는 경우 원인을 찾아보고 치료자와 환자가 충분히 의견을 나누면서 각각의 상황에 맞는 개입을 하게 된다.

5) 대인관계 훈련

환자는 병의 증상뿐 아니라 사회적인 고립, 적절한 자극 및 경험의 부족으로 인하여 대인관계에서 어려움을 겪는 경우가 많다. 이러한 대인관계상 어려움은 일상생활에서 가족과의 관계는 물론 사회생활에서 만나는 사람과의 관계에까지 영향을 주며, 나아가 정서적 어려움까지 초래할 수 있으므로 대인관계 훈련은 재활치료에서 상당히 중요한 비중을 차지한다.

① 대인관계 훈련이 필요한 이유

정신분열병에 걸릴 경우 피해망상, 인지왜곡 등에 의해서 증상이 악화되기 때문에 대부분 대인관계가 나빠진다. 그 양상은 크게 대인관계의 갈등과 고립의 두 가지로 나눌 수 있다. 치료진이 같이 생활하면서 모든 전후 상황을 다 아는 가운데 대인관계에서 생기는 문제 상황을 다루어 줌으로써 대인관계를 개선할 수 있다.

① 대인관계의 갈등

첫 번째, 증상 때문에 다른 사람의 말이나 행동, 의도 등을 오해하거나 왜곡한다. 흔히 나타날 수 있는 것 중 하나는 타인이 자기를 안 좋게 생각한다는 피해 의식이나 망상으로 인한 갈등이다. 예를 들어, 자기가 얘기하는데 다른 사람이 웃으면 다른 이유 때문에 그런데도 자기를 무시한다고 생각해서 싸우게 된다.

두 번째, 충동조절이 안 된다. 사소한 일에 화를 내고 화를 적절히 해결하지 못하고 충동적이고 폭력적으로 표출할 수 있다. 이런 일은 일반인도 그럴 수 있지만 그 정도가 심한 경우가 많다.

세 번째, 타인의 입장을 이해하지 못한다. 자기에게 몰두하여 다른 사람의 생각이나 감정에 공감하지 못하게 되면 쉽게 갈등이 생기고, 자기 입장에서만 생각하다 보면 갈등을 적절히 다루고 해결할 만한 여유를 갖지 못하게 된다.

네 번째, 상대에게 부적절한 행동을 한다. 자기가 한 행동의 결과를 생각하지 못하고, 자기를 객관적으로 관찰할 수 있는 능력이 부족하여 상대방에게 부담이 되거나 오해를 초래할 수 있는 행동을 하게 된다. 예를 들면, 비웃거나, 돈을 너무 자주 빌려 달라고 하거나, 상대가 별다른 악의 없이 인사를 했는데도 인사를 받지 않는 등이다.

② 대인관계의 고립

첫 번째, 음성 증상 때문에 의욕이 없어서 고립된다. 정신분열병 환자에게서 볼 수 있는 증상이다. 음성 증상은 감정이나 생각, 그리고 의욕이 없어지는 것이다. 겉으로 보기에는 공격적인 행동이나 이치에 맞지 않는 이상한 말을 하지 않기 때문에 환청을 듣고서 혼잣말을 하거나 피해망상 때문에 남을 의심하는 양성 증상에 비해서 덜 심한 것으로 보이지만, 사실은 정신분열병 환자의 삶의 질을 결정하는 데 있어서 그 중요성이 점점 더 강조되고 있다.

두 번째, 양성 증상으로 인하여 대인관계에 문제가 생긴다. 다른 사람이 자신을 해칠 것이라는 피해망상이나 누군가가 자신을 조종한다는 망상 등이 생기게 되면 사람에 대한 두려움이나 불편함 때문에 대인관계를 멀리하게 된다. 또한 환청이나 망상으로 인하여 혼자 중얼거리거나 이해할 수 없는 행동을 하는 경우, 주변에서 이상하게 생각하여 관계가 깨지는 경우도 있다.

세 번째, 사람을 상대하는 기술이 없어서 먼저 말을 걸거나 상대가 자신에게 다가왔을 때 적절히 응대하지 못한다. 병에 걸리기 전부터 사람과 친밀한 관계 형성을 하지 못했거나 병에 걸리기 전의 기능이 낮았던 경우는 사람을 사귀어 본 경험이 부족하여 대인관계 자체에 부담을 갖게 된다. 이러한 경우, 사회기술 훈련이나 대인관계 훈련 등을 통하여 사람을 대하는 방법을 익혀야 한다.

네 번째, 다른 사람을 상대할 매개체가 없다. 취미 생활도 없고, 모임도 가지지 않고, 할 줄 아는 것도 없다. 증상이나 입원 등으로 인하여 모임 등 사람을 만나고 교제할 수 있는 기회가 줄어들게 되고, 스스로 불편해서 피하는 경우도 생기게 되면서 관계상의 고립을 경험하게 된다. 정신질환으로 인해서 자신감이 없어지기 때문에 새로운 기술이나 취미를 익히기가 어렵다.

다섯 번째, 우울하고 좌절된 마음에 의욕이 없어져서 대인관계에 소원해진다. 자신이 병에 걸렸다는 것으로 인하여 우울해져서 활동을 하지 않고 집에만 있게 되거나 우울한 증상으로 인하여 의욕이 저하되어 활동을 하지 않게 되는 경우에도 대인관계가 빈약해지게 된다.

여섯 번째, 대인관계에서 좋지 않은 경험이 있어 사람들을 상대할 의욕도 없고, 어떻게 해야 할지도 모르고, 부담스러워서 피하고 싶어 한다. 누구나 경험할 수 있는 관계에서의 사소한 어려움이라도 증상이 있고 자신감이 저하된 환자에게는 큰 상처가 될 수 있고, 이와 관련된 인지왜곡(다른 사람은 나를 싫어해, 나는 다른 사람과 잘 지낼 수 없을 거야 등)이 생기게 되어 사람을 대하는 것이 더 어려워질 수 있다.

이런 이유는 꼭 환자에게만 적용되는 것은 아니지만 기능이 낮고, 병 때문에 적절한 대처 기술을 배우거나 좋은 방향으로 해결해 본 경험이 없기 때문에 더욱 강하게 작용할 수 있다. 따라서 갈등이 생기거나 고립되는 경우 그에 대한 정확한 이유를 파악하여 도움을 줄 수 있다.

2 효과적인 대인관계를 위해 필요한 것

① 친밀감의 형성

우선 자연스럽게 사람을 만날 수 있는 기회가 필요하다. 고립되어 있기 때문에 사람을 만날 기회 자체가 없다는 점을 생각하면 이런 기회 제공의 의미는 쉽게 알 수 있다.

두 번째는 기본적인 사회기술의 연습이 필요하다. 사람이 친밀한 관계를 맺을 때는 깊이 생각하고 그에 맞추어 한마디 한마디를 하는 것이 아니라 몸에 배어 있어 자연스럽게 말이 나와야 한다. 물론 다른 사람에게 말을 걸어 보지 않은 사람이 처음 말을 걸려면 여러 가지 설명이나 격려가 필요하겠지만 기본적으로는 연습을 해야 한다.

세 번째는 자연스럽게 사람과 같이 있을 수 있는 매개체를 만든다. 일반인도 모르는 사람을 그냥 사무적인 분위기에서 처음 보면 어색할 수밖에 없다. 식사를 하거나, 노래방에서 노래를 하거나, 운동을 하면서 자연스럽게 친해진다. 이런 매개체를 통해서 긴장도 풀리고 어색한 관계보다는 평소에 잘 하던 운동이나 다른 활동에 몰두하면서 편하게 같이 있을 수 있다. 오랫동안 혼자 있었던 환자는 대개 아는 것, 할 줄 아는 것이 없는 경우가 많아서 친해질 매개체를 습득하는 것이 필요하다.

② 갈등조정 능력의 향상

사람이 모이다 보면 마찰이 생기게 마련이다. 의도적으로 싸우는 경우가 아니더라도 맞지 않는 부분이 있게 되고 전혀 생각지 못한 상황에서 갈등이 생기기도 한다. 남에게 할 말이 없어서 부담을 느끼는 환자에게 배려하는 심정으로 처음부터 너무 길게 대화를 이어 가려 하면 환자는 불안해지거나 짜증이 날 수 있다. 따라서 갈등조정 요령도 필요하다.

우선 적절한 거리의 유지다. 처음 사귀는 시기, 조금 가까워졌을 때, 그리고 많이 가까워졌을 때 어느 정도의 거리를 둘지에 대한 감은 쉽게 알기 힘든데, 이는 일반적인 내용과 개별적인 내용으로 나눌 수 있다. 일반적인 내용은 처음 만나서 병에 대해 질문하는 건 너무 부담스러운 질문이라는 식의 사례가 있고, 개별적인 것은 남의 시선을 부담스러워한다는 식의 사례를 들 수 있다.

두 번째는 행위의 사회적 의미에 대한 것이다. 밥을 먹자고 하는 건 단순히 밥을 먹는 행위가 중요한 것이 아니라 두 사람이 따로 만나서 더 친밀한 관계를 맺는다는 의미이고 만약 남녀 사이라면 데이트 신청의 의미가 있다는 식이다.

세 번째는 다른 사람의 상태나 의도에 대한 이해다. 특히 의도는 정신분열병 환자가 이해하기에는 매우 어려운 추상적인 생각의 영역이다. 예를 들어, 시선 공포가 있는 사람이 자기에게 시선을 주지 않는다면 그것은 거부의 표현이 아니라 불안이나 공포감 때문에 쳐다보지 못하는 것인데, 이러한 의도를 파악하지 못하여 종종 문제가 생기기도 한다. 또한 내 마음과 다른 사람의 입장을 잘 구분하지 못해서 상대방을 위해서 잘못된 점을 지적한 것이 공격으로 받아들여지기도 한다.

네 번째는 현실적인 문제해결이다. 이런 부분은 처음에는 치료진의 중재가 필요한 경우가 많다. 거절이나 부탁 같은 의사표현은 적절한 언어 선택과 분위기 파악이 필요한데 종종 실수하는 경우가 많기 때문이다.

6) 여가 생활 활용

정신분열병 환자의 여가 생활은 매우 제한되어 있다. 여가 생활이 제한되는 이유는 병의 증상, 친구가 없다는 점, 취미나 특기를 배울 시간이나 기회가 부족하다는 점, 사회적 고립으로 인해 사회 시설을 이용하는 것이 어렵다는 점 등이 있다.

낮병원에서 딱딱한 형식의 치료만 받는 것이 아니라 여가 생활을 하면서 자연스럽게 사회적응을 하는 치료를 받게 되는데, 이러한 여가 생활의 활용은 다음과 같은 의미가 있다.

첫 번째, 여가 생활은 긴장을 풀어 주고 부정적인 감정을 없애거나 줄여 준다. 정신분열병 등의 심각한 정신질환이 있는 환자의 내면세계는 매우 불안정하고 어둡다. 과대망상이 있는 일부 환자를 제외하면 거의 대부분이 외부 세계를 위협적으로 느낀다. 또한 병에 걸렸다는 인식이 생기면 그로 인한 낙인 의식과 좌절 때문에 더욱 부정적인 감정이 된다. 또한 같이 지내는 가족과도 갈등이 생기기 쉽다. 발병 초기에는 관심과 걱정을 해 주지만 갈수록 병의 증상 때문에 그리고 현실적인 갈등 요소 때문에 서로 부담을 느낀다. 또한 현실적으로 할 수 있는 것이 없거나, 많은 상실을 경험하기 때문에 부정적인 감정이 생긴다. 이런 상황에서 좋아하는 일을 하면서 시간을 보낸다는 것은 환자의 부정적인 감정을 잠시라도 잊게 하고 그것을 완화시킬 수 있게 해 주기 때문에 치료에 도움이 된다.

환청이 심해서 "숨을 참아라." 하는 환청이 들리면 숨을 참고, "신발끈을 쥐어라." 하는 환청이 들리면 한 시간이라도 땀을 뻘뻘 흘리는 환자가 있었다. 면담이 제대로 이루어지지 않았는데 환자가 스포츠를 좋아하는 것을 알고는 면담시간마다 좋아하는 운동선수의 성적을 인터넷을 통해서 같이 보고 얘기를 하면서 환청이나 피해망상이 지배하는 비현실적인 내면세계에서 벗어나 현실적인 감각을 찾도록 도왔다. 그리고 낮병원에서 쉬는 시간에 텔레비전을 보면서 현실과의 접촉의 끈을 이어가도록 하였다.

두 번째, 여가 생활은 생활 리듬을 유지하는 데 도움을 준다. 환자의 내면은 혼란스럽다. 증상과 현실이 뒤섞여서 무엇이 현실이고 무엇이 자기의 상상의 세계인지 알기 힘들다. 이런 상태에서 생활리듬까지 깨져서 밤낮의 구분이 없어지고 일상이 매우 불규칙하게 되면 혼란이 더욱 심화된다. 재활치료나 외래치료를 해 보면 상태가 나빠지면 일상생활의 리듬이 깨지고, 반대로 증상이 아직 심해지지 않아도 일상생활의 리듬이 깨지면 상태가 나빠지는 것을 흔히 경험하게 된다. 그래서 낮병원 치료에서도 규칙적인 생활의 정착이라는 과제를 중요한 초기 과제로 여기고 있다. 그런데 낮 동안에 할 일이 있고 적절한 정도로 그에 몰두할 수 있다면 낮에 활동하고, 따라서 낮에 각성상태가 증가되면서 밤에 휴식하고 각성상태가 저하되는 생체의 자연스러운 리듬이 생기게 할 수 있어서 규칙적인 생활이 가능해진다. 이에 도움이 될 수 있는 것이 바로 여가 활동이다. 자신이 좋아하는 활동을 하면서 일상생활의 리듬의 찾는 데 도움을 받을 수 있다.

게임을 좋아하는 환자가 있었다. 게임에 한번 빠지면 밤새도록 게임을 하고, 낮에는 자고 싶을 때까지 자는 식이었다. 그러다 보니 약물 복용, 대인관계, 일상생활이 제대로 이루어지지 않았고 증상 악화와 입원 그리고 호전을 반복하였다. 더구나 현실 감각이 없어져서 증상이 아니어도 대화가 불가능했다. 낮병원을 나오면서 가족과 협력해서 밤에는 게임을 하지 못하게 하고 대신 낮에 낮병원 생활을 하면 그와 비슷한 다른 게임을 할 수 있도록 해 주었다. 이런 과정을 통해 점차 생활이 안정되고, 증상도 안정되고 무엇보다 현실 감각이 생겨서 자신의 앞날에 대한 생각을 할 수 있게 되었다.

세 번째, 여가 생활은 자기 나름의 할 일을 만들어 준다. 낮병원에 나온 지

얼마 되지 않은 환자가 꼽는 낮병원의 좋은 점은 '소속감을 느끼고 나도 갈 데가 생겼다' 는 점이다. 그런데 이에 더해서 만약 자기 나름대로의 할 일이 있다면 '내가 지금 무엇하고 있나?' 하는 자괴감을 줄이는 데 매우 도움이 된다. 특히 상태가 좋은 사람일수록 자기 나름의 여가 생활이 있으면 이와 같은 자기 충족감이 높아져서 치료과정을 긍정적으로 생각하는 정도가 높아졌다.

증상을 잘 인정하지 않는 환자가 있었다. 증상을 인정하지 않기 때문에 약도 잘 먹으려 하지 않고 그래서 증상의 기복이 매우 심하였다. 여러 가지 여건상 낮병원에 자발적으로 나오기는 힘든 환자였는데 의외로 잘 나오고 적응하려는 노력도 하였다. 그 사람에게 왜 이렇게 열심히 나오는지 묻자, '아침에 일어나서 어딘가 갈 데가 있다는 것이 이런 건 줄 몰랐다' 고 대답하였다.

네 번째, 여가 생활은 목표설정과 계획수립 그리고 그것의 수행, 사후 평가라는 문제해결 능력의 훈련의 의미가 있다. 또한 잘 수행되었을 경우 성취감을 느끼고, 안 되었을 경우 좌절감을 느끼는데 그것을 극복하는 것 또한 반드시 경험해 보아야 할 과정이다. 졸업단계가 되어서 사회생활을 준비하려면 더욱 크고 무거운 주제의 목표설정과 수행, 그리고 성취와 좌절을 느낀다. 그런데 일상적인 여가 활용은 현실감이 무너진 환자가 이를 통해 작은 성취와 좌절을 느끼면서 자신을 강하게 단련시키는 기회가 될 수 있다.

영어 강사가 되고 싶어 하는 환자가 있었다. 그래서 영어회화 동아리를 회원과 자발적으로 만들어서 다른 회원에게 영어 회화를 가르치는 시간을 가졌다. 다른 환자의 영어 실력 수준이 높지 않아서 부담 없이 하면 되는 상황임에도 지나치게 잘하려고 무리하게 준비를 하고, 진행 시 매우 긴장을 하여 동아리를 진행한 다음 날은 몸도 피곤하고 잘하지 못했다는 자괴감에 빠져 낮병원에 제대로 나오지 못했다. 그래서 설득하고 격려하며 어떻게 강의해야 할지에 대한 강사교육도 실시하여 환자가 그 감정에서 빠져나오도록 도와주었다. 이런 과정을 밟으면서 나중에는 실제로 영어 강사가 될 수 있었다.

다섯 번째, 여가 생활은 타인과의 자연스러운 사귐을 가능케 한다. 환자의 대인관계가 처음에는 매우 어색해서 오랫동안 생활을 해도 친한 사람이 한 사람도 없다면, 그런 상황에서 하루 6시간 이상을 다른 사람과 같이 생활하는 것은 힘든 일이다. 이런 상황이면 아무리 낮병원이 치료에 도움이 된다고 해도 좋아서 나오는 것이 아니라 싫어도 필요해서 억지로 나오게 되는데, 그런 마음으로는 낮병원 생활을 장기간 지속하기 힘들다. 그런데 만약 사람들과 친해진다면 친한 사람을 만나러 낮병원에 오고 싶은 마음이 들기 때문에 재활에 대한 자발적인 동기가 부여된다.

음성 증상이 심해서 남에게 호감을 주기 힘들고, 항상 소외되는 환자가 있었다. 낮병원도 작은 사회이기 때문에 인기 있는 사람도 있고 없는 사람도 있는데 이 환자는 다른 환자가 별로 가까이 하려 하지 않고 스스로도 위축되어 고립된 생활을 하는 사람이었다. 그런데 포켓볼을 배우기 시작했는데 의외의 재능이 있었다. 동작이 느린 그 환자에게 탁구 같은 민첩성과 순발력이 필요한 운동은 쉽지 않았지만 정확성이 필요한 포켓볼은 별 어려움이 없었다. 한 6개월이 지나서는 그 환자에게 포켓볼은 매우 중요한 일상이 되었고 낮병원 내에서 휴식시간에 포켓볼을 치는 낙이 생겨서 낮병원에 오는 것이 덜 지루할 수 있었다. 또한 낮병원의 새로운 회원이나 자원봉사자가 그 환자에게 포켓볼을 배우려고 해서 사람도 많이 사귀고 자존감도 향상되었다.

7) 직업재활

정신재활의 궁극적인 목적은 취업과 결혼이다. 물론 모든 환자가 취업을 원하는 것도 아니고 가능한 것도 아니다. 그러나 취업은 많은 환자에게 재활의 중요한 목표이자 성취동기다. 낮병원에서는 직업을 구하는 과정을 처음부터 차근차근 밟아 가면서 직업을 얻을 수 있도록 돕는다.

낮병원에서의 직업재활의 특징은 다음과 같다.

우선 개별화된 훈련을 한다. 사람마다 상태나 욕구가 다르기 때문에 우선 취업을 원하는 회원의 상태와 욕구를 잘 파악해서 그 사람에게 필요한 일을 찾는다.

두 번째는 점진적인 준비과정을 밟는다. 어떤 일이든 여러 단계의 준비가 필요하다. 처음에는 워밍업을 하고, 그다음에는 기본 기술을 익히고 마지막으로 현실에서 바로 적용될 수 있는 실습을 해야 한다. 이 과정을 체계적으로 분리하여 진행한다.

세 번째는 다양한 분야의 훈련으로 이루어져 있다. 무슨 일을 하든 대인관계나 자기관리 기술은 꼭 필요하며, 실무기술은 일반적인 것과 특화된 내용으로 나눌 수 있다. 사무직을 할 경우 일반 문서, 회계 프로그램을 다루는 기술과 취업할 곳에서만 쓰는 서식이나 업무가 따로 있는데 이런 부분은 미리 배워야 하는 부분도 있고, 취업 후에 도움을 받아야 하는 것도 있다.

(1) 정신재활 분야에서 직업재활

직업 재활에는 여러 종류가 있으며 낮병원에서는 환자가 자신에게 맞는 일을 할 수 있도록 실질적인 훈련과 함께 필요한 경우 동료와의 관계상의 어려움을 해결하고 심리적, 정서적 부담을 줄이기 위하여 상담 및 교육 등의 지원을 하게 된다.

(2) 취업 실패 사례 분석

다음의 내용 중 어느 하나만 문제가 되어도 취업을 유지하기 힘들다.

첫 번째는 증상 관리가 잘 안 되는 경우다. 증상은 기본적으로 현실의 왜곡이라고 할 수 있다. 자기 머릿속에서 들리는 소리가 바깥에서 왔다고 느끼고, 자기의 생각을 남들이 하는 것으로 잘못 아는 것이다. 이런 왜곡은 아주 사소한 것에 작용해서 그것이 큰 장애가 되도록 만드는 특징이 있다.

주유소에 취직한 한 남자 회원이 있었다. 그는 취직을 해야 한다는 압박감에 아직 증상이 없어지지 않았는데도 취업을 서둘렀다. 취업 후 거기에 있는 사람들이 자기를 별로 좋지 않게 본다는 생각을 하여 위축되고 고립된 생활을 했다. 그러던 중에 몇몇 사람이 얘기를 하고 있는 모습을 보고 또 자기를 욕한다는 생각이 들어서 싸움을 하게 되었고, 당연히 그곳을 나올 수밖에 없었다. 취업과정에서의 실패는 있을 수 있으나 이런 식으로 실패를 하게 되면 자기의 망상을 굳혀 주는 사례가 되기 때문에 더욱 부정적인 영향을 끼친다. 실패가 장차의 성공을 위한 경험이 되는 것이 아니라 자신감을 상실케 하고, 세상을 자기의 왜곡된 생각에 따라 보게 만들어 한 번의 실패로 끝나지 않는 것이 더 큰 문제인 것이다.

그렇다면 증상이 남아 있다면 취업을 할 수 없는 것일까? 그것은 아니다. 중요한 것은 증상의 존재 여부가 아니라 증상이 그 사람에게 어떻게 작용하는가다. 약간의 환청이 있는 사람이 있었다. 그는 그것이 병적인 증상인 것을 알았고 그 내용이 불쾌하긴 했지만 사실이 아니라는 것을 확실히 알았다. 그래서 야단을 맞거나 좋지 않은 일이 생기면 더 심한 환청이 들렸지만 그럭저럭 버텼다. 또 다른 경우는 다른 사람이 자기를 무시한다는 망상이 있는 사람이었다. 이 경우에도 망상이 강하지는 않았고 그런 것이 면담 과정에서 충분히 다루어졌다. 그래서 몇 번 실패를 했지만, 그것이 자기의 문제 때문에 그렇게 된 것임을 충분히 이해할 수 있었기에 위축되거나 타인을 일방적으로 비난하지 않을 수 있었다. 그 이후로는 취업을 해서 상대와 싸우고 나오는 일은 없었다.

두 번째는 규칙적인 일상생활이 몸에 배지 않은 경우다. 이런 경우에도 취업 상태를 오래 유지하기 힘들다. 이런 사람에게는 직장 생활에서 규칙적인 생활이 전제되어야 한다는 점을 설명해도 지금은 비록 자신이 규칙적인 생활을 하지 못하지만 취업을 하기만 하면 잘할 것이라는 막연한 기대와 믿음이 있어 치료자의 조언을 귀담아듣지 않는다. 하지만 이런 경우 대부분 취업을 해도 규칙적인 생활이 잘 이루어지지 않아 결국 취업 유지에 실패하게 된다.

세 번째는 스트레스를 견디는 힘이 약한 경우다. 취업을 하게 되면 필연적으로 처음에는 일이 익숙하지 않아 지적을 받거나 남에게 싫은 소리도 한두 마디 들을 수 있다. 그리고 누가 뭐라고 하지 않아도 자기가 잘하지 못하면 자책감이 들 수 있다. 이때 이런 문제를 흔히 있을 수 있는 일로 가볍게 생각하고 차차 나아질 것이라는 믿음이 있다면 큰 스트레스를 받지 않지만, 만약 '나는 역시 안 돼. 나 같은 것이 무슨 취직을 한다고 그래' 라는 식으로 생각한다면 그 부담은 견디기 힘들 것이다. 이럴 때 좀 더 현실에 가까운 생각을 할 수 있게 하는 것이 인지치료다. 그런데 이는 생각만 바뀐다고 해서 저절로 이루어지지 않는다. 궁극적으로는 실제로 좋은 경험을 해서 자신감을 얻어야 하는데 그 단계는 나중에 오는 것이다. 그렇게 되기 전까지 중요한 것은 실제로 스트레스를 많이 경험하고 그것을 극복하는 경험을 하는 것이다. 그래서 우리 낮병원에서는 이런 취지에서 졸업 단계에 있는 회원에게는 스트레스를 많이 준 다음 면담 시에 이를 다루어 준다. 이렇게 하는 것은 회원의 상태를 악화시킬 수 있기에 주의를 요하고, 회원과도 이런 문제에 대해서는 미리 의견을 나누어야 한다. 예를 들면, 스트레스를 줄 것인데, 스트레스를 견디는 힘이 약해서 그것을 견디지 못할 경우에는 아직 졸업할 준비가 되지 않은 것이니 졸업 시기를 늦추자는 식의 합의를 한다. 그래서 만약 스트레스를 잘 견디지 못하면 그 강도를 낮추고 이런 식으로 스트레스를 점차 높여서 잘 견딜 경우 부분 취업을 나가도록 한다.

네 번째는 대인관계 기술이 부재하거나 부족한 경우다. 취업을 했던 사람의 경험담을 들어 보면, 근무시간보다는 잠깐의 휴식시간에 남들은 다 친해 보이는데 자기만 소외되어 혼자라는 느낌이 들 때 직장 생활이 힘들게 느껴진다고 토로하였다. 사실 그 짧은 휴식시간 동안 남들과 친하게 한마디라도 하려면 여러 가지 조건이 충족되어야 한다. 친밀감을 느낄 수 있어야 하고, 농담 한두 마디라도 할 줄 알아야 하고, 사람들이 주로 하는 얘기의 흐름을 알아야 한다. 낮병원의 집단치료 시간에 멍석을 깔아서 하는 얘기도 중요하지만 쉬는 시간에 담배를 피면서 자연스럽게 한두 마디 하는 것이 사회복귀에 더 힘이 될 수도 있다. 낮병원에 상태가 좋은 사람이 많으면 쉬는 시간에 담배를 필 때 서로 장난도 치고 농담도 주고받는데, 그렇지 않은 경우에는 서로 어색하게 담배만 피고 있는 것을 쉽게 볼 수 있다.

이런 즉흥적인 순간에서의 자연스러운 대화는 앞서 얘기한 것처럼 친밀감을 형성하는 능력, 농담을 자연스럽게 구사하는 능력, 맥락을 파악하는 능력이 골고루 갖추어져 있을 때 가능하다. 이런 상태가 되려면 일반적인 사회기술 훈련이나 대인관계 훈련만으로는 어렵고, 낮병원이라는 공동체 안에서 일상적으로 이루어지는 수많은 대인관계를 통해 연습하고 경험해야 한다.

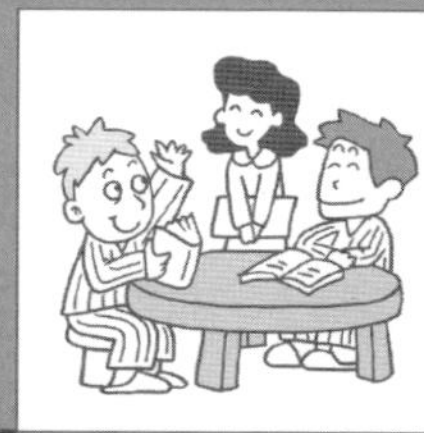

02

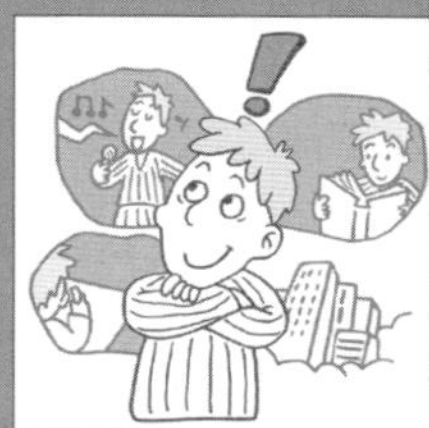

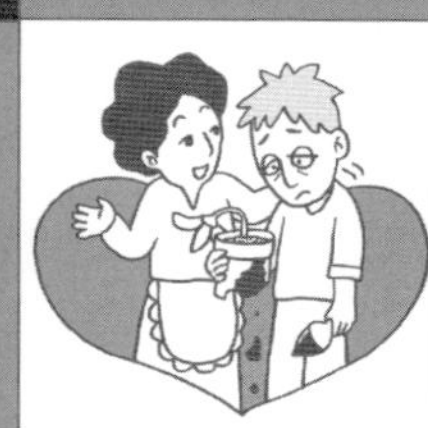

낮병원의 실제

1. 성인 낮병원
2. 발달 낮병원

1. 성인 낮병원

1) 낮병원의 체계

낮병원이란 정신질환으로 인하여 학업이나 직장 생활에는 어려움이 있으나 입원할 정도로 상태가 심하지 않은 사람들이 낮에는 병원에서 치료를 받고 저녁에는 집에서 가족과 함께 지내면서 증상 조절, 규칙적인 생활, 사회 기술 및 대인관계 능력 습득 등을 통해 사회 복귀 준비를 하는 곳이다.

(1) 시간 규정

건강보험의 규정에 따르면 하루 6시간 이상을 치료 환경에 머물면서 치료를 받을 경우 낮병원 치료를 받은 것으로 인정한다.

(2) 치료 성격

입원치료는 증상의 경감과 상태의 안정을 목적으로 하고 외래치료는 현 상태의 유지를 주목적으로 하는 반면, 낮병원은 초기에는 증상의 경감과 안정이 주목적이지만 그 단계를 넘어서면 규칙적인 생활을 그리고 마지막 단계에서는 취업을 위한 준비를 주목적으로 한다. 입원 및 외래 치료와는 달리 단계별 치료 목적이 확연히 구분되고, 단계가 다른 사람에게는 같은 낮병원에 다닌다고 해도 전혀 다른 치료 서비스가 제공된다.

(3) 치료기간

입원은 급성기의 경우 약 1~3개월, 만성기에는 수년 이상 입원하는 경우가 많다. 외래의 경우 정신분열병과 같은 질환은 기간이 길어서 거의 평생 다녀야 하는 사례가 많다.

낮병원의 경우에는 악화된 상태로 와서 취업을 시도하는 과정까지의 전 과정을 밟으면 약 1~2년이 걸리지만, 낮병원에 다니는 기간은 사람마다 다양하다. 현재 상태가 안정되어 있고 인지기능이나 사회기능이 좋을 경우에는 몇 개월 만에 낮병원 과정이 끝나기도 하지만 발병 전이나 발병 후 인지기능이나 사회기능이 저하되어 있으면 이 과정은 매우 길어진다.

치료기간이 1년에서 2년이 필요한 이유는 다음과 같다. 최근에는 효과가 좋고 부작용이 적은 약물이 많이 개발되어 대략 10% 이하의 환자군을 제외하면 환청이나 망상 같은 흔한 정신분열병 증상이 환자의 삶의 질에 끼치는 영향력은 생각보다 크지 않다. 그보다는 눈에 보이지 않는 기억력, 주의집중력, 판단력 같은 인지기능이나 다른 사람과 친하게 지낼 수 있는 사회기능이 환자의 삶의 질 향상에 더욱 중요한 역할을 한다. 환청이나 망상 같은 양성 증상은 빠르면 한두 달이면 거의 사라지지만 인지기능이나 사회기능의 향상에는 많은 시간이 필요하다. 특히 사회기능의 경우에는 어린 시절에 발병하는 정신질환의 특성상 나이에 맞게 발달하지 못한 경우도 많아서 이때는 치료라기보다는 새로 인성발달을 위한 교육을 해야 한다. 이런 식으로 단순한 교정이 아니라 발달을 위한 교육을 새로 해야 하기 때문에 많은 시간이 필요하다.

2) 치료진의 구성

낮병원의 치료진은 다양한 치료자로 구성되어 있다. 의사, 사회복지사, 정신보건 간호사, 임상심리사 등의 전문치료인력과 다양한 자원봉사자가 체계적이고 포괄적으로 개입하고 있다.

(1) 정신과 전문의

최근에는 치료적이지 않은 재활모델이 대두되면서 의사가 없는 재활치료 환경이 도입되어 소개되었지만, 낮병원이 치료 환경이라는 것을 감안할 때 정신과 전문의는 꼭 있어야 하며 낮병원에서 전문의의 역할을 살펴보면 다음과 같다.

① 진단

진단은 정신과 전문의의 가장 중요한 일 중의 하나다. 정신분열병은 매우 복잡한 증상으로 이루어져 있고 한 시점에서의 면담자료만으로 보면 다른 질환과 혼동될 수 있다. 즉, 양극성 장애나 성격장애 환자가 흔히 정신분열병으로 오인되는 일이 많기 때문에 초기의 정확한 진단이 매우 중요하다. 또한 만성질환의 경우에는 발병 초기에 내려지는 진단이 그 후 치료과정에 계속하여 큰 영향을 끼치기 때문에 신중을 기해야 한다.

낮병원에서의 진단은 외래치료에서의 진단과 다른 점이 있다. 외래에서는 주로 약물치료를 하기 때문에 증상에 대한 진단만 하면 되지만 낮병원에서는 기능회복을 위한 재활치료도 하기 때문에 다양한 기능에 대한 평가가 필요하다. 또한 정신분열병이라고 진단이 내려져도 사람마다 매우 다른 양상을 보이기 때문에 그에 따라 치료목표나 과정이 달라지는 것이 보통이다. 이와 같이 낮병원에서는 정신의학적 진단도 중요하지만 재활치료 서비스를 어떤 식으로 제공하느냐에 대한 초기 판단도 매우 중요하다. 개입의 방향을 초기에 명확히 하는 것이 정확한 진단을 하는 데 크게 영향을 미치기 때문에 초기의 정신의학적 그리고 재활치료적 진단은 매우 중요하다.

- 일반적인 진단: 약물치료의 바탕이 되는 정신과적인 증상 파악

- 일상생활 진단: 낮병원에서 하루 종일 생활할 수 있는지의 여부 판단
- 대인관계 진단: 낮병원에서 받는 스트레스를 견디는 능력의 평가 및 대인관계기술의 평가
- 직업적 능력의 진단: 기본적인 업무 수행능력(컴퓨터, 문서 작업, 독해력 등의 사무기술 및 공예, 미술 등의 수작업 능력 등)과 특화된 기술의 여부

② 약물 처방

많은 정신질환의 생물학적인 원인이 점차 밝혀지면서 생물학적인 치료, 즉 약물치료의 비중이 더욱 커지고 있다. 과거에는 약물치료가 다양한 치료 중의 하나로 취급되었지만 현재는 가장 기본적인 치료로서 다른 치료의 전제조건이다. 즉, 낮병원도 '약물치료로 어느 정도 증상조절이 되는 사람' 이나 '약을 자기 스스로 먹을 수 있는 사람' 이 다니는 곳이라고 생각할 정도로 약물치료의 비중이 커졌다. 그렇기에 투약은 정신과 전문의의 중요한 업무 중 하나다.

낮병원에서의 투약은 상태가 좋은 사람의 경우에는 주 2회, 상태가 나쁜 사람의 경우에는 그 이상의 빈도로 자주 이루어진다. 월 1회 정도의 빈도로 만나는 외래 면담과 달리 자주 면담하면서 상태와 약물의 부작용이나 효과에 대해서 평가하고 그 평가 결과에 따라서 약물의 용량을 조절한다.

③ 면담

면담은 의사뿐 아니라 모든 치료자의 업무일 정도로 기본적이다. 그러나 각기 그 초점이 조금씩 다르다. 의사 면담에서 다루어지는 내용은 다음과 같다.

- 증상의 변화 점검
- 전체적인 치료목표 설정
- 스트레스(재발의 원인이 될 수 있는)를 주는 요인과 그에 대한 대처
- 인격발달의 촉진

낮병원에는 외래만 다니는 환자에 비해 상태가 더 나쁜 사람도 많이 포함되어 있기 때문에 매일 보면서 증상 점검 및 약물 복용 여부를 확인하는 경우도 흔히 있다.

④ 전체적인 조율

정신보건센터나 사회복귀시설과는 달리 낮병원에서는 주로 의사가 최종책임자가 된다. 이는 모든 결정을 의사가 마음대로 한다는 것이 아니라 여러 결정이나 과정 자체는 다양한 치료자에 의해서 이루어지더라도 그 책임은 의사가 져야 한다는 의미다. 그리고 낮병원이 전반적으로 어떤 방향으로 나아갈지, 중요한 행사로 무엇을 해야 할지, 개개 환자의 치료 방향이나 그 시점에서의 주된 치료나 서비스 제공을 어떻게 할지에 대한 방향을 정한다.

(2) 사회복지사, 간호사, 임상심리사

사회복지사, 간호사, 임상심리사는 낮병원의 전반을 이끌어 가는 실무적인 역할을 한다. 각 전문가의 역할은 기관의 특성에 따라 조금씩 바뀔 수 있으며, 대략적인 내용을 살펴보면 다음과 같다.

① 공통 업무

① 면담

사회복지사, 간호사 및 임상심리사도 기본적으로 면담을 한다. 의사와

마찬가지로 증상 변화나 스트레스에 대한 내용도 다루지만 전체적인 치료목표에서 정해진 세부적인 치료과정에 대해서 다루고, 그것을 확인하는 과정을 밟는다. 예를 들면, '위생 관리'라는 목표를 세웠을 경우 실제로 씻는지 확인하고, 본인에게 씻는 것의 중요성을 설명하고, 가족에게 확인 부탁과 여건 조성 등을 해 주는 역할을 한다. 그 외에도 치료적인 면담(인지치료 등)을 통해 힘든 점을 가장 가까이에서 들어주는 역할도 한다.

② 생활관리

프로그램처럼 정해진 부분뿐 아니라 출석 관리, 다른 회원과의 관계, 식사하는 것 등 눈에 잘 띄지 않는 일상생활도 함께 하면서 때에 맞게 격려 및 지지를 하게 되며, 누워 있는 사람에게 운동을 하도록 하는 등 필요한 경우 생활 훈련도 함께 시킨다.

2 개별 업무

① 사회복지사

사회복지사는 회원의 욕구나 필요에 맞추어 프로그램을 기획하고 진행한다. 회원 각자의 수준에 맞고 흥미를 갖고 할 수 있는 프로그램을 제공하게 되며, 다양한 프로그램 안에서 회원의 문제도 함께 다루어 준다. 특히 가족에 대한 교육 및 지지를 하게 되며, 회원이 가족 내에서 잘 기능할 수 있도록 돕는 역할도 하게 된다.

② 임상심리사

임상심리사는 심리 평가를 통하여 진단에 도움을 주기도 하고, 회원이 가지고 있는 눈에 드러나지 않는 문제뿐 아니라 강점에 대해서 파악하여 치료 계획을 세우는 데도 개입할 수 있다. 재활 프로그램 및 가족 교육을 병행하는 경우도 있다.

③ 간호사

주로 투약 및 신체 질병에 관련된 사항을 관리하게 되며, 정신보건 간호사의 경우 재활 프로그램에 함께 참여하기도 한다.

(3) 자원봉사자

자원봉사자 역시 낮병원 치료에서 중요한 역할을 담당하고 있으며 전문적인 자원봉사자와 학생 자원봉사자로 이루어진다.

전문적인 자원봉사자로는 미술치료, 음악치료, 원예, 운동 프로그램 및 레크리에이션 등 해당 분야의 교육을 받은 사람들이며, 치료자와 협력하여 회원에게 필요한 전문적인 프로그램을 집단 혹은 개별적으로 제공하고 있다.

특히 회원마다 개별적인 상태나 욕구가 다르기 때문에 각 개인의 요구 및 필요에 따라서 프로그램을 진행하는 경우가 많아 이런 경우 전문적인 자원봉사자 등이 회원에게 공부나 컴퓨터, 음악 실기 등의 교육을 실시하기도 한다. 학생 자원봉사자로는 사회복지학과나 심리학과 등 관련 학과 학생이 있으며, 실습이나 일정 교육을 마친 후에 재활치료 프로그램에 보조 역할을 하게 되거나 개별 프로그램 등을 돕게 된다.

3) 대상 환자

낮병원은 주로 만성환자의 재활을 담당하는 기관이다. 따라서 모든 사람에게 적용되는 것은 아니고 효과적인 도움을 받는 환자군이 따로 있다. 더 많은 도움을 받는다는 의미는 낮병원에서 치료받을 경우 더 좋아진다는 의미도 되지만 낮병원 치료를 받지 않을 경우 상태가 훨씬 더 나빠질 수도 있음을 의미한다. 즉, 외래치료만 받아도 되는 사람은 낮병원 치료를 받는지의 여부가 삶의 질에 큰 영향을 끼치지 않지만 낮병원의 적용 대상 환자군에 속하는 사람은 낮병원을 통한 재활치료의 여부가 큰 차이를 가져온다는 의미다.

주로 정신분열병 환자가 낮병원의 대상 환자이지만 우울증, 강박증, 양극성 장애, 학교부적응 청소년 등 많은 다른 집단의 환자도 낮병원에 다니면서 도움을 받을 수 있다. 반면 낮병원에 부적절한 환자도 있다. 대상 환자군을 자세히 살펴보면 다음과 같다.

(1) 적절한 환자군

도움이 필요하지만, 기본적으로 단체생활을 할 수 있는 사람이 여기에 포함된다.

① 약물 관리나 증상 관리가 원활하지 않은 환자

증상이 너무 심하면 자신이나 남에게 해를 끼칠 수도 있기 때문에 위험하다. 하지만 어떤 경우에는 증상이 파괴적이지 않은데다 약물에 대한 강한 거부감은 없지만 귀찮아한다든가, 꼼꼼하게 챙기지 못하는 등의 이유로 약물 관리가 안 되고, 그 결과 증상이 잘 조절되지 않는 경우도 있다. 이런 경우에는 낮병원에서 체계적으로 약물 교육, 관리, 증상 점검 등을 하여 본인이나 가족이 편안하게 지낼 수 있게 도와줄 수 있으며 그 결과 사회 복귀 준비를 더욱 안정적으로 할 수 있다.

② 일상생활이 불규칙한 환자

요즘에는 약물의 효능이 좋아져서 약물치료의 효과가 매우 높은 편이다. 따라서 발병 이후 계속적인 증상에 시달리지 않고 지내는 사례가 많아졌다. 그런데 심한 증상은 없지만 컴퓨터게임을 하느라 밤에 늦게 잠이 들어 생활이 불규칙해지면서 증상이 악화되기도 한다. 또한 증상 자체의 악화로 인하여 일상생활이 잘 이루어지지 않는 경우도 있다. 즉, 잠을 제대로 자지 못하거나 사회 적응을 하지 못하여 집에만 있게 되는 경우, 규칙적인 생활을 하기 어려워진다. 어떤 경우에는 증상이 나빠져도 표현을 하지 않아 겉으로 드러나지 않을 때가 있는데, 이런 경우도 낮병원을 다니게 되면 치료자가 관찰하여 증상을 조절해 주기 때문에 도움이 될 수 있다.

규칙적인 일상생활이 필요한 이유

정신분열병을 비롯한 심각한 병의 기본 증상은 자기 마음속의 세계와 현실 세계의 구분이 혼란스러워지는 것이다. 머릿속에서 들리는 소리인 환청이 외부에서 들린다고 생각하거나, 자기 마음속에서 생긴 생각인 피해망상이 다른 사람의 의도라고 혼동한다. 따라서 증상 관리를 잘 하기 위해서는 적절한 외부 세계와의 접촉이 필요하고, 일상생활을 유지하는 것이 중요하다. 그런데 일상생활이 잘 이루어지지 않으면 자기만의 세계에 더 빠져 버리고 그러다 보면 병적인 모습이 더 현저하게 나타난다.

다른 중요한 스트레스나 병의 악화요인이 없으면서 증상이 지속되는 사람들이 이런 유형에 포함되고, 이 경우에는 규칙적인 일상생활을 비롯한 적절한 외부 자극을 제공해 주면 증상 관리에 도움이 된다.

③ 대인관계가 고립되어 있는 환자

앞의 두 가지 사항(약물 관리, 일상생활 관리)이 잘 이루어진다고 해도 대인관계가 활발하지 않으면 집에 고립되는 경우가 많다. 같은 입장의 친구 한두 명을 만나는 정도의 대인관계가 있고 그 외에는 주로 집에 있으면서 아무것도 하지 않는 사례가 흔하다. 이런 경우는 이른 나이에 발병하여 병이 나기 전에 친구를 많이 사귀지 못했거나, 20대 후반이 되면서 사회적 상황 때문에 이전의 친구와 자연스럽게 멀어졌지만 직업이나 정기적으로 나가는 곳이 없어서 고립되는 사례에서 쉽게 볼 수 있다.

④ 사회생활 준비가 미흡한 환자

병이 어느 정도 호전되고, 생활 관리도 되고, 다행스럽게도 인지기능이나 사회기능이 어느 정도 보존되어 있는 사람은 더 좋은 상황이다. 그러나 마음이 꼭 편한 것은 아니다. 증상은 없지만 병이 낫지 않았다는 생각 때문에 항상 마음의 부담을 느끼며 지낸다. 그리고 병 때문에 심리적으로 많이 힘든 건 아니지만 그 나이대에 가장 중요한 현실적인 문제인 취업이나 연애를 하지 못하는 상황을 견디기 힘들어한다.

특히 병으로 인해서 1년 이상의 공백이 생긴 경우 그 공백을 극복하기가 쉽지 않다. 교통사고가 났던 사람이 걷는 법을 새로 배울 때 단계적으로 차근차근 진행해 나가야 하는 것처럼 정신재활도 마찬가지로 잘 계획된 단계적인 과정을 하나씩 밟아 나가야 한다. 그동안 이런 경우는 재활치료 대상에서 제외되어 있었다. 본인도 필요성을 느끼지 못하고 이런 환자의 욕구를 충족시킬 만한 서비스를 제공하는 곳도 없었기 때문이다. 그래서 학원이나 교회 같은 일반인을 직접 대하는 활동을 개인적으로 찾아서 하는 경우가 많았다. 하지만 병의 낙인의식으로 인한 긴장감, 사회기술 저하로 인한 적응의 어려움, 자신을 지지해 줄 인맥의 부재 등으로 인해 적응이 쉽지 않다.

이렇듯 여러 면에서 조건이 좋은 환자에게도 사회생활은 매우 버거운 주제다. 대개 20대 초반 이전에 발병하는 사례가 많기 때문에 사회 경험을 할 기회를 갖기 힘들다. 병을 앓았다고 해서 사회생활을 하지 못할 이유는 없지만 현실적으로 어려움이 있다. 이는 영어를 배우는 것과 유사한 모습을 보인다. 미국인이 영어를 잘하는 이유는 우리나라 사람보다 머리가 좋아서가 아니라 그것이 생활이기 때문이다. 자연스럽게 영어에 노출되고, 살면서 자연스럽게 쓰게 되니까 잘하는 것이다. 우리나라에서 아무리 오랫동안 학원에 다니고 어려운 책으로 공부를 해도 막상 미국에 가면 의사소통이 거의 안 되는 경우가 대부분이다. 그런데 부딪쳐

하다 보면 또 적응해서 하게 되는 게 영어, 즉 언어의 특성이다. 사회생활도 이와 마찬가지로 공부만 한다고 해서 되는 것이 아니라 그게 그 사람의 일상이 되면 자연스럽게 몸에 익는 것이다. 따라서 자연스럽게 사회생활을 하는 환경에 노출되어 적응하면 사회생활은 충분히 가능하다.

낮병원에서는 사회생활을 자연스럽게 익힐 수 있는 기회를 제공한다. 더 중요한 특성은 단계적으로 노출되고, 문제가 생겼을 때 적절한 중재가 가능하다는 것이다. 많은 환자가 관계를 회피하거나 갈등을 심하게 보이는데, 이런 부분에서 체계적인 계획하에 회피를 줄이고 갈등을 다루는 기술을 습득하게 되어 사회생활을 할 수 있는 기반을 마련하게 된다.

(2) 부적절한 환자군

단체생활을 하기 힘들어하거나, 병을 인정하지 않아서 자발적으로 낮병원에 오기 힘든 사람이 이에 포함된다.

① 통원치료가 힘든 심각한 증상의 환자

지하철을 타지 못할 정도로 기능이 떨어졌거나, 증상이 심해서 사고의 위험이 있는 경우로, 매번 '지하철에 뛰어내려라' 는 환청이 들려 그때마다 뛰어내리고 싶은 욕구를 느낀다는 환자도 있었다. 이런 환자는 다니기는 하더라도 치료진이나 가족이 더 많은 관심을 가지고 지켜보아야 한다.

② 자살 위험이 있는 환자

낮병원은 입원할 때보다 행동에 대한 통제성이 훨씬 낮기 때문에 자살 위험이 높을 경우 막기 힘들다. 더구나 집에서 낮병원에 올 때나 다시 집에 돌아갈 때는 무방비 상태여서 자살 위험이 어느 정도 이상으로 높을 경우에는 낮병원에 다니지 말거나, 주의를 해야 한다.

③ 공격적인 환자

낮병원에는 다양한 환자가 모여 있다. 따라서 다른 환자 때문에 스트레스를 받는 경우가 있는데, 만약 공격적인 사람이 있으면 그 사람에게 공격을 당하는 사람은 물론 옆에서 지켜보는 사람 또한 힘들다. 자기의 감정을 조절하는 것이 힘들거나 폭발하는 경향이 있는 사람은 이 문제가 조절된 이후에 또는 이를 조절하기 위한 약물 조정에 협조적일 경우에 낮병원에 다니는 것이 좋다.

④ 성적으로 자제가 안 되는 환자

요즘 들어 성적 개방이 사회적으로나 환자 사이에서나 매우 급격하게 이루어지고 있다. 낮병원 외에는 이성을 만날 기회도 없고 하루 종일 같이 있으면서 정이 들기 때문에 낮병원 안에서 이성에 대한 호감을 느끼는 경우가 많다. 그런데 성적인 행동이 자제가 안 되면 항상 문제가 된다. 다음(특별한 문제-이성교제, 결혼)에서 자세히 다루겠지만 환자 간의 연애는 여러모로 신경이 쓰이는 일이며 조절 능력이 부족할 경우 본인이나 상대방이 모두 상처를 입을 수 있다.

⑤ 치료자와 협조적인 관계를 맺을 수 없는 환자

낮병원은 단순한 수용이 아니라 재활이기 때문에 입원치료에 비해서 본인의 협조가 더욱 중요하게 작용한다. 또한 어느 정도의 제한이 가해지기 때문에 그런 면을 이해하고 받아들여야 한다. 그런데 의욕이 없어서 협조가 안 되거나, 낮병원의 규칙이나 문화를 받아들이지 못할 경우에는 치료진이나 환자가 모두 힘들다. 이런 문제를 해결하기 위해서는 서로 신뢰하는 가운데 충분한 토의를 거쳐서 타협을 해야 하므로 협조관계를 맺는 것이 중요하다.

⑥ 지나치게 의존적인 환자

낮병원은 근본적으로 독립을 추구한다. 재활이란 병이라는 장애의 굴레를 벗고 하나의 독립된 인간으로 다시 태어나는 과정이기 때문이다. 처음에는 어느 정도 의존적인 태도가 필요할 수 있지만 차츰 자기 문제를 스스로 해결할 수 있어야 한다. 대개 초기의 의존성이 극복되는 기간은 대략 3~6개월이다. 이는 불안감이나 의지력, 적응력이 충분히 발달할 수 있는 시간으로 이때부터 의존성이 급격히 줄어든다.

낮병원에서 상태가 좋은 회원과 나쁜 회원을 구분하는 쉬운 잣대가 있다. 사회복지사 사무실에 자주 드나들며 하나하나 부탁하고 요구하는 사람은 아직 상태가 좋지 않은 것이고, 다른 회원과 어울려서 잘 지내거나 낮병원에서의 일상생활을 잘 알고 있어서 굳이 사회복지사에게 물어볼 필요가 없는 회원은 상태가 좋다고 본다. 이렇게 독립성은 좋은 상태를 말해 주는 좋은 지표다. 회원이 지나치게 의존적일 경우 본인에게 도움이 되지도 않고, 실제로 그런 식으로 서비스를 제공할 수도 없고, 또 전체 분위기를 해칠 수도 있기에 낮병원 생활에는 잘 맞지 않는다.

⑦ 사회적으로 부적절한 행동이나 태도를 보이는 환자

타인을 비웃거나 노골적으로 놀리는 경우, 남의 물건에 손을 대는 등 사회적인 상식이나 규범이 없는 경우는 같이 있는 사람한테까지 부정적 영향을 주게 된다. 실제로 이런 사람이 있으면 치료진이나 동료 환자의 스트레스가 높아지고 때로는 전혀 문제가 없던 사람과 싸움이 나서 문제가 생기기도 한다. 증상이 심해서 부적절한 행동을 하는 것은 약물조정으로 조절할 수 있지만, 기본적으로 사회성이 발달되지 않아서 문제가 되는 경우는 낮병원 치료를 제한할 수밖에 없다.

⑧ 낮병원에 대한 거부감이 과도한 환자

환자는 낮병원에 다니길 싫어하고, 가족은 간절하게 원하는 경우가 많다. 환자가 집에서 아무것도 하지 않고 지내거나, 분명 뭔가 문제가 있는데 외래치료로는 한계가 있는 것을 보면 가족이 안타까운 마음에 낮병원 서비스 이용을 권유한다. 그러나 정작 본인은 귀찮거나, 따라가지 못하거나, 제약에 대한 거부감 등으로 낮병원을 거절하는 일이 비일비재하다. 이런 경우 빠른 정신재활을 위해 무조건 다니게 할 수도 있지만 그동안의 경험에 따르면, 거부감이 너무 심할 경우 치료진과 갈등이 생기고, 동료 환자에게 부정적인 영향을 줄 수 있기에 가능하면 준비과정을 거쳐 거부감을 줄인 후 다니게 하도록 하는 것이 바람직하다.

4) 낮병원 생활 안내

낮병원은 1930년대에 미국에서 시작될 무렵부터 매우 다양한 목적과 내용이 있었다. 낮병원의 목적은 급성기의 경우 기본적으로 사회복귀를, 그리고 더 나아가 직업을 갖게 해 주는 것이다. 그리고 만성환자의 경우에는 사회복귀보다는 입원치료의 한 방편으로서 또는 퇴원 상태에서 집에서 지내는 것을 도와주는 데 목적이 있다. 급성 환자와 만성 환자에 대한 서비스 제공의 목적은 매우 다르고 그만큼 다양하다고 할 수 있다.

또한 그 내용에서도 어떤 기관에서는 개인면담이나 집단면담을 주로 하고, 어떤 기관에서는 사회기술 훈련이나 직업 훈련 같은 것을 위주로 하기도 해서 입원치료에 비해 낮병원의 내용이 훨씬 더 다양하게 운영된다. 현재 우리나라의 경우에도 각 병원이나 기관(복지관 낮병원 등)에 오는 환자의 상태나 각 기관의 특성에 따라서 나름의 특색을 띤다.

(1) 낮병원 등록절차

낮병원에 다니기 위해서는 사전 평가와 적응기간을 보내며 낮병원 생활이 도움이 되는지, 어떤 것을 목표로 해야 하는지를 명확히 하는 과정을 거쳐야 한다. 전체적인 과정은 '정신과 전문의 면담 → 사회복지사 상담 → 적응기간 → 정식등록' 의 단계를 거친다.

① 정신과 전문의 면담

낮병원 등록을 원하는 사람은 일단 정신과 전문의와의 면담을 통해서 자신의 상태와 기능, 그리고 낮병원에 대한 기대치를 평가한다. 도움이 되는 경우도 있고 때로는 낮병원 생활이 부적절한 사람도 있기 때문에 그에 대해서 미리 알아보아야 한다.

② 사회복지사 상담

낮병원 생활의 전반적인 부분을 담당하는 사회복지사와의 상담을 통해서 낮병원 생활에 대한 구체적인 내용을 듣고, 개별적인 욕구에 대한 조사를 한다. 상태와 욕구에 따라 참여하는 프로그램이 조금씩 달라질 수 있다. 낮병원 생활은 집단 프로그램과 개별 프로그램으로 나뉘는데, 70% 정도는 단체 프로그램에 참여하고 나머지 30% 정도는 개별 프로그램에 참여한다. 개별 프로그램은 혼자서 하는 것도 있고 비즈 공예나 예쁜 글씨 쓰기, 운동 동호회 등 여럿이서 하는 것도 있다.

집단 프로그램 중에서 개인에게 특히 맞지 않는 것이 있을 경우 그 시간에 참여하는 대신 다른 프로그램을 하게 된다. 예를 들어, 남들 앞에서 얘기하는 것이나, 자기노출이 힘든 사람에게 심리극(psychodrama)은 매우 자극적이어서 부담이 크다. 이런 경우에는 처음부터 심리극에 참여하기보다는 우선 다른 프로그램이나 개별 활동을 하다가 심리극에 참여해도 될 만한 상태가 되면 참여하도록 한다.

③ 적응기간

낮병원 생활은 새로 참여하는 사람의 입장에서 보면 매우 큰 자극이 된다. 상대하는 사람이 정신과 전문의, 사회복지사, 자원봉사자, 동료회원 등 매우 다양하고 많다. 더구나 그 많은 사람을 한꺼번에 새로 만나게 되기 때문에 여러 가지로 혼란을 느낄 수 있다. 새로 등록하는 회원은 주로 혼자 집에서 지내다가 참여하는 것이므로 많은 사람이 있는 복잡한 낮병원은 부담스러울 수 있다. 따라서 서서히 노출되거나 프로그램에 참여하면서 적응시간을 가질 필요가 있다.

또한 집에서 혼자 지낼 때는 별로 하는 것이 없기 때문에 문제가 노출될 가능성이 적다. 집에만 있는 회원이었다면 대인관계 문제나 낮병원에서 버틸 체력 문제는 겉으로 드러나지 않았을 것이다. 구체적인 예로 거절을 잘 못 하는 새 회원이 가족과 함께 지낼 때는 전혀 문제가 되지 않는데 낮병원에 와서 다른 회원의 돈이나 담배 등을 빌려 달라는 부탁을 거절하지 못해 나중에 그 때문에 불안해진 경우도 있었다. 물론 직장생활이나 단체 생활에서 상대가 기분 나쁘지 않게 거절을 해야 하는 상황이 있을 수 있으므로 사회생활의 연습 측면에서 미리 경험하고 대처해 보는 것도 필요하지만 감당하기 힘든 사람은 사전 준비에 더욱 신경을 써야 한다.

적응기간에 주로 관찰하는 것

- 증상 관리 능력
- 규칙적인 생활을 할 수 있는 능력
- 낮병원이라는 공동체의 규칙을 지킬 수 있는 능력
- 대인관계 기술
- 체력

이와 같이 가족도 눈치 채지 못했던 새로운 모습이 나타날 수 있기 때문에 사전정보를 아는 것만으로는 낮병원 생활이 적합한지의 여부를 알기 힘들다. 그래서 짧게는 며칠, 길게는 몇 달까지의 적응 기간이 필요한데 대개 2주 정도면 낮병원 적응 여부를 알 수 있고, 다니는 것이 가능한 회원은 그 기간이 지나면 자발적으로 다니는 경우가 많다.

이 중 간과하기 쉬운 것이 체력이다. 체력은 생활습관, 병의 증상이나 진행과정의 특성, 동반된 신체질환, 약물 부작용 등의 영향을 받는다. 즉, 이 모든 조건이 체력을 약하게 만들 수 있기 때문에 체력에 대한 평가 및 이에 대한 대책이 필요하다.

오랫동안 집에서만 생활해 온 어떤 환자는 낮병원에서 거의 아무것도 하지 못하고 전철을 타고 낮병원에 다니는 것만으로도 체력적으로 감당하기 힘들어하였다. 이와 같이 체력이 저하된 경우가 많기 때문에 체력은 초기에 주 며칠을 참석해야 하는지를 결정하는 중요한 척도가 된다.

④ 정식등록

약 2주 정도의 적응 기간 후에 정식등록을 한다. 이때부터는 낮병원 회원으로서의 규칙을 지키고 혜택을 받을 수 있도록 한다.

(2) 낮병원의 규칙과 문화

낮병원도 작은 사회이기 때문에 낮병원 생활을 잘 하기 위해서는 치료진이나 환자가 서로를 배려하고 존중하며 공동으로 만들어 낸 규칙과 문화를 잘 지켜 나가야 한다. 낮병원의 문화는 기본적으로 모든 낮병원이 공유하는 문화가 있고, 각 낮병원의 특성을 나타내는 고유한 문화가 있다. 문화는 치료진이 강압적으로 부과하거나 낮병원에 다니는 환자가 정하는 것이 아니며, 치료자와 환자 그리고 가족 모두가 오랜 기간 동안 타협하고 조정하면서 형성되는 것이다.

1 규칙

① 약물 복용에 관한 것

낮병원의 주된 대상이 되는 정신분열병이나 양극성 장애의 경우 약물 복용을 중단하면 재발되는 비율이 매우 높다. 따라서 약물관리에 대한 규칙은 꼭 지켜 주어야 한다. 약을 잘 복용하거나, 그것이 잘 안 될 경우 치료진이 약물을 관리하는 것을 받아들여야 한다. 어떤 회원은 혼자서는 약물 관리를 하지 못하지만 치료에는 협조적이어서 매일 낮병원에 와 치료진이 보는 앞에서 약물을 복용하기도 한다. 번거롭기는 해도 이렇게라도 협조하고 노력하면 약물복용을 혼자서 하지 못해도 약물관리는 가능하므로 증상을 안정적으로 조절할 수 있다.

② 출석에 관한 것

일상생활을 잘 하는 것이 증상 조절 후 치료의 중요한 과제이기 때문에 아침에 일찍 오고, 만약 늦을 경우 연락을 해 주는 것은 중요한 규칙이 된다. 그런데 병이 있는 사람에게는 증상이나 잠이 오는 약물의 작용으로 인해서 아침에 규칙적으로 일찍 오는 일이 쉽지만은 않다. 하루 이틀은 이렇게 할 수 있어도 매일 일정한 시간에 출근하는 것은 힘든 경우도 많으므로 오랜 기간 동안 꾸준하게 인내를 가지고 노력해야 한다. 이러한 규정이 없을 경우 열심히 생활하는 다른 환자의 의지에도 부정적으로 작용하게 되므로 출석에 대한 규정은 되도록 철저하게 지켜야 한다. 다만, 치료 초기인 적응기간에는 이런 규정에서 제외시켜서 부담을 줄여 주기도 한다.

③ 프로그램 참여에 관한 것

프로그램은 낮 동안의 일상생활이다. 학교에서의 수업, 직장에서의 근무와 같은 의미를 지닌다. 프로그램의 장점은 여러 가지 있는데 낮 동안 일상을 꾸준히 해 나가면서 그 안에서 프로그램 자체에서 도움을 얻을 수 있다는 점, 여러 사람과 함께 참여함으로써 대인관계 능력 등이 향상된다는 점, 일정 시간 동안 프로그램에 집중하고 휴식을 함으로써 생활 리듬을 정착시킨다는 점 등이 있다. 그렇기 때문에 프로그램에 잘 참여하는 것은 낮병원 생활의 절반 이상이라고 해도 과언이 아니다.

다만 그 내용을 다양하게 하는 데는 한계가 있다. 일정 기간 이상을 다니다 보면 다 똑같은 프로그램처럼 보일 수 있다. 또한 상태가 다양한 사람이 낮병원에 오기 때문에 자기 취향이나 수준에 맞지 않은 경우도 있다. 그런 경우에는 참여하는 수준과 목표를 달리 설정해서 참여함으로써 문제점을 보완할 수 있다.

④ 치료자에 관한 것

낮병원에는 다양한 치료자가 존재한다. 보통 의사에 대해서는 권위를 인정하고, 치료를 존중하는 경우가 많지만 사회복지사와 간호사 등의 치료진은 나이가 더 어리거나 여자인 경우가 많아서 경쟁적인 태도를 취하기도 한다. 더구나 자원봉사자의 경우에는 나이가 더 어리고 경험이 없을 수도 있다. 이런 경우에 만약 치료자를 인정하지 않는다면 운영에서 어려움이 생긴다. 만약 영어공부를 하고 싶은 30대 초반의 남자 환자가 영어 강의를 하는 대학교 1학년 자원봉사자가 동생 같다는 이유로 그 프로그램을 하지 않으려 한다면 그 환자는 강의를 받을 수 있는 범위가 매우 제한되어 제대로 교육을 받기 힘들다.

이런 이유로 치료진은 회원보다 더 나아서가 아니라 회원의 필요를 위해 존중되고 재활과정에서 그들의 역할이 인정되어야 한다. 물론 치료진도 회원의 인격을 존중하고 재활의 목표를 달성하기 위해 서로 협조해야 하는 존재로 인정해야 한다.

⑤ 상태가 다른 사람에 관한 것

낮병원에 처음 오는 사람은 이미 다니고 있는 사람에 대해 매우 민감해한다. 그런데 만약 상태가 나쁜 사람이 있으면 '나도 저렇게 되나?' 하는 생각이 들어 주저하게 된다. 흔히 하는 오해가 환자끼리 모여서 프로그램을 하면 더 나빠지고, 일반인과 같이 지내면 더 좋아진다고 생각하는 것이다.

그런데 다른 환자와 생활하면서 그들이 보이는 병적인 모습 때문에 스트레스를 받기도 하지만 대개는 병적인 모습에 대한 통찰을 얻고, 나아가는 모습을 보고 희망을 갖기 때문에 생각과는 반대로 도움이 되는 경우가 많다. 그리고 사회생활에 필요한 사회기술은 낮병원과 같은 재활치료시설이나 사회나 차이가 없다. 즉, 다른 사람과 친밀한 관계를 맺고 유지하는 것, 그리고 갈등을 조정하고 부담스러운 상황을 적절히 피하는 것 등은 낮병원에서도 똑같이 필요하다. 그리고 이런 부분은 낮병원에서 매우 중요하게 다루고 있고 이런 분야에 대한 노력을 하다 보면 낮병원에 상태가 심한 사람이 있다고 해도 재활에 영향을 받지는 않는다. 오히려 그런 문제로 힘들어하는 것이 극복해야 할 심리적인 갈등일 때가 많다.

2 문화

① 치료자와 환자의 역학관계

낮병원에 따라서 치료자와 환자의 관계에 미묘한 차이가 있다. 어떤 경우에는 무관심하기도 하고, 어떤 경우에는 제한적이기도 하고, 어떤 경우에는 개입을 많이 하기도 한다. 이런 점은 치료자의 성격이나 낮병원의 환경에 따라서 달라진다. 보통 의사는 환자에게 자신을 최대한 드러내지 않고 면담을 한다. 면담의 주제 역시 환자의 마음이며, 환자의 마음속에서 일어나는 일을 다룬다. 자신을 드러내는 것은 치료에 방해가 된다고 보고 뒤에 숨기는 것이 정통 정신분석의 원칙이다. 그런데 낮병원에서는 같이 생활하면서 서로가 많은 경험을 공유하기 때문에 치료자는 많이 노출되어 환자가 일상적인 치료자의 모습을 보게 된다. 예를 들면, 운동을 같이 할 경우 경쟁자가 되는 식이다. 이런 모습은 친근감이나 인간적인 신뢰감이 생기게 하는 의미도 있지만 면담 시에 자신에게 집중하지 못하는 힘으로 작용하기도 한다.

어떤 문제가 생겼을 때 그에 대한 조치를 취해야 하기도 하고, 생활을 같이 하면서 일상의 많은 모습을 보여 줄 수도 있기에 일반적인 치료자의 모습과는 다르다. 또한 낮병원 운영을 하다 보면 싫은 소리를 해야 할 경우도 있다. 환자가 다른 환자나 자원봉사자에게 성희롱적인 행동을 한다든가, 담배를 빌리거나, 동료에게 술을 먹도록 유도하는 등의 문제가 생길 수 있다. 이럴 경우 적절한 제재를 가하게 되며, 이를 효과적으로 다룰 수 있어야 한다.

② 동료끼리의 또래 문화

낮병원에서는 치료자의 역할도 중요하지만 동료의 역할도 매우 중요하다. 치료자와 생활하는 시간은 집중적이고 짧은 반면 동료와 공유하는 시간은 더 길기 때문에 오히려 더 많은 영향을 받을 수 있다.

또래 문화의 중요성을 보면, 첫째로 기능이 좋은 환자가 많은 경우 치료적 분위기가 활성화되어 재활에 도움이 된다. 실제로 기능이 좋은 환자가 많았을 때와 그런 사람이 졸업을 하고 일시적으로 상태가 나쁜 사람 위주로 회원 구성이 되었을 때의 낮병원의 분위기 차이는 상당하였다. 아무리 뛰어난 치료진이 있고 좋은 시설에 좋은 프로그램이 있다고 해도 회원의 상태가 전반적으로 떨어진다면, 분위기도 처지고 효과적인 재활을 하는 데 더 많은 노력과 시간이 필요하게 된다. 따라서 낮병원에서 기능이 좋은 회원의 존재는 상당히 중요하게 작용한다.

둘째로 환자는 치료자를 한 번 걸러서 본다. 같은 말을 해도 치료자의 말은 잔소리가 될 가능성이 많지만 동료가 해 주는 말은 더 귀담아듣는 경우가 많다. 만약 술에 대한 얘기를 할 경우, 술의 나쁜 점을 잘 알고 있는 동료 환자가 얘기해 주면 더 주의를 한다. 또한 프로그램 시간에 아무리 중요한 얘기를 했더라도, 끝나고 나서 환자끼리의 얘기에서 나오는 '그런 거 다 소용없어' 라는 한마디는 치료 효과를 반감시킬 수 있다. 물론 반대의 경우도 있을 수 있다.

셋째로 환자 사이의 의리를 지키기 위한 비밀유지 문제다. 예를 들어, 한 환자가 약을 먹지 않거나, 술을 먹는 등의 문제가 있을 경우 다른 환자가 이런 점이 그 사람의 증상 관리에 좋지 않은 것을 알면서도 고자질한다는 느낌이 들어서 치료진에게 얘기를 하지 못할 때가 있다. 이렇게 되면 거의 대부분 그 환자의 상태는 나빠져서 약물의 용량을 올리거나 입원을 해야 할 경우가 발생한다. 한 환자의 경우 담당 사회복지사 앞에서 약을 먹도록 했는데도 약에 대한 거부감 때문에 3개월간이나 약을 혀 밑에 숨겼다가 나중에 뱉어 낸 일이 있었다. 후에 이를 알았던 다른 환자가 마지못해 얘기해 주어서 그 사실을 알게 되었는데 그때는 이미 늦어 결국 그 환자는 5개월이나 입원을 하고 다시 낮병원을 찾았다. 그 환자는 주위를 속이고 약을 복용하지 않아 입원을 하게 됨으로써 가족과의 신뢰가 깨지게 되었으며, 치료진과의 관계도 마찬가지였다. 그리고 더 나은 삶을 위한 위험 부담이 따르는 도전을 하는 것이 입원 전에 비해 더 어려워졌다. 그 환자는 이에 좌절하여 낮병원 생활을 포기하려고 했고 치료진은 그를 자주 면담하면서 설득하고 때로는 행동을 제한하였다. 사소한 의리가 한 사람의 인생을 좌우하는 것을 보고 나서 환자가 치료진에게 다른 환자의 문제를 얘기해 주는 것이 더 원활해졌다. 값비싼 대가를 치렀지만 소중한 문화를 형성하는 기회가 되었다.

이런 점에서 보면, 낮병원의 여론 주도층 환자의 역할이 생각보다 크다. 그래서 치료진과 여론 주도층 환자가 서로를 존중하고 인정하며, 낮병원의 분위기를 공유하는 과정은 교과서에서는 배울 수 없는 매우 중요한 낮병원의 운영 노하우라고 할 수 있다.

③ 사회의 문화적 자극

낮병원의 목적이 사회복귀를 하는 것이기 때문에 장차 환자가 살아가야 할 사회를 익숙하게 하고, 거부감이나 두려움을 없애 주는 것은 중요하다. 사회의 문화적 자극은 요즘처럼 매우 급변하는 세태에서는 일반인도 따라가기 힘들 때가 많다. 바둑은 유단자 급인 성인이 초등학생인 자녀의 게임을 어려워하는 것은 쉽게 볼 수 있는 현상이다. 이런 현상이 생기는 것은 단순히 어려워서가 아니라 그 문화가 낯설고 재미가 없기 때문이다.

환자의 경우에도 이런 현상이 흔하게 나타난다. 그런데 문화적 낯설음에다가 인지기능이 떨어져서 실제로 배우는 것이 힘들고, 또 그런 것을 가르쳐 줄 사람이 없다면 문화적 소외감은 극복하기 힘든 현실이 된다. 그런데 이런 것을 프로그램으로만 습득하기에는 역부족인 면이 있다. 외출을 예로 들어 보면, 외출은 낮병원 안에서만 재활치료를 하는 것이 아니라 바깥세상의 분위기를 익히는 것을 목적으로 한다. 그런데 환자가 외출지를 선정하면 주로 편한 곳만을 찾는다. 그래서 외출지도 가까운 곳으로 정하거나, 같은 곳에만 계속 가려는 경향을 보인다. 식당의 경우도 요즘 유행하는 패밀리 레스토랑에서 주문도 해 보고 그런 곳에서는 어떤 음식이 있는지를 알아야 장차 데이트를 할 때도 도움이 될 텐데 주로 고기 뷔페같이 부담 없는 곳만 가려고 한다. 그렇다고 해서 치료진이 강제로 외출지를 선정하면 자발성도 떨어지고 아예 오지 않은 사람도 생긴다. 이럴 때 환자 중에서 문화적 소양이 깊은 사람이 있어서 외출지 선정이나 외출 시의 분위기를 주도할 수 있으면 저항도 훨씬 줄어들고 외출의 효과도 좋아진다.

다른 문화적 자극도 비슷하다. 나이가 많은 만성환자 위주의 재활시설에서 서비스를 받던 한 환자가 본원에서 운영하는 낮병원에 오게 되었다. 여기서 영어학원 강사를 하는 사람, 토익을 공부하는 사람을 보고 나서는 자신도 영어공부를 한다고 하고, 동대문에서 옷을 산다며 가족에게 용돈을 더 달라고 하는 일이 생겼다. 가족은 전에 없던 일이라 걱정을 했지만 이후 그것이 건강한 자극을 받은 것이라는 것을 알고는 안심을 하였다. 물론 치료진은 그런 욕구의 강도와 시기를 조절하는 역할을 해야 한다.

위에서 살펴본 것처럼 낮병원은 단순히 눈에 보이는 프로그램이나 면담만으로 그 효과를 설명할 수 없으며, 눈에 보이지 않는 문화도 매우 중요한 영향을 미친다. 그리고 이런 문화는 하루아침에 형성되지 않으며, 시간이 지난다고 저절로 형성되지도 않는다. 기능 좋은 환자에게만 맡겨 놓는다면 문화 형성의 가능성이나 소요되는 시간이 불확실하므로 치료진과 환자가 인식을 공유하고 함께 노력해야 한다.

③ 낮병원의 일상

낮병원 생활이나 프로그램은 병원마다 다를 수 있으며 본원의 사례를 기준으로 낮병원의 일상을 시간대별, 분야별, 단계별로 나누어 설명하면 다음과 같다.

① 시간대별 생활

아침시간 대개 9시 반부터 시작된다. 치료진은 아침 9시에 출근해서 잘 일어나지 못하는 환자나 상태가 좋지 않았던 환자에게 전화를 한다. 전화를 해서 설득도 하고 자극을 주어서 출석할 수 있도록 격려한다.

빨리 오는 환자는 그 시간에 와서 신문이나 텔레비전을 보기도 하고 체중이 많이 나가서 문제가 될 경우에는 운동을 하고, 컴퓨터 자격시험을 보는 사람의 경우에는 컴퓨터를 가지고 연습을 한다. 그 외에도 국을 끓이거나 밥을 하는 아르바이트를 맡은 사람은 아침부터 주방에서 일을 한다.

10시 반이면 아침 프로그램이 시작된다. 이 시간에 지각하지 않으면 혜택을 주기 때문에 이 시간 센터 앞에는 허둥지둥 뛰어들어 오는 환자의 모습이 자주 보인다. 아침 프로그램은 주로 앉아서 생각하거나 학습하는 내용이 많다. 약간 지루해하는 경우도 있으나, 사회로 복귀하는 것은 주로 이 시간의 학습을 통해서 이루어지기 때문에 낮병원에서는 상당히 중요시하는 시간이다.

점심시간 점심은 낮병원에서 밥을 하고, 반찬은 미리 짜 놓은 식단에 맞춰서 근처 시장에 주문했다가 회원 한 사람이 당번을 맡아서 반찬을 가져온다. 식사를 하고 나면 설거지를 해야 하는데 그동안 여러 가지 방법으로 해 보았지만 설거지는 다들 귀찮아해서 해결하기 힘든 문제였다. 지금은 한 번에 500원씩으로 계산해서 자기가 하지 않을 사람은 500원을 내고, 회원 중에서 한 사람이 재활 준비와 아르바이트를 겸해서 하고 있다.

점심시간에는 주로 운동을 많이 하는데, 주로 자전거, 탁구, 당구(사구, 포켓볼) 같은 운동을 할 수 있다. 되도록이면 복식으로 하도록 해서 많은 사람이 이용하고, 서로 말 한마디라도 더 하도록 한다. 나머지 사람은 노래방에서 노래를 부르거나 스포츠 중계가 있는 시간에는 운동 프로그램을 시청하기도 한다. 운동을 하지 않는 사람은 책을 읽거나 비즈 공예 같은 취미 생활을 한다.

오후시간 이 시간은 가장 졸리는 시간이어서 되도록이면 활동적인 프로그램을 하는데, 대개 4시 정도면 정규 프로그램은 모두 끝난다. 각자 맡은 구역을 청소한 후 그날 있었던 일에 대한 각자의 평가, 소감, 그리고 다른 회원에게 하고 싶은 말 등을 하며 마무리 시간을 갖는다. 이때 빼놓을 수 없는 것이 간식이다. 이 시간이면 허기를 호소하는 회원이 종종 있어 간식을 제공하기 시작하다 최근에는 직업재활의 일환으로 직접 빵이나 쿠키를 만들어 먹는 경우도 있다.

종료 후 시간 오후 4시 30분이 넘어서면 일부는 귀가하고 개별 프로그램을 하는 사람은 담당 자원봉사자와 프로그램을 실시한다. 컴퓨터나 학습 관련 프로그램이 대부분이며, 주로 이 시간에 치료진과의 면담이 이루어진다. 취미가 같은 사람은 이 시간에 운동을 하거나 영화를 보고 간다. 그래서 오후 6시 반 정도면 하루의 일정이 거의 끝난다.

② 분야별 생활

투약 및 면담 투약 및 면담은 의사와 함께 한다. 상태가 나쁘거나 약물관리가 잘 안 되는 사람은 거의 매일, 상태가 안정된 사람은 주 2, 3회 정도 면담하면서 약물관리를 하고 있다.

약물치료는 다음과 같이 두 가지 면에서 어려움이 있다.

첫째 증상이 없어지고 나서도 2년 이상 약물을 복용해야 한다. 이 정도 기간 동안은 약물 복용을 해야 재발의 가능성을 확실히 줄일 수 있기 때문이다. 그러나 아무런 증상이 없는 상태에서 약을 규칙적으로 먹기란 쉽지 않다. 이때 한 번에 약물을 투여하는 기간이 길면 길수록 약물 복용을 빠트리는 날이 늘어나는 경향이 있다. 즉, 한 번에 4주 치 약물을 처방하면 5주 정도 있다가 오고, 1주 치를 처방하면 거의 1주 후에 다시 병원에 온다. 약물 미 복용 기간이 처음에는 크게 영향이 없어도 누적되면 증상 악화에 큰 영향을 주므로 약물 처방 기간을 짧게 하여 약물 복용을 빠트리는 기간을 줄임으로써 재발을 효과적으로 막도록 한다.

두 번째는 효과가 늦게 나타나거나 부작용이 효과보다 먼저 나타나는 것이다. 이런 경우 잘 설명하지 못하면 약물에 대한 거부감이 생길 수도 있다. 특히 약물을 복용할 때의 주관적인 경험이 매우 중요하다고 알려져 있어,[20] 부작용 방지 및 대처 등 이에 대한 적절한 조치와 설명을 반드시 해야 한다.

면담은 다양한 내용으로 이루어진다. 힘든 점에 대한 지지, 질병 및 약물 교육, 인격적인 성장을 위한 면담 및 조언, 그리고 사회생활 등에 대해 같이 의논한다. 일반적인 정신과적 치료와는 약간 다른 맥락이다.

집단 프로그램 참여 집단 프로그램은 교육, 정서 순화, 대인관계, 운동, 사회생활 준비 등의 내용으로 이루어져 있으며, 다양한 치료자와 다양한 참여인원으로 운영된다. 대개 하루 3, 4회 정도 참여하는데 각자의 취미나 상태 그리고 기능에 맞게 선별된 프로그램에 참여한다(자세한 내용은 프로그램 설명 부분 참조).

전체적으로 매주 20~30개 정도의 집단 프로그램이 운영되고 있으며 대략 3개월에 한 번씩 일부 프로그램을 교체한다. 프로그램의 목적이 달성되어 다른 프로그램으로 교체될 때도 있고, 회원의 요구에 따라 폐지되거나 신설되는 프로그램이 존재하기 때문이다. 때로는 좋은 프로그램이라도 지나치게 장기간 지속될 경우 지루해지거나 아이디어가 고갈될 수 있어 재충전을 위해 주기적으로 쉬는 기간을 두기도 한다.

개별 프로그램 참여 집단 프로그램은 각 프로그램의 구체적 목표와 사회성 향상이라는 전반적인 목표는 달성할 수 있지만 개개인의 다양한 욕구는 수용하기 힘들다. 또한 앞서 언급한 것처럼 재활치료 과정이 장기간에 걸쳐 이루어지기 때문에 보통 낮병원에는 다양한 상태와 기능을 가진 사람이 같이 생활하게 되며, 이러한 특성 때문에 집단 프로그램만으로는 각자의 욕구를 충족시키기 어렵다. 따라서 각자의 상태와 기능의 수준, 욕구에 따라 제공되는 개별 프로그램은 환자가 낮병원 생활에 지루함을 느끼지 않고 지속적으로 참여하게 하여 재활 치료의 목표를 달성하도록 도와주는 매우 중요한 역할을 한다.

자유시간 자유시간은 주로 점심시간과 아침 프로그램 전, 그리고 각 프로그램 사이의 시간이다. 일반인도 일정이 너무 꽉 차 있으면 일의 능률이 떨어지고 힘들게 느낄 수 있는 것처럼 병이 있는 사람이 재활치료를 받는 낮병원에서도 자유시간이 필요하다. 점심시간은 한 시간 반 정도로, 기능이 좋은 사람은 도서실에서 책을 보거나 컴퓨터, 공부 등을 하고, 상태가 나쁜 사람은 약간의 운동을 하고 난 후 쉬는 시간을 갖는다. 빨리 상태가 좋아져서 사회로 복귀하는 것을 원하는 가족의 경우에는 자유시간을 시간 낭비로 보는 경우도 있지만, 재활치료는 마라톤과 같아서 서두르는 것보다는 오히려 이러한 시간을 적절히 잘 사용할 수 있도록 하는 것이 도움이 될 수 있다.

여가 및 동호회 활동 정신질환을 앓았던 환자가 사회복귀를 할 때 중요한 요소 중 하나가 문화적 요소다. 증상이 없고 공부를 잘해도 '문화적 코드' 를 따라가지 못하면 사회생활에 잘 적응할 수 없다. 2004년 가을경 정신건강교육 시간에 낮병원에 다니는 회원에게 MP3 가 무엇인지 물었을 때 아는 사람이 단 한 사람도 없었다. 당시 MP3 플레이어는 젊은이 10명 중 1명은 가지고 있을 때였기에 그것을 모르면 또래와는 대화를 할 수 없는 분위기였다. 그 후 낮병원에서 회원용으로 MP3 플레이어를 여러 대 구입하여 음악 감상이나 노래 배우기를 하면서 익숙하게 자극을 주었고 이를 통해 대다수의 회원이 이를 알게 되었다. 또한 힘들게 아르바이트 자리를 얻었던 30대 초반의 한 회원은 같이 일하던 20대 초반의 동료가 하는 게임 얘기를 전혀 알아들을 수 없어 친해지기 힘들었고, 그 결과 직장 적응에 어려움이 있었다고 토로했다.

문화적 코드는 하루아침에 형성되는 것이 아니다. 그리고 혼자서 할 수 있는 것도 아니다. 따라서 낮병원에 다니는 동안 꾸준히 시행을 하는 것이 꼭 필요하고 낮병원에서는 이런 활동을 할 여건을 조성하고 동기부여를 해야 한다.

③ 단계별 생활

초기 단계 초기 단계에는 주로 평가와 증상조절이 주된 과제다. 모든 회원이 똑같은 프로그램을 하는 것은 아니기에 각 개인의 증상, 인지 기능, 욕구 등을 파악하여 개개인에게 필요한 것과 낮병원에서 할 수 있는 일과의 접점을 찾아야 한다. 이를 위하여 개인력 조사, 병력 조사, 욕구 조사, 특기 사항 등을 평가하게 되며, 이와 더불어 증상 악화에 영향을 미칠 수 있는 스트레스를 파악하여 이에 적절한 대처를 할 수 있도록 도와야 한다.

초기 단계에서 두 번째로 중요한 과제는 관계 형성이다. 어쩌면 가장 중요하고 필요한 단계인지도 모른다. 아무리 좋은 프로그램이 제공된다 해도 관계 형성이 되지 않으면 그것을 받아들이지 않기 때문에 도움이 될 수 없다. 대개 가족은 낮병원을 방문하고 나면 호의적인 반응을 보이지만 당사자는 꽉 짜인 생활이 부담이 되기 때문에 거부감을 느끼기 쉽다. 이때 관계 형성이 되는 사람은 초기의 고비를 넘을 수 있지만 치료진의 문제든, 환자의 문제든 이 고비를 넘지 못하면 조기 종결을 하게 된다.

주 치료 단계 주 치료 단계는 낮병원에서 제공되는 여러 프로그램이 본격적으로 시행되는 시기다. 이 시기에는 개인별로 정해진 활동이나 프로그램을 하면서 규칙적인 생활을 몸에 익히게 된다.

이 단계는 개인에 따라, 상태에 따라, 그리고 욕구에 따라 그 기간이 달라진다. 상태가 나쁘거나, 목표가 지나치게 높거나, 돌볼 가족이 없거나, 취업을 할 생각이 없는 경우 등에는 기간이 길어지고, 반대일 경우는 짧아진다.

처음에는 난이도를 낮게 해서 부담을 주지 않다가 점차 활동의 종류와 시간 등에서 난이도를 높여 나간다. 이때 주의할 점은 환자는 겉으로 보기에는 별 문제가 없는 상황에서도 부담을 느낄 수 있고, 작은 실패에도 좌절을 경험할 수 있기에 이런 점을 잘 파악해야 한다는 것이다.

주 치료단계에서는 기본적으로 '기초 상태 평가-목표설정-수행-수행평가'의 과정을 반복한다. 이 주기는 1주일 단위, 1개월 단위, 3개월 단위로 나뉘어서 목표가 설정되고 그것을 수행하고 얼마나 잘했는지, 그리고 어떤 어려움이 있었는지를 평가하고 새로운 계획을 세운다.

이는 행동치료적인 요인을 도입한 것인데, 이렇게 함으로써 막연해질 수 있는 재활과정을 구체적으로 만들어 준다. 즉, 눈에 보이는 목표를 정해서 그 목표를 달성하기 위해서 생활하다 보면 권태감도 덜 오고 무엇을 해야 할지 알 수 있게 된다.

종결 단계 종결 단계에 이르면 증상도 거의 없고, 일상생활도 혼자서 할 수 있고, 대인관계도 적극적으로 할 수 있어 졸업 후 생활에 대한 준비가 된다.

이 단계에서는 졸업 후 목표를 구체적으로 정해서 그에 대한 준비를 하게 된다. 자기가 하고 싶은 일을 더 잘하기 위한 준비로서, 예를 들면 학원 강사를 하고 싶어 하는 사람은 자원봉사자를 데리고 가르치는 훈련을 한다. 말이 빠르지 않은지, 표정은 부드러운지 등의 피드백을 받는

데, 후에 실제로 학원에서 생활할 때 도움이 되는 활동이다.

그리고 모든 사람에게 필요한 것으로 마음의 준비가 있다. 병이 없는 사람도 취직이 어려운 사회 분위기에서 정신장애인이 취업을 해서 적응하는 것은 쉽지 않다. 그래서 대부분은 크고 작은 좌절을 경험하게 마련이고, 이러한 좌절의 극복은 취업을 지속적으로 하는 데 매우 중요한 역할을 한다. 이런 것이 잘 이루어지지 않으면 기능이 좋고 기술이 있어도 취업이나 독립적인 생활을 하기가 힘들다. 그런데 본원의 경우 증상이나 기능은 안정되고 좋지만 경제적인 부담이 없다 보니 독립적인 생활에 대한 욕구나 각오가 부족해져서 특별히 하는 일 없이 지내는 사람도 있었고, 반대로 매일 환청이 2시간씩 들리고 기능도 별로 뛰어나지 못했던 사람이 꼭 취업을 해야 한다는 각오가 있어서 잘 버텨 나갔던 사람도 있었다. 이런 각오는 졸업 전 종결 단계에서부터 마음의 준비를 통해 갖추어 나가야 한다.

마음의 준비는 단순히 열심히 해야겠다는 생각만으로 되는 것은 아니다. 마음의 준비를 위해 필요한 구체적인 몇 가지 생각이 있다.

우선 자신감을 갖는 것이다. 자기가 안 될 것이라고 생각하는 사람은 사소한 어려움에도 좌절감을 경험하고 쉽게 포기하려 한다. 특히 초반에는 대부분이 어려움을 겪게 되기 때문에 자신감을 갖는 것이 매우 중요하다. 반면 자신감은 저절로 생기거나, 말로 해서 생기는 것이 아니라 낮병원 생활을 하며 수많은 시도와 성취 및 좌절의 극복을 통해 형성되므로 치료진이 이를 확인하고 인식시켜 주어야 한다.

두 번째는 낙인의식을 극복하는 것이다. 자신에게 병이 있다는 것, 그리고 약을 먹고 있다는 것이 뭔가 커다란 약점이자 결점이기 때문에 스스로를 결함이 있는 사람으로 생각하기 쉽다. 이런 부적절감으로 인하여 특히 대인관계에서 어려움이 생길 때 어느 정도의 거리를 두고 사람을 대해야 할지 몰라 실수를 하게 된다. 당뇨병이나 고혈압으로 약을 먹으면서도 일상생활에 문제가 없는 사람처럼 자신도 증상이 있지만 약을 먹고 치료를 받으면 평범하게 살 수 있고, 오히려 스스로 갖는 낙인의식으로 인하여 더 부자연스럽고 어색하게 행동하게 된다는 것을 깨닫게 하는 것이 필요하다.

세 번째는 실수를 통해서 배운다는 것을 인식하는 것이다. 실수를 하면 큰 잘못을 저지른 것으로 부풀려 생각하거나 자신에 대한 평가가 결정적이고 돌이킬 수 없다고 믿는 부정적인 생각을 극복해야 한다. 이런 점은 일반인에게서도 많이 볼 수 있으며, 정신장애인의 경우에는 이런 점이 더욱 심하게 나타날 수 있다. 이런 부분을 미리 알고 극복할 수 있도록 하면 사회생활 초기의 실수를 편안하게 받아들이고, 그런 과정을 거쳐 사회에 더 확실하게 정착할 수 있다.

네 번째는 불안을 견디는 힘을 가지는 것이다. 병이 없는 사람도 긴장되거나 불안할 수 있는데, 병이 있는 사람은 병 자체로 인해 그리고 자아가 취약해서 불안이나 긴장을 더욱 견디기 힘들어한다. 그런데 이런 불안은 사회생활 초창기에는 거의 필연적으로 나타나기 때문에 이를 견디는 힘이 있어야 하며, 이 부분 역시 훈련을 통하여 면역력이 생기도록 하는 것이 현실적인 방법이다.

다섯 번째는 흔히 말하는 헝그리 정신을 가지는 것이다. 아무리 마음의 준비가 되어도 사회생활이 힘든 것은 사실이고, 그동안 주로 회피하는 식으로 살아왔기 때문에 힘든 일이 생기면 피하고 싶은 마음이 강하게 들 수 있다. 그래서 취업을 앞두고 갑자기 증상이 나빠지거나 준비를 다 해 놓고 뒤로 물러나는 사람도 있다. 이를 방지하기 위해 평상시 환자에게 헝그리 정신을 가지도록 자극을 주는 것이 좋다. 자극이 매우 강렬하여 때로는 부담을 느끼기도 하지만 사회에서 받을 자극과 어려움에 맞서 끝까지 버틸 수 있게 도와준다.

졸업 졸업은 어떤 경우든 개인에게 감동을 주는 사건이다. 특히 낮병원에서 졸업이란 말이 갖는 의미는 각별하다. 학교는 중단하더라도 후에 졸업장을 딸 수 있지만, 재활치료에서는 언제 또 상태가 나빠질지 불안한 심정이기 때문에 확실히 좋아져서 졸업을 하게 된다는 것은 큰 의미가 있다. 이런 점은 졸업한 사람이 자신을 사회에서 만난 병이 없는 사람과 더 동일시하고 예전의 동료 회원과 자신을 구분 짓는 데서도 찾아볼 수 있다.

졸업은 센터에 더 이상 나가지 않아도 잘 생활할 수 있음을 증명하는 인증서다. 이는 직업을 갖거나 그 준비를 하는 경우, 학교에 다니는 경우, 결혼을 하는 경우, 그리고 앞의 세 가지는 아니지만 취미 생활 등의 적절한 사회생활을 하면서 안정된 상태를 유지하고 병에서 자유로워진 상태로 잘 지낼 수 있다는 확신이 있을 때 가능한 것이다.

현재까지 졸업을 하고 나서 다시 입원을 하거나 상태가 나빠진 사람은 소수이며 대개는 힘들어할 때도 있지만 그런대로 생활을 잘 유지하고 있다.

5) 권익 체계

낮병원에서의 생활은 사회생활의 준비단계다. 낮병원 생활을 하려면 많은 노력과 어려움이 따르고 증상 때문에 힘든 경우가 많다. 그러므로 회원이 낮병원 생활을 지속적으로 열심히 할 수 있도록 격려와 자극을 주는 제도가 필요하다.

(1) 권익 체계에 대한 이해

재활치료를 하는 것에 대한 동기 부여에 있어 가장 중요한 것이 희망의 제시다. 자기처럼 상태가 좋지 않은 사람이 낮병원에 다니면서 상태가 좋아지는 것을 보게 되면 '나도 저렇게 될 수 있겠다'는 생각이 들어서 해 보겠다는 의지가 생긴다. 그다음으로는 설득이다. 아무리 희망이 있어 보여도 자신이 잘할 수 있을까 하는 의구심, 뭔가 낯선 느낌, 좋기는 하겠지만 힘들 것 같다는 생각으로 인한 주저함 등이 작용해서 선뜻 치료를 받기가 쉽지 않다. 그러므로 그 환자가 적극적인 치료를 받길 꺼리는 이유를 잘 찾아내어 그에 대해 적절한 설명과 설득, 그리고 희망 제시 등을 통해 동기를 부여해 주어야 한다.

그런데 막상 낮병원 치료를 받게 되면 한순간의 희망이나 감동으로는 부족하다. 매일매일 일상적으로 이어지는 재활치료의 과정을 지속할 수 있는 더욱 강한 힘이 필요하다. 즉, 자동차의 엔진 같은 것이 필요하다. 그것은 기본적으로 매일매일의 행동에 대한 즉각적인 반응이어야 한다. 즉, 잘하면 보상을 주고, 못하면 불이익을 주는 것이다. 다소 거부감이 있을 수는 있지만 매일매일 자신의 행동에 따라서 자기에게 주어지는 것이 달라지면 행동에 대해 관심을 갖고, 좋은 것이 주어지는 행동을 하려는 마음이 생긴다. 왜냐하면 치료진이나 가족이 보기에 바람직한 행동을 하면 자기가 원하는 것을 얻을 수 있고, 반대로 좋지 않은 행동을 하면 자기가 싫어하는 대우를 받기 때문이다.

이런 식의 개입방법을 행동치료적 개입이라고 하고 이런 행동치료가 낮병원 전체의 체계로 자리 잡고 있을 때, 이를 권익 체계라고 한다. 권익 체계의 4요소는 단계(목표), 보상 및 권리, 불이익, 평가와 적용이다.

(2) 권익 체계의 세부내용

회원별로 상태, 등록기간, 적응 정도 등의 조건에 따라 단계를 분류한다. 이 단계에 따른 권리와 과제, 보상과 불이익을 설정하여 과제수행 시 권리에 규정된 보상이나 불이익을 받을 수 있게 한다.

단계를 나누는 이유는 회원의 상태는 매우 다양한데 요구하는 행동이나 보상/징벌이 천편일률적으로 단순하게 제시되면 각 회원에게 적절한 행동을 요구할 수 없기 때문이다. 사회생활이 전혀 안 되는 사람에게 다른 사람과 같이 1시간 이상 대화를 하라고 하면 부담이 크고, 기본적인 사회생활이 모두 가능한 사람에게 다른 사람과 인사말 한두 마디씩 하는 것을 목표로 삼으면 지루할 수 있다.

단계를 나누기 위해서는 매일, 매주, 매월 정확한 평가를 실시하여야 한다. 이런 평가에 따라서 각 회원에게 가장 적합한 단계를 부여하고, 그에 따른 적절한 행동지침을 제시하면 할 수 있다는 희망과 함께 하고 싶은 마음도 생긴다. 실제로 이 평가 단계가 손이 많이 가고 어려운 과정이다. 권익 체계가 좋은 것이라는 것을 알면서도 쉽게 할 수 없는 것은 평가 과정 때문이다. 다음의 〈표 2-1〉은 단계별 구성내용이고 〈표 2-2〉는 치료목표 설정에 따른 재활치료의 단계로서 본원에서 실시하고 있는 권익 체계를 소개한 것이다.

〈표 2-1〉 단계별 구성내용

구분	내용
낮병원에서의 단계의 예	적응회원, 준회원, 정회원 (1 / 2), 모범회원, 졸업회원
단계의 내용	조건(한 단계에 속하기 위한 자격을 말함) 권리(단계별 과제 수행 시에 받는 이익, 보상) 과제(각 단계에서 해야 할 일 ➔ 치료와 사회적응을 위한 수행과제)
단계의 변경	매일, 매주, 매월 평가를 통해 단계 설정
단계 결정의 근거자료	출석관리, 프로그램 참여 정도, 행동계획 달성 여부, 설문 척도 검사

〈표 2-2〉 치료목표 설정에 따른 재활치료의 단계

단계	치료목표	조건	권리	과제
1단계 (적응회원)	• 치료목표설정 • 증상조절 • 낮병원 적응	• 등록 후부터 2주 ~ 1개월 이내의 회원	• 토요일 외출 프로그램 참여 시 출석시간에 따른 차등 지원 • 낮병원 내 아르바이트, 개별 프로그램 권한 없음	• 낮병원 규칙 습득 • 10시 30분까지 출석(회원의 상태에 따라 조정 가능) • 프로그램 1일 1개 참여 • 낮병원 적응(회원 이름 5명 이상 외우기 및 하루에 2명에게 인사하기) • 일상생활 관리 외
2단계 (준회원)	• 일상생활 관리 • 병식 형성	• 등록 후 3개월 이내의 회원으로 적응회원의 기준을 통과한 사람	• 토요일 외출 프로그램 참여 시 출석시간에 따른 차등 지원, 개별 외출비 지원 • 낮병원 내 아르바이트, 개별 프로그램 권한 없음	• 주 4일 이상 10시 30분까지 출석 • 하루에 프로그램 2개 참여 • 대인관계 증진(하루에 2명 이상과 대화) • 가족 및 낮병원에 협조 잘 하기(약물 복용 잘 하기 / 음주 및 신체접촉 안 하기)
3단계 (정회원)	• 사회기술 및 대인관계기술 습득 • 여가활용 • 프로그램 참여	• 등록 후 4개월~1년 미만인 회원으로 준회원 기준을 통과한 회원	• 토요일 외출 프로그램 참여 시 출석시간에 따른 차등 지원, 개별외출비 지원 • 낮병원 아르바이트 하루에 1개 제	• 1주일간 10시 30분 이전까지 출근 • 모든 프로그램 참여 • 대인관계 증진(5명 이상과 인사, 대화 나누기/갈등조절 가능)

			공(본인이 원할 경우) • 1개월 개근 시 5,000원 문화상품권 제공	• 여가활용, 소모임 활동 • 약물조절 가능
4단계 (모범회원)	• 취업 및 진학 등 졸업 준비 • 여가생활 관리 및 사회적응 훈련	• 등록 후 1년 이상이며 낮병원에서 정한 정회원 기준을 통과한 회원	• 토요일 외출 프로그램 참여 시 출석시간에 따른 차등 지원, 개별외출비 지원 • 낮병원 아르바이트 하루 1개 제공(본인이 원할 경우) • 도우미 아르바이트 제공(본인이 원할 경우)	• 정회원의 모든 과제 수행 • 낮병원 10시 이전에 출석하기 • 적응회원, 준회원 챙기기 • 취업 및 진학 준비
5단계 (졸업회원)	• 사후관리	• 졸업 기준에 맞는 회원으로 취업 및 진학 등의 사회활동을 하고 있는 회원	• 낮병원 회비 감면 및 도서실 무료 이용 • 낮병원 행사 시 우선 혜택	• 1개월에 1회 자조 모임

6) 사례관리

(1) 전체적인 사례 개요(환자군 설명)

낮병원에 다니는 환자 중에 정신분열병 환자가 가장 많아서 대략 70%를 차지한다. 그 외에 양극성 장애, 주요우울장애(우울증), 알코올 의존, 청소년, 정신지체 등의 질병이 있는 환자로 구성된다.

내원 당시 남자가 60% 정도로 더 많고, 20대가 70% 정도를 차지하였다. 평균 재원 기간은 1년 반 정도로, 5년 이상 다니고 있는 사람도 2, 3명 있고 3개월 이내에 치료목표를 달성하지 못하고 종결하는 사람의 비율도 20~30% 정도 된다. 조기 종결자는 낮병원에 만족하지 못하거나, 적응이 안 되거나, 상태가 불안정한 환자였다는 특징이 있다.

초기에는 상태가 좋은 환자와 나쁜 환자가 비슷한 비율이었지만, 시간이 지나면서 사회복귀시설이나 정신보건센터로부터 상태가 나쁜 환자를 의뢰받는 경우가 많아져서 환자의 상태나 기능 수준은 갈수록 심각해졌다. 그러나 최근에는 인터넷 이용이 가능한 수준의 환자가 늘어나면서 다시 기능이 좋은 환자의 비율이 늘어나는 추세다.

(2) 진행 과정

〈표 2-3〉 등록부터 졸업까지의 과정

단계	내용
초기접수	• 담당 의사 면담 및 등록
적응회원 (2주~1개월: 적응 상황에 따라 변경 가능)	• 담당 사회복지사와의 초기 면담(intake) 및 임상심리사에 의한 평가 실시를 통하여 회원의 기능 수준을 정확히 평가, 치료목표 설정(일상생활기능 평가, 대인관계 평가, 직업능력 평가, 사회기술 평가, 심리검사, 삶의 만족도 평가 외) • 프로그램 부분 참여 • 낮병원 규칙 습득
준회원 (1~3개월)	• 규칙적인 생활관리 • 병식(병에 대한 인식) 형성(정신건강교육) • 프로그램 참여
정회원 (4개월부터)	• 프로그램 참여 • 사회기술 및 대인관계 훈련 • 여가활용 • 취업준비
모범회원 (1년 이상/낮병원에서 정한 기준[scale 검사 및 면담결과]에 준한 사람)	• 개인 여가시간 제공(개별 프로그램 및 공부, 취미활동 등) • 졸업준비(취업준비 / 진학준비 / 결혼준비 등) • 졸업평가(졸업기준에 미달되면 목표 재조정하여 재준비)
졸업회원	• 파트타임 및 풀타임 근무, 진학 및 학원 등록 • 사후관리(자조모임을 통한 사회적응 및 직업유지)

(3) 유형별 사례

〈표 2-4〉~〈표 2-8〉까지는 각 유형에 따른 사례를 제시한 것이다.

〈표 2-4〉 음성 증상이 심한 환자

나이 및 성별	20대 후반의 남자
진단	정신분열병
주요 증상	• 환청 • 과대망상 • 의욕저하, 무감동 등의 음성 증상
발병 및 치료 과정	군 입대 도중 발병하였고 발병 당시 피해망상, 환청 등의 증상이 심했다. 가족과도 관계가 별로 좋지 않아서 집에 있으면서 스트레스를 많이 받았다. 병전 기능이 비교적 좋았고, 음성 증상은 심했지만 양성 증상은 심하지 않았다. 그리고 무엇보다 인지기능이 저하되지 않았다. 또한 의욕이 없어서 활동에 대한 거부감은 심했지만 치료진과의 관계는 좋았기 때문에 음성 증상에 대한 행동치료적인 개입을 하기로 하였다. 기본적으로 자주 면담을 하면서 신뢰관계를 형성하였고, 자신의 문제가 '환자의 권리' 로 인정받아야 하는 것이 아니라 자신을 파괴하는 무서운 증상이기 때문에 치료진에서 적극적으로 개입할 것이라고 설명하고 협조를 구했다. 치료 초기에는 집단 시간에 '나는 소원이 있다. 아무도 나를 건드리지 않고 소파에 가만히 누워 있게 놔두는 것' 이라고 얘기할 정도로 병에 대한 인식이 없었고, 노골적으로 거부하지는 않았지만 행동치료에 대해서 협조를 하지 않았다. 하지만 탁구를 계속 같이 치고, 프로그램을 잘 수행하면 보상을 주고, 하지 못할 경우에는 불이익을 주는 방식의 보상체계를 같이 적용하였다. 그리고 의사와 사회복지사가 인간적으로 계속해서 좋은 관계를 맺으면서 개입하자 변화가 오기 시작했다. 변화에 대해서는 칭찬 등으로 즉각적인 반응을 보여주었고 차츰 프로그램을 돕거나 심부름을 하거나 상태가 나쁜 환자를 돌보는 일 등의 적극적인 역할을 부여하였다. 환자는 이를 잘 수행하였고, 나중에는 센터에서 건강한 역할을 하였다. 취업 시기에 다시 한 번 어려움이 있었다. 식당에 취업을 했는데 어느 날 '나는 쓸모없는 인간' 이라는 말을 하며 심각한 우울 증상을

	보였다. 이유는 식당에서 근무하는데 주문을 외우지 못해서 주문을 받지 못하니 자기가 살아서 무엇하겠느냐는 것이었다. 환자의 인지기능 향상을 위한 교육의 필요성을 뼈저리게 느낀 중요한 순간이었다. 그래서 메뉴판을 다 외우고 면담 때나 회진 때 자원봉사자와 둘이서 주문을 받고 외우는 연습을 하였다. 나중에는 네 명은 안 되지만 세 명까지는 주문을 받을 수 있게 되었다. 주문을 외우는 것은 능숙하지 못했지만 인사를 잘 하고 청소를 열심히 함으로써 주인이나 손님에게 점수를 딸 수 있도록 조언을 했고, 그 결과 좋은 인상을 줄 수 있었다. 이 환자에게 이러한 경험은 사회에서도 자신이 인정받을 수 있다는 자신감을 가지게 하였고, 그 후 그는 다른 직장에서도 열심히 일해서 좋은 평가를 받았다.

〈표 2-5〉 공격적인 환자

나이 및 성별	20대 초반의 남자
진단	정신분열병
주요 증상	• 피해 의식 • 감정폭발 및 행동화 • 미성숙한 태도 • 대인관계의 갈등 및 고립
발병 및 치료 과정	중학교 때 왕따를 당한 후에 발병하였으며, 아버지가 돌아가시고 어머니 혼자서 아들 둘을 키우는데 환자의 동생도 가출을 자주 하였다. 환자는 체중이 표준 체중의 170%를 넘어서는 비만 문제도 가지고 있었다. 내원 직후의 문제는 공격성이었다. 프로그램 때 잘 협조가 안 되는 것은 물론이고 치료자에게도 공격적으로 대하고, 문을 닫을 때도 쾅쾅 닫아서 자원봉사자가 많이 불안해하여 입원 치료가 필요한 상황이었다. 그래서 2002년 봄에 입원한 이후 매일 외래에서 따로 면담을 했다. 외래에 와서 왕따시킨 가해자에 대한 분노를 터뜨리는데 그 소리가 대기실에도 다 들릴 정도였고, 면담을 기다리거나 면담이 끝나고 대기실에 있는 동안에도 행동 통제가 잘 되지 않아 (어슬렁거리며 돌아다니거나 공격적인 표정을 보임) 다른 환자가 거부감을 느낄 정도였다.

	2002년 추석 때 위기가 찾아왔다. 집에 있는 동안 동생과 칼부림을 한 것이다. 자기는 동생에게 칼을 휘두르고, 동생은 환자를 때려서 온 얼굴에 멍이 들었다. 추석 연휴가 끝나자마자 그 엄마는 이제 포기하겠다며 요양원을 알아봐 달라는 요청을 하였으나 요양원으로 보내면 환자를 아예 포기하는 것이 될 것 같아서 만약 사고가 나면 정신과 전문의인 본인이 다 책임지겠으니 한 번 더 해 보자고 설득하였다. 그 후 폭력적인 행동을 하지 않도록 교육 및 행동 치료 등을 병행하였더니 아주 조금씩 좋아져서 그다음 해 봄에는 많이 안정이 되었다. 그때부터는 체중을 가지고 씨름을 했다. 키 170cm 정도에 체중 107kg으로는 아무리 해도 취직이 되긴 힘들 것 같아서였다. 치료하면서 이러한 어려운 과정이 많았지만 그런대로 잘 적응해서 체중도 상당히 많이 빠졌고, 낮병원에서 무난하게 생활하다가 많이 좋아져서 외래 치료만 받게 되었다.

〈표 2-6〉 우울증 환자

나이 및 성별	20대 초반의 여자
진단	주요우울장애
주요 증상	• 우울감 • 의욕 저하 • 폭식증 • 기능 저하 • 가족과의 갈등 • 자살 사고
발병 및 치료 과정	대학교 졸업 이후 회사에 취직했으나 회사 생활을 하면서 업무에 잘 적응하지 못하고, 대인관계에서도 어려움을 느껴 우울증이 발병하였다. 우울증 발병 초기에는 증상이 심하지 않았고, 다니던 회사를 그만둔 이후에는 스트레스도 많지 않아서 그런대로 생활을 할 수 있었다. 그러나 가족과의 갈등이 심해지고 점점 고립되면서 차츰 우울 증상이 심해졌고, 치료를 받기 시작할 시점에는 하루 종일 거의 아무것도 하지 않고 누워 있거나 인터넷만 하였다. 스트레스를 받으면 폭식을 하였는데 폭식을 하고 나면 체중 증가에 대한 두려움 때문에 토하는 행동을 반복하였다.

	치료 초기에 외래에서 약물치료와 정신치료를 하였으나 생활관리가 되지 않아 약속한 날짜에 진료를 받지 못하는 날이 많고 약물관리도 되지 않아 낮병원 치료를 받도록 권유하고 재활치료를 시작하였다. 치료 초기에는 주로 규칙적인 생활, 약물관리, 외래에서는 전문의와 그리고 낮병원에서는 사회복지사와 인지행동치료를 하면서 증상관리를 하였다. 특히 환자의 기분이 불안정하게 느껴지는 시간이었던 밤과 주말에 담당 사회복지사가 전화를 해서 생활이 늘어지거나 폭식을 하는 문제 그리고 의욕이 떨어져서 아무것도 하지 못하는 상태에 빠지지 않도록 한 것이 치료를 지속하는 데 상당한 도움이 되었다. 치료 중기에는 그동안 손을 놓고 있었던 전공 관련 공부를 시작하였다. 하지만 공부를 시작하면서 자기의 전공임에도 모르는 것이 많고 진도가 나가지 않자 스트레스를 받고 우울 증상이 악화되었다. 이럴 때마다 지지와 격려 및 적절한 치료를 통하여 공부를 지속하도록 돕는 과정이 반복되었다. 이 과정에서 중요했던 부분은 적절한 기대치 및 목표 설정, 적절한 수행, 그리고 성취감의 경험이었다. 많은 우울증 환자가 높은 기대치 때문에 부담감을 갖게 되고 실제로는 아무것도 하지 못하는 경우가 많다. 이 사례에서도 약간만 좋아지면 바로 너무 많은 것을 하려고 하고 목표대로 하지 못하면 우울해하는 현상이 반복되어 이 과정에서 시간이 많이 걸렸고, 이 단계를 넘어서면서 상태가 많이 좋아졌다. 치료 말기에는 자신을 괴롭히던 부정적 생각을 인식하고 바꾸는 훈련을 하게 되면서 자신감을 가지고 아르바이트를 시작할 수 있었다. 몇 번의 시행착오가 있었으나 스트레스 상황을 잘 넘길 수 있는 힘이 생겨서 힘든 고비도 잘 넘길 수 있었으며, 다시 새로운 직업을 찾고 그 이후 약 8개월 만에 졸업도 하였다.

〈표 2-7〉 양성 증상 조절이 안 되는 환자

나이 및 성별	20대 후반의 남자
진단	혼란형 정신분열병
주요 증상	• 환청 • 망상 • 퇴행 행동 • 타인과 적절한 관계를 맺을 수 있는 능력 부족

발병 및 치료 과정	중학교 다닐 때 친구들에게 따돌림을 당하고 공부를 잘하지 못해서 학교 부적응으로 인한 어려움을 겪었다. 처음에는 가족이 보기에 우울증과 사회적 고립 증세가 심했는데 차츰 방 안에서 혼잣말을 하거나 가족에게도 화를 내는 일이 많아졌다. 어느 날 옆집에서 가족모임을 하느라 시끄럽자 옆집에 가서 항의를 하면서 싸움이 벌어졌다. 환자는 그날 밤 매우 불안정한 상태에서 가족에게도 위협적인 태도를 취했고, 불안을 느낀 가족에 의해 입원되었다. 퇴원 후에도 약물 순응도(약의 필요성을 인정하고 잘 복용하는 정도)가 낮아서, 독극물이라며 일부러 안 먹거나, 불안정하고 충동적이어서 약을 제대로 챙겨 먹지 못하고 한꺼번에 먹거나 아예 안 먹는 경우도 많았다. 낮병원에서 초기단계에는 정신건강교육, 약물 교육 및 관리를 주로 하였다. 면담 시간에도 이런 교육을 하였고, 사회복지사 역시 증상 및 약물 관리를 위주로 하였다. 가족과도 거의 매일 연락해서 약을 잘 복용했는지 파악하고, 잘 안 되면 부모가 직접 약을 관리하면서 복용하게 하였다. 증상도 심했지만 심리적으로도 퇴행된 상태여서 프로그램 시간에 부적절한 발언을 하는 등 프로그램을 방해하기도 하였다. 이런 점에 대해서는 다른 회원에게 환자의 상태를 설명해서 화를 내거나 싸우는 일이 없도록 하였다. 당사자에게도 그런 문제가 생기지 않도록 주의를 주고, 문제를 일으키는 경우에는 불이익을, 잘 지키는 경우에는 보상을 주는 행동치료적인 방법을 도입하여 증상이 안정되기 시작한 이후에 집중적으로 실시하였다. 사회적응에 대해서는 영화나 게임 등에 관심이 많아서 그런 분야의 자극을 많이 주었고 낮병원에서나 외부에서 충족시킬 수 있도록 하였다. 다만 집중력이나 그 외의 인지기능이 떨어졌기 때문에 인지기능 훈련은 지속적으로 하면서 점차 사회적응을 할 수 있도록 하였다.

〈표 2-8〉 행동 문제가 있는 환자

나이 및 성별	30대 초반의 남자
진단	우울증
주요 증상	• 대인 관계에서의 갈등 • 감정 조절의 어려움 • 의사소통 능력 부족
발병 및 치료 과정	어릴 때부터 체구가 작고 몸이 약한 편으로 학교에서 왕따 및 폭력을 심하게 당하면서 어느 순간 화를 더 이상 참지 못하고 학교 유리창을 다 부수는 등의 행동을 보였다. 고등학교 졸업 후 집에서만 지냈으며, 감정 조절이 되지 않고 자해 행동을 보이며 자신의 뜻대로 해야만 직성이 풀려 주위 가족과 갈등이 심하였다. 초기에는 다른 사람에 대한 배려 없이 사소한 잘못을 일일이 지적하여 다른 회원과 갈등이 심하였으며, 스트레스를 받은 경우 집에 가서 자해 행동을 보였다. 또한 자신이 치료를 받아야 하는 이유를 전혀 모르고 있어 초기에는 자신의 증상에 대해 인식하고 약물 및 재활치료에 참여할 수 있도록 동기 부여를 하는 정신건강 교육을 실시하였다. 면담을 통하여 자신의 행동이 다른 사람에게 미칠 수 있는 영향에 대해 다루었으며, 감정을 인식하고 건강하게 표현하는 방법에 대해 연습하였다. 이와 더불어 자신이 할 수 있는 것을 최대한 활용하여 센터에서 리더 역할을 부여해 줌으로써 자존감을 향상시키고, 건강한 역할을 할 수 있도록 격려하였다. 3~4년간의 센터 생활을 통하여 나중에는 직업 재활반에서 활동하면서 다른 사람을 돕는 역할을 많이 하였으며 여전히 지적하거나 다른 사람을 배려하지 못하는 모습이 나타나긴 하였으나 강도 및 빈도가 줄어들고 스스로 행동을 자제하려는 노력을 많이 하게 되었다.

7) 낮병원 프로그램

낮병원의 프로그램은 재활치료의 목표를 달성할 수 있도록 다양하게 구성되어 있다. 그 내용은 크게 치료 프로그램, 활동 프로그램, 일상생활 적응 프로그램, 사회기술 훈련 프로그램, 대인관계 프로그램, 직업재활 프로그램 등으로 나뉜다.

각각의 프로그램은 각기 재활과정에서 중요한 역할을 하며 이런 프로그램이 추구하는 목적이 잘 수행되어야 좀 더 성공적인 재활치료가 가능하다.

(1) 치료 프로그램

① 치료 프로그램에 대한 이해 및 필요성

치료 프로그램은 환자에게 있는 병적인 측면을 직접적으로 없애는 데 기여하거나 간접적으로 도움을 주는 프로그램이다. 환자에게 나타나는 병적인 측면에는 눈에 띄는 환청이나 망상 그리고 우울감과 불안증세 등이 있지만 그 외에도 많은 증상이 있을 수 있다. 정신분열병이나 양극성 장애는 주로 20대 중반 이전에 많이 발병하기 때문에 그 나이 때까지 이루어야 할 인격발달의 실패, 대인관계의 어려움, 자기인식의 왜곡, 기능의 부족 등이 있을 수 있다.

재활은 눈에 잘 띄지 않는 이런 병적인 모습을 해소하고 더 건강한 모습으로 발전시켜야 하기 때문에 다양한 치료 프로그램이 필요하다.

② 치료 프로그램의 종류와 내용

여러 가지 치료 프로그램 중 대표적인 몇 가지를 소개하면 다음과 같다.

① 정신건강교육

정신분열병은 치료하는 데 오랜 기간이 걸리는 만성질환이다. 만성질환이라는 의미는 증상이 없어지는 데까지 걸리는 시간과 그 후에 재발 없이 잘 지낼 수 있도록 안정시키는 데까지의 시간이 매우 길다는 뜻이다. 그러므로 단시간 내에 증상이 많이 없어지는지의 여부보다는 재발 횟수를 줄이고 꾸준히 좋은 상태를 유지할 수 있는지의 여부가 중요하다.

그런데 질병에 대한 지식이 없으면 험난한 치료과정을 이겨 나갈 용기와 의지가 생길 수 없다. 많은 만성환자가 발병 초기 치료반응이 좋아서 별 문제 없이 지낸다. 그러나 이후 과정에서 병에 대한 지식이 없는 경우 치료를 소홀히 하여 재발과 호전이 반복되는 만성화 과정을 밟아 나가게 되고, 그 결과 인격이 황폐화되는 과정을 밟게 된다. 따라서 되도록 초기에 적절한 치료와 도움을 얻어 증상을 조절하는 것이 치료에서 중요하다.

정신분열병 등의 정신질환은 한 번의 치료로는 낫기 힘들다. 필연적으로 재발이 되는 질병이므로 다음 사항이 정신분열병에서 중요한 치료 관건이 된다.

- 재발을 늦추기
- 재발 시 조기에 발견하기
- 적절한 치료를 받아서 질병의 영향력을 최소화하기

이런 점에서 볼 때, 자기의 질병에 대한 교육이 되어 있는 사람과 그렇지 못한 사람의 차이는 매우 클 수밖에 없다.

교육의 주된 내용을 살펴보면 다음과 같다.

증상 및 병의 경과 증상을 모를 경우 그냥 지나치거나, 공포감 때문에 증상에 압도당해서 아무런 조치도 취하지 못하거나, 나름대로 거기에 익숙해져서 치료를 받지 않는 경우도 있다. 임상사례 중에 '환청이 늘 들려서 그냥 사람들이 다 듣는 줄 알았다'는 환자도 있고 치료를 잘 받다가 '약을 계속 먹으면 자기가 계속 환자로 있는 것 같다'며 약물 복용을 거부하여 증상의 악화가 반복된 환자도 있다. 이를 볼 때 병에 대한 지식이 얼마나 중요한 문제인지 알 수 있다. 진행경과는 질병에 따라서, 그리고 같은 질병이라고 해도 개인에 따라서 모두 다르다.[21] 그렇기에 자기의 주요 증상, 주요 발병 및 재발 관련 요인, 진행경과의 특징은 꼭 알아 두어야 한다.

약물 약물은 아직까지는 부작용이 꽤 있는 편이어서 약물의 작용이나 효과에 대해 알지 못하면 약물 복용에 대한 동기가 확실히 떨어진다. 따라서 약물에 대해서 많이 알수록 부작용도 잘 견디고, 효과에 대한 이해도 하여 꾸준하게 약을 복용할 수 있게 된다.

② 집단치료

환자와 치료자가 모여서 같이 자유롭게 이야기하는 시간을 갖는 것이다. 의사가 주도적으로 질문을 하고 환자는 수동적으로 대답만 하는 진단과 투약을 위한 면담도 있지만, 집단치료는 환자가 자발적으로 얘기하고, 서로에 대해서 충고도 해 준다.

집단치료를 함으로써 환자가 얻는 이득은 다음과 같다.

- 자기 관찰과 공감: 환자가 상태가 좋아진 다른 환자를 보면서 자기도 저렇게 좋아질 수 있구나 하는 희망을 갖는 것이다. 이와 더불어 비슷한 상황에 있는 사람과 마음을 나눔으로써 소속감을 느끼고, 서로 이해하고 공감하는 시간을 통하여 위로와 힘을 얻을 수 있다.

- 의사소통 기술 습득: 병에 걸리면 사회적으로 고립되는 경우가 많아 대화 연습이 안 되는데 집단치료를 통해서 대화하는 기술을 발달시킬 수 있을 뿐 아니라 기능이 좋은 사람에게서 대화 시 필요한 매너와 태도를 배울 수 있다.
- 지지 및 조언: 어떤 사람은 환자끼리 얘기하면 더 혼란이 오니 의사가 잘 알아서 가르쳐 주면 좋지 않겠냐는 의문을 가진다. 하지만 매우 상태가 심각한 사람만 모여서 얘기를 하는 경우가 아니라면 얼마든지 도움이 되고 용기를 얻을 수 있는 긍정적인 경험을 할 수 있다. 또한 환자가 결국은 혼자서 독립적으로 모든 일을 처리해야 하기 때문에 이런 경험은 필요하다. 그리고 의사가 환자의 문제를 지적해 줄 때는 환자가 받아들이지 않아도 같은 환자끼리 지적을 하거나 장점에 대해 격려를 해 주면 더욱 강하게 와 닿는 경우가 많기 때문에 같은 증상을 경험한 환자에게서 듣는 조언은 매우 중요하다.

집단 치료는 다음과 같은 구조로 진행된다.

집단치료는 주 2회 정도 시행한다. 프로그램에 소요되는 시간은 40~50분 정도이고, 주치료자 1명과 보조치료자 1명 등 2명의 치료진과 7, 8명 정도의 환자가 참여한다. 참여자의 성향이나 상태 그리고 집단의 진행과정에 따라서 주제나 진행방식이 선정되고 치료진과 참여자가 서로 협의하여 집단문화를 형성하게 된다.

③ 개인면담

이런저런 불편한 감정, 누군가에게 하고 싶은 얘기, 자신의 증상이나 약물부작용 등에 대해서 자유롭게 얘기하는 시간을 갖는 것이다. 개인면담은 남들 앞에서 하지 못하는 얘기도 편하게 할 수 있다는 장점이 있다. 면담의 목적은 치료에 대한 정보 제공과 불안감의 감소, 관심 및 지지의 제공과 인격의 성숙 도모 등이다.

개인 면담은 그 형식에 따라 다음과 같이 나눌 수 있다.

지지치료 지지치료는 그 사람의 강점이나 자원을 지지해 주고, 부족한 점은 보완해 주는 치료다. 위로가 필요하면 위로를, 어떤 결정에 대한 판단이 필요하면 치료자의 경험을 제공한다. 심리적으로 불안하고 위축된 경우가 많기 때문에 따뜻하고 수용적인 태도로 면담을 하게 된다.

정신분열병 치료에 있어 1950년대에는 정신분석적 정신치료가 중심 위치를 차지했지만 이제는 지지적 정신치료가 약물치료와 더불어 주로 시행되고 있다. 그 내용에서도 환자의 갈등을 들추어내서 해결하는 것이 아니라, 현실과 상상의 세계를 잘 구분하지 못하는 환자의 혼란이나 갈등을 적절히 다루어 주고, 현실감을 키워 주는 데 중점을 둔다.

지지적 정신치료의 내용

자아의 기능을 강화시켜 준다.

- 현실을 잘 이해할 수 있게 해 준다.
- 충동조절 능력을 향상시킨다.
- 대인관계를 적절히 형성하고 유지하는 데 도움을 준다.
- 의심이나 거친 행동 같이 다른 사람과 잘 지내는 데 방해되는 대처법보다는 적응에 도움이 되는 대처를 하도록 한다.

발병 또는 재발에 스트레스가 중요한 영향을 미치기 때문에 스트레스로 인한 긴장을 낮추고 이를 다루는 방법을 교육하는 것 역시 지지치료의 중요한 내용이라고 할 수 있다.

환자는 자신이 일상적으로 접하는 사회 상황에서 느끼는 것을 정확히 그리고 현실적으로 해석해서 그에 적절하게 반응하게 해 주는 정신치료 및 사회기술 훈련을 받았을 때 퇴원 후 경과가 더 좋은 것으로 여러 연구에서 나타났다.

인지치료 인지치료는 현실을 있는 그대로가 아니라 자기에게 불리하게 왜곡시켜(피해망상 정도는 아니지만 사실과는 다르게) 받아들임으로써 생기는 부정적인 감정을 없애 주는 치료다. 즉, 인지왜곡을 현실적인 생각으로 바꾸어 부정적인 정서가 아닌 상황에 적절한 감정을 느끼도록 돕는 치료다. 인지왜곡은 틀린 생각이기는 하나, 망상처럼 있을 수 없는 일이 아닌 일상생활에서 얼마든지 있을 수 있는 일에 대한 생각이다.

인지왜곡의 몇 가지 사례를 들어 보면 다음과 같다.

- 내가 혹시 환자라는 것을 알고 그렇게 내게 대답하는 것은 아닌가?
- 나를 무시하는 것은 아닌가?
- 내가 이렇게 말하면 다른 사람이 이상하게 생각하는 것은 아닌가?

위의 생각은 일반인도 얼마든지 생각할 수 있는 생각이고 실제로 병이 심하지 않은 외래환자나 치료자를 대상으로 한 인지치료에서도 나타나는 생각이다. 그만큼 흔히 발생하고, 증상이 호전된다고 해도 오랫동안 남아 있을 수 있다.

인지왜곡(틀린 생각) 때문에 다른 사람의 행동을 잘못 해석하여 스트레스를 받음으로써 망상 같은 증상이 악화될 수 있다.

망상보다 심각하지 않기 때문에 그 피해는 훨씬 적기는 하지만 일상생활의 매 순간 이런 부정적인 생각이 들 수 있기에 무시할 수는 없다. 그리고 망상이 어느 정도 해소된 단계의 환자에게서는 환자의 일상에 망상이 미치는 영향보다 사소한 인지왜곡이 더 크게 영향을 미칠 수 있다.

이는 망상은 주변 사람에게 좀 더 쉽게 파악될 수 있고, 증상이 호전된 후에는 스스로도 잘못된 생각임을 인정할 수 있으나 인지왜곡은 쉽게 파악되지 않고 마치 현실처럼 느껴지므로 방치하게 될 소지가 높기 때문이다. 또한 인지왜곡은 망상보다는 개입이 쉽고, 생각의 교정이 잘 되기 때문에 망상에 비해 치료 여부의 차이가 더욱 크다. 따라서 어느 정도 증상이 호전된 환자가 본격적으로 활동을 늘려 나가는 시기에 생기는 인지왜곡의 교정은 그 이후의 적응에 큰 영향을 미친다고 할 수 있다.

행동치료 행동치료는 말로만 해서는 변화를 기대하기 힘든 증상이나 부적절한 태도, 한 개인의 사회적응을 방해하는 건강하지 못한 행동을 개입을 통하여 건강한 행동으로 유도하는 치료다. 정신분열병이 있으면 음성 증상 때문에 생활리듬이 깨지는 경우가 많은데, 일찍 자고 일찍 낮병원에 나올 경우 용돈을 더 받게 하는 등의 방식으로 행동치료를 실시하여 도움을 줄 수 있다.

(2) 활동 프로그램

① 활동 프로그램에 대한 이해 및 필요성

많은 환자가 활동성이 제한되는 불편함을 겪고 있다. 활동성을 떨어뜨리는 요인이 몇 가지 있는데, 이런 요인을 파악해서 그에 맞게 대처를 해 주는 것이 필요하며, 단순히 말로 설득하는 것만으로는 활동을 하게 만들기 어렵다.

활동을 제한하는 요인 중 첫 번째는 약물의 부작용이다. 주로 예전의 고강도 약물인 할로페리돌이나 해당 계열의 약물을 복용했을 때 나타나는 현상이다. 온 몸의 근육이 굳어서 몸이 뻣뻣해지기 때문에 움직이기 힘들어지는데, 환자가 호소하는 주관적인 불편함은 아프거나 힘이 빠진다는 것이다.

두 번째는 질병 자체의 신경학적 이상이다. 일부 환자에게서 나타나는 현상으로, 주로 정신분열병의 강직형 유형에서 나타난다. 우선 질병 자체의 신경학적 이상 때문에 신체 움직임이 정상인과 달리 매우 경직되고 조절능력은 떨어진다. 그래서 손발이 떨리거나 움직임이 둔화되어 미세한 운동이나 정확한 운동을 하는 데 제약이 생기고, 이로 인해 활동이 많이 줄어들게 된다.

세 번째는 음성 증상이다. 몸의 근육 긴장도는 약간 떨어질 수 있고 힘이 없는 경우가 더 많다. 몸에 힘이 없고, 의욕도 떨어지고, 아무런 동기도 느끼지 못하기 때문에 활동성이 떨어진다. 거기에 몸의 감각이 잘 느껴지지 않아 상처를 입을 수도 있다. 음성 증상이 심했던 어떤 환자는 손에 들고 있던 담배가 다 타서 손에까지 영향을 주는데도 감각을 잘 느끼지 못하여 결국 담배를 집는 손가락 끝부분이 새카맣게 되기도 하였다.

네 번째는 운동부족이나 체중증가로 인해서 몸의 움직임이 둔해지는 것이다. 몸의 움직임이 불편해서 체중이 증가되고, 증가된 체중 때문에 다시 움직이는 것이 더 힘들어지는 악순환이 생기는 것이다. 특히 치료효과가 좋은 신약(비정형 항정신병 약물)을 사용했을 때 이런 현상이 더욱 두드러지게 나타난다.[22] 본원에서 조사해 본 결과 반수 이상의 환자가 발병 이후에 체중이 늘었을 뿐 아니라 병적인 비만인 표준체중의 120%를 넘는 비만도를 보이고 있었다.

다섯 번째는 긴장이 심하다 보면 유연성과 순발력이 떨어져서 원활한 몸놀림이 불가능해진다. 스포츠 중계를 보다 보면 큰 경기에서 선수가 긴장해서 '선수의 어깨에 힘이 들어갔다'는 식의 해설을 종종 듣는다. 즉, 심리적 긴장으로 인해서 몸이 굳어져서 움직임이 둔화되고 심하면 통증까지 느끼게 된다.

위와 같은 요인으로 인해 몸의 움직임이 둔화되고 활동성이 떨어지면, 생활리듬도 깨지고, 외모상으로도 보기 싫게 되고, 비만 등의 이차적인 건강상의 문제가 생긴다. 따라서 탁구와 같이 활동을 촉진하는 운동은 재활치료에 필수적이다.

② 활동 프로그램의 종류와 내용

여러 가지 활동 프로그램 중 대표적인 몇 가지를 소개하면 다음과 같다.

① 레크리에이션, 음악 감상, 노래방 시간

레크리에이션과 음악 감상은 다 아는 내용일 것이다. 어떤 회원이 "병원에서 치료만 하면 되지 무슨 음악 감상에 레크리에이션이냐?"라는 얘기를 하면서 그것만 빼고 낮병원에 다니겠다고 한 일이 있다.

그러나 실제로는 그렇지 않다. 환자가 낮병원에서 치료를 해 나가려면 오랜 시간 동안 다른 사람과 같이 있어야 하기 때문에 서로 잘 알지 못하면 서먹함 때문에 많이 힘들어진다. 그러므로 레크리에이션이나 음악 감상 등의 시간을 통하여 다른 사람과 자연스럽게 가까워질 수 있는 기회를 가지고 이로 인해서 친밀감을 형성하도록 한다. 또한 환자는 대개 긴장해 있는 경우가 많고, 이 긴장 때문에 프로그램을 잘 수행하지 못하거나, 다른 사람과 같이 있는 시간이 힘들게 느껴지는 등의 이차적인 어려움을 겪는다. 그래서 환자가 긴장해 있으면 의사는 우선적으로 환자를 편안하게 만들어 주어야 한다. 이럴 때 레크리에이션이나 음악 감상, 노래방 같은 프로그램은 상당히 중요한 역할을 한다.

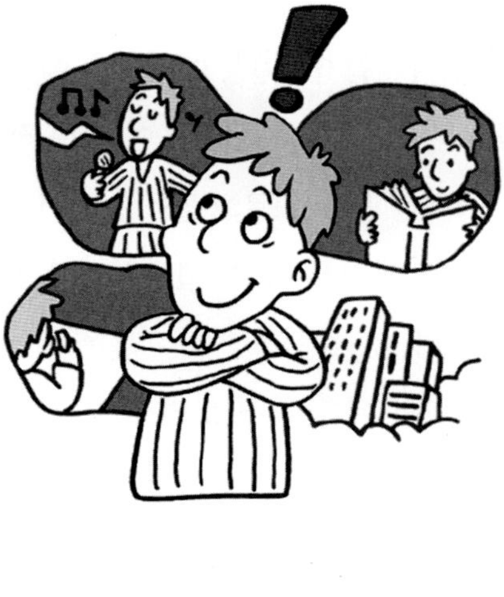

레크리에이션에는 전체가 함께 하는 게임과 팀을 나누어 하는 협동 게임 등이 있으며, 이런

시간을 통하여 신체 활동도 하고, 긴장을 해소하면서 즐거운 시간을 보내며 자연스럽게 다른 사람과 친해지는 기회를 갖는다. 또한 노래를 부르고 싶지만 소심해서 남들 앞에서 부르기 꺼리는 사람도 노래방 시간을 정해 놓고 부담 없이 노래를 부르게 되면 자신감이 생겨 긍정적인 효과를 얻을 수 있다. 실제로 노래를 좋아하는 회원이 많아 인기도 좋은 편이다.

② 운동 프로그램

정신분열병 환자는 위에서 언급한 여러 가지 이유로 신체적인 움직임이 원활하지 못하다. 그 때문에 대부분의 환자가 운동요법이 필요한 상태에 놓여 있다고 보아도 된다. 몸놀림이 원활치 못해서 생기는 결과에는 자신감의 상실, 사회적 고립의 심화, 사회적응의 장애 등이 있다. 어떤 환자는 재활을 위해서 종이접기를 배웠는데, 손이 떨리고 몸이 굳는 현상이 생겨서 좌절감을 맛본 사례도 있었다.

또한 운동 기술이 떨어지고, 화젯거리가 별로 없는 환자가 다른 사람을 쉽게 사귈 수 있는 사교수단이나 사회기술의 역할도 한다. 낮병원에 새로 온 사람 중에서 적극적인 사람은 쉽게 적응하지만 그렇지 못할 경우 재활치료의 현장에서조차 소외되는 경우가 있다. 아무리 치료진이 잘 보살펴 주려고 해도 기본적으로 동료 회원과의 관계가 잘 이루어져야 원활하게 적응할 수 있다. 이때 운동에 흥미가 있거나 운동을 잘하는 경우, 사람들과 사귀는 데 큰 도움이 되며 적응의 중요한 수단이 된다.

이러한 운동 프로그램을 통해서 신체의 유연성과 순발력도 키우고, 자신감도 생기게 하고, 협동심이나 경쟁심을 갖는 긍정적인 효과를 얻을 수 있다.

본원의 예를 들어 보면, 봄가을에는 주로 근처의 한강 고수부지에 나가서 축구, 농구, 배드민턴을 치고 너무 덥거나 추울 때, 그리고 비가 올 때는 낮병원 내에서 탁구, 자전거, 당구(사구와 포켓볼), 체력 점검 같은 실내 활동을 한다.

탁구나 당구는 단순히 신체적인 면에서만 도움이 되는 것은 아니다. 필자는 낮병원 회원과 자주 탁구나 당구를 치는데, 탁구를 칠 때 인지기능이 떨어지는 회원은 서브의 구질을 바꾸어도 그 변화를 전혀 알아차리지 못한다. 그리고 약점을 파고들면(백핸드 쪽으로 서브를 준다) 그에 대한 대응을 하지 못하고 그대로 당하는 경우가 많다. 사고의 유연성이 떨어져서 이런 현상이 나타나는 것인데, 같이 탁구를 치면서 넘길 수 있는 수준이 되면 이런 면도 말해 주면서 탁구를 친다. 그리고 당구의 경우, 사구나 포켓볼 모두 미세한 근육 운동이 되지 않아 정확한 터치를 하지 못해 실력이 잘 늘지 않는다. 그리고 공의 배치에 따라 치는 길을 달리해야 하는데 이런 점에서도 인지기능에 따라 숙달 정도가 다르게 나타난다. 낮병원에서는 운동 프로그램을 통해 환자의 단계 및 실력에 맞게 운동을 할 수 있는 다양하고 효과적인 방법을 가르쳐 주며 이는 운동 능력만 향상시키는 것이 아니라 융통성 있게 문제 해결을 할 수 있는 방법을 배우게 하는 효과도 있다.

(3) 일상생활 적응 프로그램

① 일상생활 적응 프로그램에 대한 이해 및 필요성

이 프로그램은 기본적인 생활을 잘 영위할 수 있도록 도와주기 위한 것이다. 즉, 아침에 너무 늦지 않게 일어나고 밤에 일찍 자기, 매일 씻고 옷 갈아입기, 식사 준비 및 요리 활동하기, 금전 등을 스스로 관리할 수 있도록 하기 등 프로그램 및 개별 면담 등을 통하여 일상생활뿐 아니라 낮병원, 더 나아가서 사회에 적응할 수 있는 능력을 키우게 된다.

② 일상생활 적응 프로그램의 종류와 내용

여러 가지 프로그램 중 대표적인 몇 가지를 소개하면 다음과 같다.

① 일일 체크표

회원의 증상이나 필요에 따라 일일 체크표를 작성하여 이를 매일 확인하는 것이다. 예를 들어, 수면 관리가 되지 않아 밤늦게까지 깨어 있다가 아침에 지각하는 경우, 밤 10시 이전에는 잠자리에 들고 아침 7시 전에 일어나기, 센터에 10시까지 출근하기 등을 체크표로 작성하여 매일 확인하고 잘 지키면 이에 대해 칭찬 및 격려, 필요에 따라 보상을 지급하며, 잘 지키지 못하면 원인을 파악하여 해결하도록 도와 일상생활을 규칙적으로 영위할 수 있도록 하는 것이다. 일일 체크표의 경우 회원의 상태 및 능력에 따라 개별적으로 달리 적용하게 된다.

② 외모/위생 관리 프로그램

음성 증상이나 우울, 무기력 등을 경험하는 경우 만사가 귀찮아 자기관리가 안 되는 경우가 종종 있다. 목욕이나 세수 등의 기본적인 위생 관리부터 상황이나 계절에 맞는 옷을 입거나 머리스타일을 하는 것 등을 훈련하기 위하여 프로그램을 실시하거나 개별적으로 지도하기도 한다.

③ 요리

낮병원 프로그램 중에서 손이 많이 가는 프로그램 중의 하나로 준비와 요리과정, 그리고 뒤처리에 많은 시간이 소모된다. 그리고 집에서 자기가 먹은 밥그릇을 싱크대에 가져가 본 경험이 없는 사람도 많기 때문에 잘 협조가 안 되어 애를 먹거나, 서로 복잡한 일을 하지 않으려 해서 갈등이 생기기도 한다. 그런데 요리 시간은 다음과 같이 여러 가지 기능을 한다.

첫 번째는 다른 가족에게 부담을 줄여 주기 위해 혼자서 간단한 요리를 할 수 있게 한다. 병에 걸리게 되면 집안일을 잘 못하거나 혼자서는 아무것도 해먹지 못하는 사람이 많다. 이렇게 되면 휴일에 가족이 회원을 위해서 밥을 해 주기 위해 외출을 하지 못하고 신경을 써야 할 수도 있다. 이런 점은 사소해 보이지만 가족에게 부담이 되고, 이 부담은 그대로 회원에게 돌아온다. 즉, 나중에 상태가 나빠졌을 때 입원 쪽으로 가족의 의견이 기울 가능성을 높인다. 그래서 혼자서 간단한 요리라도 해먹을 수 있는 것은 중요하다.

두 번째는 이 시간을 통해 다른 사람과 협력하는 기회를 갖게 한다. 한 사람은 물을 끓이고, 다른 사람은 파를 썰고, 또 다른 사람은 간을 맞추는 동안 서로 친해지고, 한 가지 분명한 목표(맛있는 것을 먹는다)를 위해서 서로 협조한다는 일체감을 느끼게 해 준다.

세 번째는 나이가 든 회원은 부모가 연로해서 스스로 요리를 해먹어야 하거나 혼자 살 수도 있으므로 건강을 해치지 않도록 간단한 요리를 할 수 있게 한다. 대개 35~40세 사이가 되면 완전히 독립해서 살거나, 집에서 가족과 지내더라도 식사, 청소, 빨래 정도는 자기가 알아서 해야 하는 입장이 된다. 이때 요리를 해서 혼자 먹을 수 있는 것과 아닌 것은 차이가 있다. 일반인도 혼자 지내면 잘 챙겨 먹지 못해서 건강을 해치고 생활에 영향을 받는 경우가 흔히 있다. 요즘엔 기러기 아빠라고 해서 자녀가 유학을 가면서 엄마가 아이를 돌보기 위해 같이 따라가고 아빠 혼자 남는 경우가 있는데 이 기러기 아빠들도 혼자 생활하는 데 어려움이 있어 많은 문제가 생기고 있다. 그만큼 혼자서 생활하기가 힘든데, 잘 먹지 못하면 혼자 사는 것이 더욱 어려워지므로 스스로 식사 준비를 하고 요리를 하는 것은 일상생활에 매우 중요하다.

(4) 사회적응 프로그램

① 사회적응 프로그램에 대한 이해 및 필요성

요즘은 세대차이가 6개월이란 말이 있을 정도로 사회변화가 급격히 이루어지고 있다. 병으로 인해 수개월 이상 입원을 하거나 휴학을 하거나 집에서 고립된 생활을 하게 되면 사회적으로 위축되어 편하게 대하기 힘들어진다. 그리고 발병 시기가 대개 10대 말이나 20대 초반이기 때문에 필요한 사회 경험을 하지 못하고 병이 나 사회기술을 새로 배워야 하는 경우도 있다. 이런 점을 보완하기 위해서 사회적응 훈련과 실제로 경험할 기회가 필요하다.

정신질환을 앓는 당사자나 가족이 뼈저리게 느끼는 것이지만, 증상이 없어진다고 해서 그게 전부는 아니다. 즉, 단순히 증상이 없는 것과 사회에 잘 적응해서 살아가는 것에는 엄청난 차이가 있다. 실제로 증상이 없어진 사람이 다시 악화될 때, '나는 치료를 더 받아 봐야 이렇게 사는 것 아니냐?' 하는 회의감에 빠지는 경우가 많다. 따라서 사회적응에 필요한 교육도 반드시 필요하다.

한 예로 패스트푸드점에서 주문을 하지 못해 외출을 꺼리는 사람, 대중교통을 이용하는 법을 몰라 불안해하는 사람, 콘도 로비에 신발을 두고 들어가려는 사람 등이 있다. 이는 책에서 배울 수 있는 개념적 지식이 아닌 몸으로 직접 해 봐야 아는 경험적 지식이다. 이런 것은 경험을 해 본 사람에게는 아무렇지도 않지만 경험을 쌓을 기회가 없었던 사람에게는 너무나도 낯설어 사회 진입 장벽이 될 수도 있기 때문에 많은 경우 이런 사소한 것이 중요하게 작용한다. 그리고 그런 점은 문제가 된다는 것 자체가 인식되지 않아서 점점 더 견고하게 사회 장벽으로 굳어 간다.

② 사회적응 프로그램의 종류와 내용

여러 가지 사회적응 프로그램 중 대표적인 몇 가지를 소개하면 다음과 같다.

① 사회기술 훈련

사회기술이란 우리가 살아가는 사회 속에 잘 적응하는 데 필요한 모든 기술을 의미하며, 주로 대인관계에서 타인과의 의사소통을 원활하게 하는 것이다. 다른 사람과 의사소통을 원활히 하기 위해서는 우선 타인의 언어적, 비언어적 메시지를 잘 알아차리고(지각), 그것의 의미를 적절하게 해석하고, 그에 대한 적절한 대처기술이 있어야 한다. 이 세 가지 중 어느 한 가지라도 부족하면 적절한 사회생활을 하기 힘들다.

증상이 거의 없어진 환자라고 해도 막상 병원에서 벗어나서 사회로 나가려 하면 당황스러울 때가 많다. 병이 나기 전에 자기가 살았던 세계에 다시 돌아왔다고 해도 전혀 다른 세계에 온 것 같아 적응에 어려움을 겪고, 또한 자기가 미처 배우지 못한 기술이라면 아무리 사소해 보여도 쉽게 터득하기 힘들다. 어떤 경우에는 라면 하나 사는 것도 어떻게 해야 할지 몰라서 난감한 심정이 될 수도 있다.

정신분열병과 같은 심각한 정신질환은 대개 사춘기 때부터 발병이 시작하기 때문에 그 나이에 배워야 하는 사회기술을 습득할 기회를 얻지 못해 적절한 사회기술이 없는 경우가 많다. 또 발병 후에는 재발되는 경우가 많기 때문에 수년 이상 입원하거나 퇴원 후 집 안에 고립되어 있는 경우가 많다.[23] 보통 발병 후 1, 2년 이내 그리고 입원을 하지 않거나 한두 번 정도 할 때까지는 여가시간에 만날 친구가 있지만 그 시기를 넘어서면, 즉 3, 4년 이상 계속 발병 상태가 유지되거나 또는 3, 4회 이상 입원 후에는 재활시설 등에서 만난 친구를 제외하면 만날 사람이 없다. 실례로 낮병원에서 있었던 가족 모임에서 한 가족이 친구를 만나는 데 있어서의 문제를 호소하자 발병기간이 5년이 넘은 다른 가족이 '우리는 만날 친구가 없어진 지 오래됐다'고 얘기하여 그 가족이 오히려 당황한 경우도 있었다.

이러한 이유로 재활치료에 있어 사회기술 훈련은 매우 중요하다.

사회기술은 사회생활에서 자신의 목표를 달성하기 위해 대인관계상에서 행하는 모든 것을 의미한다. 흔히 자기의 의사를 표현하는 기술로 생각하기 쉽지만 상대가 전달하는 메시지를 파악하고, 그것이 자신에게 어떤 의미를 갖는지 알고 적절하게 대처하는 능력을 포함한다. 또한 말하는 기술뿐 아니라 표정이나 행동과 같이 눈에 보이지 않는 부분도 같이 담고 있다.

사회기술 훈련의 효과

사회기술이 부족한 경우, 문제 해결 능력이 부족하여 스트레스를 적절히 다루지 못하고, 의사소통 능력이 떨어져서 대인 관계에서 생기는 문제를 해결하지 못하게 된다. 이로 인하여 증상이 악화되어 다시 입원하게 되는 경우가 흔하다.

사회기술 훈련이 어떤 정도의 효과를 주는지에 대해서는 다음과 같은 자료가 있다(Paul & Lentz, 1977).

- 퇴원 후 18개월간 재입원을 할 필요가 없었던 환자의 비율
  - 사회기술훈련을 받은 환자(92%)
  - 환경치료를 받은 환자(71%)
  - 전통적인 입원치료만 받은 환자(48%)

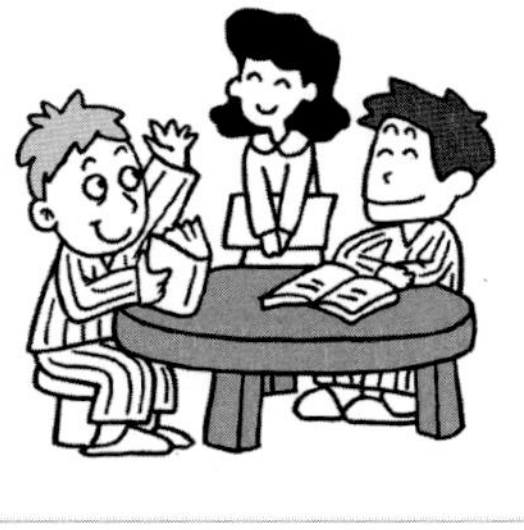

환자를 그냥 입원만 시켜 놓고 약만 투여할 경우 두 사람 중 한 사람은 1년 반(18개월) 이내에 다시 입원해 있지만, 보다 적극적인 치료를 할 경우 10명 중 9명은 퇴원 후 18개월 동안 다시 입원하지 않고 가정에서 가족과 함께 지낼 수 있다.

증상이 어느 정도 안정된 후에는 사회 속에서 잘 살아가는 것이 다음 목표가 되기 때문에 사회기술은 재활에서 매우 중요한 의미가 있으며 정신재활에서 그 역할이 점차 더 강조되고 있다.

사회기술 훈련에서 '훈련'이라는 용어의 의미는 사회기술이 타고나거나 성향이기보다는 훈련에 의해서 습득될 수 있음을 뜻한다. 즉, 어떤 사회기술에 대한 심층적인 원인이 관심의 대상이 아니라 무엇이 부족한지 파악해서 그 부족한 부분을 보완할 수 있도록 돕는 것이다.

② 외출

외출 프로그램은 만성환자의 사회적인 고립을 막고 사회적응에 장애가 되는 문화적 소외감을 해소하는 것이 주목적이다. 어떤 일이든 자주 겪어봐야 손쉽게 적응하고 잘할 수 있기 때문에 외출 프로그램을 통해 사회 분위기를 잘 파악할 수 있도록 가능한 한 다양한 경험을 해 보는 것이 좋다.

주 1회 정도 전체 외출을 하는데 영화도 관람해 보고(영화감상), 밥도 먹어 보고, 양식집에 가기 위해서 정장도 입어 보고(정장데이), 연애를 하거나 친구를 사귈 때 갈 만한 분위기 있는 장소에도 가 본다.

때로는 전시회나 고궁 등 문화적인 경험을 할 수 있는 곳으로 외출을 하는데 상태가 아직 안정되지 않았거나 음성 증상이 심한 환자는 이런 외출지를 꺼리는 경향이 있으므로 이런 경우에는 설득, 타협과 조정을 해야 한다.

③ 시사 상식

사회에 나갔을 때, 사람들이 한마디씩 하는 말을 알아듣지 못하거나 잘 알지 못해서 주눅이 들고 자신감을 잃는 경우가 많다. 실제로 취업이나 아르바이트를 하는 회원을 보면 업무는 시간이 갈수록 조금씩 익숙해지지만 기본 상식이나 유행어, 혹은 필요한 정보 등이 부족하여 사람들과 대화가 힘들고 대화를 피하다 보니 결국 어색하고 불편해져서 적응을 못하는 경우도 많다. 그래서 기본적인 시사 상식을 알도록 다양한 접근을 하고 있다.

진행은 기능별로 나누어서 한다. 기능이 떨어지는 회원은 단순한 사실 습득을 목표로 하고, 기능이 좋은 회원은 자원봉사자와 토론식으로 진행하는 수업을 한다. 어떤 경우에는 국제 정세에 대해서 회원이 실습생이나 자원봉사자보다 더 많이 알아서 오히려 가르쳐 주는 경우도 있다.

취업을 하고 있거나 했던 경험이 있는 사람은 더 심화된 내용의 시사 상식을 공부하는데, 취업이나 결혼을 염두에 두는 사람은 우리나라의 금리 정책, 부동산 정책 등에 대해 알아야 적절한 선택을 할 수 있기 때문이다. 한 회원이 취업 후에 저축할 여력이 거의 없는 상태에서 다소 많은 액수의 장기 적금을 들었던 경우가 있었다. 게다가 그 회원은 그 직장에 장기간 다닐 여건도 아니었고 집이 여유가 있는 것도 아니었기에 그 정도의 장기적금은 부적절했다. 결국 당시 다니던 직장을 그만두고 적금도 해약하게 되었다. 면담 시 그에 대해 조언을 했는데, 그 당시에는 잘 이해하지 못하다가 많은 시간이 흐른 후에야 이에 대해 후회했다. 그가 만약 이런 문제에 대해서도 알고 있었다면 아마도 좀 더 쉽게 조언을 이해하고 받아들였을 것이다.

④ 개그 교실

신문이나 인터넷에서 개그 내용을 찾아 그것을 읽고 자기 것으로 소화하여 유머로써 분위기를 띄울 수 있도록 연습하는 프로그램이다. 이런 점은 누가 시켜서 혹은 공부해서 되는 것이 아니라 일상 대화를 통해서 자연스럽게 경험해 봐야 하는 것인데, 낮병원 회원은 그런 것이 잘 안 되는 경우가 많다.

개그 교실이 필요한 이유는 다음과 같다.

첫 번째, 회원의 경우 감정이 긴장되거나 둔화된 상태일 가능성이 높기 때문에 이를 풀어 줄 수 있는 것이 필요하다. 피해망상 때문에 항상 긴장에서 벗어나지 못하거나, 음성 증상 때문에 감정이 살아나지 않아서 유머를 사용하기가 어렵다.

두번 째, 유머를 다른 사람과 해 본 경험이 없기 때문에 어색해서 잘 시도하지 않게 되므로 이런 시간을 통해서 유머를 연습해 보도록 한다. 농담을 하는 것은 쉬운 것 같아도 맥락을 읽는 눈이 있어야 그것의 진짜 의미를 음미할 수 있다. 하지만 회원의 경우, 사회적 상황에서 맥락을 파악할 수 있는 능력과 고차적인 사고를 할 수 있는 능력이 부족하여 농담을 할 때 오해를 할 수도 있어서 이러한 면도 고려해야 한다.

⑤ 영어회화

일상생활에서 영어회화를 사용할 수 있을 정도로 필요한 사람은 거의 없으며, 그 정도로 실력이 늘 사람도 없다. 그러나 텔레비전을 볼 때나 실습생이나 자원봉사자가 나와서 중간 중간 한마디씩 하는 영어를 몰랐을 때 느끼는 소외감에 민감해하는 사람도 있다. 그때 드는 생각은 '저 사람들은 아무렇지도 않게 하는 말이 내게는 너무 낯설어 대화에 끼기 힘들고 거리감이 있다'는 것이다. 생활에 필요한 기초 영어를 조금씩 배우다 보면 뒤처진다는 생각을 줄일 수 있다.

⑥ 컴퓨터

컴퓨터는 컴맹 수준의 회원과 인터넷 정도는 할 수 있는 회원으로 나뉜다. 우리나라는 초고속 인터넷 보급률이 세계에서 가장 앞서 있을 정도로 컴퓨터나 인터넷이 널리 보급되어 있기 때문에 모르면 사회생활을 하는 데 지장이 많고 소외감을 느낄 수 있다. 그래서 모든 회원이 인터넷으로 필요한 정보를 찾거나 자기가 좋아하는 것(음악감상이나 만화보기 등)을 할 수 있는 정도의 컴퓨터 교육을 받는다. 교육은 정규 프로그램 시간이나 개별 프로그램 시간을 통해서 다양하게 이루어진다.

⑦ 성교육

낮병원에 다니는 사람은 한창 성욕이 왕성한 20대 후반에서 30대 초반의 연령대가 가장 많다. 이들은 성욕은 가장 왕성한 시기이나 그것을 건강하게 해소할 길은 거의 없다. 연애와 결혼을 통해서 그런 것이 이루어질 수 있는데, 두 가지 모두 쉽지 않기 때문이다. 환자끼리의 연애는 본인이나 가족이 원치 않는 경우가 많고, 환자가 아닌 상대는 아예 만날 기회가 없다. 그렇다 보니 성적인 욕구와 이를 해소하는 것이 큰 관심사가 된다.

성교육의 주된 방향은 다음과 같다.

첫 번째는 지나친 죄의식을 해소해 준다. 대개 망상적인 생각과 결합되거나, 융통성 없이 지나치게 경직된 생각을 하는 경우가 많기 때문에 이와 관련된 잘못된 생각이나 감정을 다루어 준다. 예를 들어, 이성 자원봉사자를 보고 '엉큼한 생각'을 품었기 때문에 앞으로 그 자원봉사자가 자기를 안 좋게 보고 멀리할 것 같다는 생각을 한다. 이런 생각에는 자기가 엉큼한 생각만 한 것도 상대가 알 것이라는 망상적인 생각과 자기는 생각만 하고 아무런 행동도 하지 않았지만 그래도 상대에게는 나쁜 짓을 한 것이라는 지나친 자기비판이 담겨 있다. 이러한 잘못된 생각을 바로잡아 주면 불필요한 감정에서 벗어날 수 있다.

두 번째는 적절한 상식적인 행동과 자기 절제를 교육한다. 장난이거나 아무런 악의가 없다거나 자기는 원래 그랬다는 이유로 이성에게 상식적으로 부적절한 얘기를 하는 경우가 있다. 이때는 교육을 통해 성과 관련하여 적절한 행동과 부적절한 행동에 대해 알려 주고, 적절한 행동을 하도록 돕는다.

세 번째는 일반적인 성교육에서 하는 남녀의 성에 대한 생물학적인 지식과 임신, 낙태, 성병 등에 대해서 알려 준다. 실제로 성에 대한 실질적인 지식이 부족하여 원하지 않는 임신을 하는 등의 문제가 생길 수 있기 때문에 사전에 문제를 예방하고, 문제가 생기는 경우 적절하게 대처할 수 있도록 돕는다.

네 번째는 상대를 사귀는 기술에 대한 교육을 한다. 이것은 '매너 교실' '남성 교실' '여성교실' 등의 다양한 형태로 실시되고 있다. 이성을 가까이 하고 상대의 마음을 얻을 수 있는 방법이나 기술을 연습하는 과정으로 일종의 특화된 사회기술 훈련을 시킨다. 사회기술 훈련의 경우 보통 판에 박은 도식적인 상황 설정 때문에 환자가 지루해할 수 있지만 이 시간은 매우 재미있어한다. 동성의 치료자가 기술에 대해서 알려 주기도 하고, 이성의 치료자가 상대가 특정한 행동을 했을 때 어떤 반응을 보일 수 있는지 솔직하게 얘기해 줌으로써 자기 행동이 상대에게 어떻게 다가가는지를 알게 한다.

(5) 학습 프로그램(아카데미)

① 학습 프로그램에 대한 이해 및 필요성

정신분열병의 경우 10대 후반에서 20대 초반에 발병하는 경우가 많으며 특히 전구 증상(병 이전에 나타나는 증상)으로 인하여 학업을 지속하지 못하는 경우가 많다. 또한 인지 기능의 저하로 인하여 학업에 어려움을 겪는 경우가 많다. 낮병원 프로그램을 통하여 학습뿐 아니라 증상 관리 및 대인관계 등에서도 도움을 받을 수 있다.

② 학습 프로그램의 종류 및 내용

학습 프로그램 중에서 대표적인 몇 가지를 소개하면 다음과 같다.

① 검정고시 준비반

병으로 인하여 학업을 중단했던 사람을 대상으로 하여 주 2회 정도 학습전문 강사진과 함께 검정고시 준비반을 진행한다.

대상은 검정고시 준비가 가능한 정도로 안정된 사람으로, 양성 증상이 심하지 않고, 충동적이지 않아야 하며 목표를 세워 꾸준히 실천할 수 있는 경우다.

② 수능반 낮병원

2010년부터 대학진학의 꿈을 가지고 학업에 대해 욕구가 있는 사람을 대상으로 수능반 낮병원을 개설하고 있다. 학습전문 강사진과 함께 소집단별로 강좌가 진행되며, 일반 학원을 다니기에는 어려움이 있거나 낮병원을 통하여 치료와 함께 수능 준비를 하기를 원하는 경우에 이용할 수 있다.

대상은 수능공부 준비가 가능한 정도로 안정된 사람으로 양성 증상이 심하지 않고, 충동적이지 않으며, 목표를 세워 꾸준히 실천할 수 있는 사람이다.

(6) 직업재활 프로그램

① 직업재활 프로그램에 대한 이해 및 필요성

낮병원을 다니는 최종 목표는 대개 취업과 결혼이다. 결혼은 남녀의 차이가 있는데 남자의 경우 취업이 되어야 가능하기 때문에 취업이 우선 고려사항이 된다. 정신분열병 환자의 경우 증상의 심각성으로 인해 취업률이 일반인은 물론 다른 정신질환에 비해서도 더 떨어져 있는 것은 물론 병이 나기 전의 수준에 비해 하향 이동하는 사람이 다른 질병에 비해 더 높다.

직업재활 경험을 토대로 할 때 정신분열병 등의 심한 병에 걸린 후에 취업을 하려면 다음과 같은 단계를 거쳐야 한다.

발병 → 증상조절 → 규칙적인 일상생활 → 기본적인 사회적응/원만한 대인관계 → 직업기술의 습득 → 부분 취업시도(아르바이트) → 풀타임 취업 경험(보통 2, 3차례 정도) → 안정적인 취업 상태 유지

따라서 이 직업기술 습득 프로그램은 전체 재활과정 중에서 후기 단계라고 할 수 있다. 앞의 단계가 낮병원 생활을 통해서 몸에 배고 유지가 되면서 여러 가지 기능이 자연스럽게 조화를 이루어야 되기 때문이다. 그리고 취업을 하기 위해서는 취업에 필요한 여러 가지 조건에 대한 훈련도 필요하며, 이런 훈련 프로그램이 최근 들어 개발되고 있다.[24)]

정신장애가 있는 환자의 취업에서 중요한 것은 조금이라도 나이가 더 어릴 때 증상 관리 및 일상생활 관리를 마치고 취업에 필요한 기술 및 능력을 갖추는 것이다. 많은 환자가 심하게 발병한 후 취업을 하는 단계까지 가기 위해서는 수년 이상의 시간이 필요하다. 그런데 증상만 좋아진 상태에서 취업을 할 경우, 취업에는 성공하더라도 오래 버티기가 힘들다. 증상이 나빠지거나 대인관계가 안 되는 것이 아닌데도 한계를 가진다. 이는 기술이나 자격증 없이 취업한 경우, 특히 직업을 유지하는 데 필요한 문제해결 능력이나 스트레스를 적절히 다루는 능력이 갖추어지지 않은 상태에서 취업했기 때문으로 보인다. 이를 해결하기 위해서는 취업에 필요한 기술이나 능력뿐 아니라 취업을 유지하는 데 필요한 능력도 어느 정도 갖추어야 한다.

② 프로그램의 실제

기관마다 조금씩 다를 수 있으나 회원이 직장을 구하는 방법부터 직장에 적응하는 훈련, 그리고 실제로 직업을 갖도록 지원하는 것에 이르기까지 다양한 프로그램을 제공하고 있다.

① 취업을 위한 훈련

정신분열병의 경우 주로 20대 초기에 발병하는 특성으로 인하여 대다수의 환자가 직장 생활을 경험해 보지 못한 경우가 많다. 이로 인하여 어느 정도 인지능력이나 대인관계가 되는 경우에도 직장을 다닌다는 것에 대한 막연한 두려움이 있을 수 있고, 몇 번만 경험해 보면 충분히 할 수 있는 일임에도 초기에 적응을 하지 못하고 포기하는 경우가 생기기도 한다. 이런 경우에 취업을 하기 위한 준비 과정으로 직업에 필요한 기술이나 태도를 익히고, 직업을 얻기 위한 과정을 익히게 된다.

- 직업재활기술: 슈퍼마켓, 식당, 공장 같은 곳에서 일할 수 있도록 주어진 업무에 집중하고(예를 들어, 주문을 받고 처리하는 것) 주어진 업무를 수행할 수 있도록 실질적인 기술을 습득한다.
- 구직기술: 직업설명, 이력서 작성연습, 구직 정보 찾기, 전화하여 알아보기 등의 훈련을 통하여 직업을 구할 수 있는 능력을 기른다.
- 직업면접기술: 자기소개, 질문 등 구직 면접에 필요한 대화기술을 훈련한다.
- 직업유지기술: 서류작성, 은행예금, 개인이력서 작성 등의 훈련을 통하여 직업을 지속적으로 유지할 수 있도록 돕는다.
- 사무실 훈련/편의점 훈련: 사무실처럼 환경을 만들어 놓고 각자 부서를 나눈 후 회의도 하고, 실무를 직접 경험해 보는 시간을 갖게 한다. 중요한 것은 이러한 시간 후에 꼭 피드백을 주고받음으로써 어려웠던 부분을 해결하여 일을 효율적으로 처리하는 능력을 키울 뿐 아니라 일에 대한 효능감을 갖게 해야 한다. 이와 비슷한 방식으로 편의점 훈련을 하는데, 편의점의 경우 아르바이트 기회가 비교적 많기 때문에 충분한 연습 후에 직접 일을 하게 되면 실수나 실패의 가능성을 줄일 수 있고 좀 더 안정적으로 할 수 있다.

이러한 실질적인 훈련은 회원에게 동기를 부여할 뿐 아니라 실제 업무 능력을 키워 주고 자신감을 갖게 한다.

② 기관 내 취업

증상 관리 및 기본적인 인지 및 작업 능력이 있는 사람을 대상으로 제과 제빵, 비누 만들기 및 택배 프로그램 등을 시행한다. 함께 작업하고 일할 수 있는 기술이나 능력을 배양하고, 자신이 한 노동에 대한 급여를 받는다는 것에 의미가 있다. 이 외에도 반찬/도시락을 제공하는 일, 하청을 받아 작업을 하는 일 등 기관의 여건이나 특성에 맞게 운영되고 있다.

③ 외부 취업

편의점 등에서 아르바이트를 하는 경우에서부터 회사에서 정식 직원으로 일하게 되는 등 다양한 경우가 있으며, 직업을 유지하는 데 필요한 부분을 지원하게 된다.

(7) 개별 프로그램

개별 프로그램에 대한 이해 및 필요성에 대해 살펴보면 다음과 같다.

집단 프로그램이 다수의 참가자를 대상으로 하는 프로그램이라면 개별 프로그램은 말 그대로 혼자 또는 2, 3명 정도의 소수를 대상으로 하는 프로그램이다. 이들 프로그램은 비슷한 병을 앓고 있지만 많은 차이를 보이는 개개인의 특성(취미, 학력, 종교, 지능, 문화적 배경)을 반영하여 시행한다.

낮병원에 오는 사람은 기능이나 증상 등에서 흔히 많은 차이를 보이기 때문에 상태가 상당히 좋은 사람에서부터 상태가 매우 나쁜 사람에 이르기까지 다양한 사람이 함께 지내게 되는 경우가 많다. 또한 상태가 나쁜 사람은 좋은 사람에 비해서 낮병원 재원 기간이 길어지는 것이 일반적으로, 처음 등록 후 상태가 좋아져서 졸업하기까지 대개 1, 2년 정도가 걸리고, 심한 사람은 그 이상이 걸리기도 한다. 그렇게 생활하다 보면 거의 모든 프로그램을 다 경험해 본 상태이기 때문에 상태가 좋아진 사람은 정규 프로그램을 매우 지루하게 생각하는 경향이 있다. 아무리 치료진에서 변화를 주고 다양하게 프로그램을 짠다고 해도 한계가 있다. 이런 상황에서 개별 프로그램은 개인의 욕구와 필요를 충족시키고, 생활의 변화를 줄 수 있는 중요한 치료적 자원이 된다.

8) 가족에 대한 개입

정신분열병에 대한 이해가 증진되면서 환자 가족은 환자 당사자 못지않게 중요한 관심의 대상이 되어 왔다. 정신분열병과 같은 심각한 정신질환이 생기면 사회적으로 고립되는 것이 일반적인 현상이기 때문에 가족의 비중은 더욱 크다고 할 수 있다. 이와 같이 밀접한 관계로 인해서 가족과의 관계나 가족 상황에 따라 발병이나 재발, 그리고 치유과정이 영향을 받는다. 특히 환자에 대한 가족의 과도하게 비판적인 태도 및 지나친 부정적 감정 표출을 의미하는 '표현된 감정(expressed emotion: EE)'이 발병이나 재발에 끼치는 부정적인 영향은 널리 알려져 있다.[25)]

가족에 대한 관심은 크게 두 가지로 볼 수 있다. 하나는 환자로 인하여 느끼는 부담을 경감시키고 가족이 느끼는 심리적 어려움을 다루는 것이며, 다른 하나는 병에 대한 교육을 통하여 치료의 조력자로서 가족이 환자를 돕는 역할을 감당할 수 있도록 하는 것이다.

대개의 낮병원에서는 가족교육과 가족치료적인 측면을 혼용해서 시행하고 있다. 병에 대해서 잘 알지 못할 경우 질병 관리가 어려울 뿐 아니라 환자와의 갈등 가능성이 높아지고 이로 인해 객관적, 주관적 부담이 증가하기 때문에 교육과 치료는 서로 분리되기 어려운 점이 있다.

가족교육은 재발률을 감소시키는 효과가 있는 것으로 알려져 있다.[26] 이는 가족의 심리적 부담감을 감소시키는 간접적인 효과와 함께 효과적인 대응방법을 습득함으로써 질병관리에 도움을 주는 직접적인 효과 때문이라고 할 수 있다.

(1) 가족의 입장

1 보호자로서의 입장

① 경제적인 책임

안정적인 직업을 갖는 경우 외에는 가족이 경제적 책임을 지게 된다. 그나마 직업재활이나 알바를 통해 용돈을 버는 경우를 제외하면 치료비, 용돈 그리고 노후 생활비도 지불하게 된다.

② 입, 퇴원 등의 결정

중간 중간 입원을 해야 하는데 본인이 병을 인정하지 않는 경우 가족이 입원을 결정해야 한다. 즉, 당사자가 원치 않는 경우에는 가족이 이를 결정해야 한다. 나중에 원망을 하는 경우도 있고, 치료 과정에서 힘들어 하기 때문에 죄책감을 느낄 수도 있는 부분이다.

③ 문제 발생 시 뒤처리

피해의식 때문에 남과 시비가 붙거나 폭행 등의 문제가 생기는 경우가 많다. 배상 등의 책임을 지거나 심하면 법적인 책임도 져야 한다.

2 동거자로서의 입장

① 위생 관리 및 정리

환자의 상태가 어느 정도 좋아져도 오랫동안 병을 앓은 경우에는 자기 관리에 관심이 없어져서 자기 방 청소도 잘 하지 않고, 음료수 같은 것을 마시거나 담배를 피우고 나서 꽁초를 아무데나 버리는 식의 행동을 하는 경우도 많아 같이 사는 가족에게는 상당한 스트레스가 될 수 있다.

② 이웃과의 관계

병의 증세가 본인이나 가족에게만 영향을 미치면 그나마 다행이지만 그렇지 않는 경우도 많다. 밤늦게 음악을 큰 소리로 틀어놓는다든가, 거친 행동을 한다든가, 이웃에게 피해의식이 생겨서 '나를 감시하지 말라'는 등의 얘기를 하는 등의 현저한 문제를 일으키거나 학교나 직장에 나가지 않고 집 안에만 있으면서 스스로 이웃집 눈치를 보는 경우도 있다. 이로 인하여 이웃과 관계가 멀어지거나 더 불편해질 수 있으며, 가족이나 환자 본인에게 부담이 된다.

③ 생활 리듬의 불일치

낮에 자고 밤새도록 컴퓨터를 하는 등 규칙적인 생활을 하지 않아 생활 리듬이 바뀌고 그래서 가족에게 스트레스를 주기도 한다. 어떤 환자는 밤에 담배를 피우고 싶은데 마침 담배가 다 떨어지자 급기야는 쓰레기통을 뒤져 그 부스럭거리는 소리에 가족이 깨서 갈등이 생긴 경우도 있었다.

3 치료보조자로서의 입장

① 증상 관찰

환자가 자기 얘기를 잘 하지 않으려고 하거나, 불편한 점이 있어도 잘 모를 수 있기 때문에 가족이 환자 상태의 변화를 인식하고, 새로운 증상이 형성될 때 치료진에게 잘 알려 주는 것이 중요하다.

② 약물 관리

약을 잘 먹는 것이 무엇보다 중요한데, 약을 거부하거나 잊는 경우, 일부 약물을 빼먹는 경우, 아침저녁을 바꿔 복용해서 밤에 자지 못하고 낮에 자는 경우 등의 문제가 생길 수 있다. 그리고 약물 부작용이 생겼을 때 본인이 잘 모르더라도 가족이 알아서 얘기를 해 주면 치료자가 참고할 수 있다.

③ 얘기를 들어주고 설명하는 역할

주치의에게는 왠지 말문이 막혀서(긴장되거나 시간을 뺏는 느낌이 들 때 등) 말을 못 하더라도 가족에게 말을 하는 환자는 그렇지 않은 환자에 비해서 스트레스를 덜 받는다. 그러면 증상의 악화를 조금이라도 줄일 수 있다. 그리고 비현실적인 얘기를 하거나 오해를 했을 경우에도 가족이 잘 이해해 줄 수 있다면 환자의 스트레스를 줄일 수 있다.

④ 교육 및 지지가 필요한 대상으로서의 입장

① 지친 가족

환자의 뒷바라지 자체도 힘들고, 항상 환자를 우선시해야 하다 보니 자기의 힘든 부분은 뒷전으로 미룰 수밖에 없다. 그 결과 몇 년 이상 병이 지속된 환자의 가족 중 상당수는 심리적인 개입(위로, 현실적 도움 등)이 필요하다. 특히 어린 나이에 발병한 환자의 가족은 삶의 질이 더 저하될 수 있다.[27] 또한 환자가 없는 일반 가족에 비해 부부간의 정서적 안정이나 결속력이 약해질 수 있는데,[28] 이는 자녀가 병이 있을 경우 부모의 부부관계에 부정적 영향을 줄 수 있고 환자가 불안한 모습을 보일 때 가족 내 스트레스가 증가할 수 있기 때문이다.

② 병에 대한 몰이해

가족이 환자의 증상을 정확히 몰라서 생기는 오해와 갈등도 있다. 양성 증상을 보고 건방지다고 하거나, 의욕이 떨어지는 음성 증상을 보고 정신력이 약하다며 지나치게 다그치다가 싸우는 경우가 종종 있다. 이런 경우에는 병에 대한 정확한 이해를 할 수 있도록 교육을 받아야 한다.

③ 갈등의 상대방

가족과 함께 지내는 시간이 많기 때문에 갈등이 생긴다. 비슷한 예로 아무리 부부 사이가 좋더라도 남편이 실직해서 집에만 있게 되면 부부싸움이 잦아지는 경우를 들 수 있다. 아무리 가족이 병에 대해서 이해하고 환자가 조심한다고 해도 어쩔 수 없이 갈등은 생기므로 최대한 갈등이 좋은 방향으로 신속히 해결되어 나쁜 영향을 덜 미치도록 해야 한다.

(2) 가족이 느끼는 부담

정신분열병은 만성질환이기 때문에 장기간 치료를 해야 하고, 사회적 기능이 떨어지기 때문에 활동범위가 가정 내로 제한된다. 또한 증상이 아주 심하면 입원치료를 하지만 그렇지 않으면 집에서 지내게 되는데 이때 증상이 완전히 없어지지는 않기 때문에 같이 생활하는 가족에게 스트레스를 줄 수 있다. 가족이 받는 스트레스는 환자의 증상 및 행동적인 문제가 악화될 때 더욱 심화된다. [29)30)] 환자뿐 아니라 가족도 나름대로의 고통을 겪고 있으며, 가족이 경험하는 부담을 객관적 부담과 주관적 부담으로 나누어 연구한 결과를 살펴보면 다음과 같다.

가족이 느끼는 객관적인 부담은 경제적인 어려움, 가족관계, 대인관계, 사회생활, 여가활동, 집안생활, 가족 구성원의 건강 등이 있고, 주관적인 부담은 주로 부정적인 감정으로서 당황, 부끄러움, 수치, 불안, 걱정, 죄책감, 화, 원망, 슬픔, 비통, 불쌍, 연민, 걱정, 불안, 염려, 우울, 절망, 회의, 자포자기, 탈진 등이 있다.

이에 대한 내용을 정리해 보면 다음과 같다.

① 사회 경제적인 부담

- 환자는 나이가 들어도 수입이 없는 경우가 많은데 입원 시 상당한 치료비가 든다.
- 개인 활동이 제한되거나 가족 중 일부가 직장을 다닐 수 없게 된다.
  - 집에 있을 때 점심을 해 주어야 할 경우
  - 열쇠를 맡길 수 없어서 외출하고 돌아올 때 반드시 가족 중 한 사람이 집에 있어야 하는 경우
- 취미생활이나 친구를 데려오는 것이 어렵다.
- 자기 관리가 안 되는 환자의 경우, 가족이 집안일뿐 아니라 환자의 위생까지 챙겨야 한다.

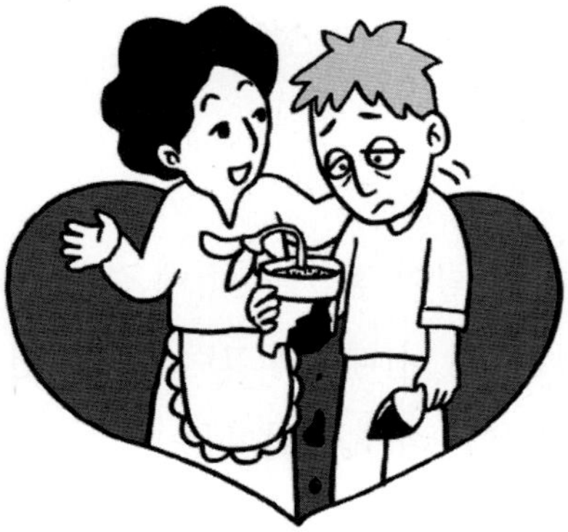

② 심리적인 부담

- 낙인, 사회적 시선 의식
- 상실감과 좌절
- 불안
- 우울/죄책감
  - 잘 돌보지 못했다는 죄책감
  - 초기 증상을 몰랐을 경우 병이 악화된 것은 자신의 탓이라 생각함

가족에게 특히 더 부담을 주는 요인이 환자의 나이, 병을 앓은 기간(유병기간), 총 입원기간 등이라는 보고도 있다.[31] 즉, 환자가 장기간 병을 앓고, 자주 입원하고, 점차 나이가 들수록 부담을 느낀다는 것이다. 실제로 우리나라는 다른 나라에 비해 정신분열병과 같은 심한 질환을 앓고 있는 정신장애인에 대해 국가의 보호나 책임은 적고 가족의 부담은 크다. 그런데 환자가 수차례 입퇴원을 반복하고, 아무 일도 하지 못한 채 30대가 되면 부모는 보통 60대나 70대가 되므로 계속하여 고액의 입원비를 감당할 능력이 안 되는 경우가 많다. 그래서 이때에도 증상조절이 잘 안 되어서 입원의 위험이 있는 환자는 호전을 기대하는 심정이 아닌, 어쩔 수 없는 마음으로 저가의 병원에 입원을 하게 되는 경우가 많다. 그때 가족이 느끼는 경제적, 심리적 부담감이 상당하여 환자의 상태가 정말로 심각하지 않다 하더라도 꾸준한 치료를 하기 힘들어진다.

(3) 가족의 대처

가족 중에 누군가 한 사람이 정신분열병에 걸리면, 나머지 가족에게도 커다란 부담이 된다. '혹시 나 때문에 그런 것은 아닌가?' '혹시 남편(혹은 부인)의 가족 중에 그런 환자가 있어 유전된 것은 아닌가?' '우리가 자식을 잘못 키워서 그런 것은 아닌가?' '나도 저런 병에 걸리는 것은 아닌가?' 등의 걱정을 하게 된다.

이를 볼 때, 환자를 위해서나 가족 자신을 위해서나 정신분열병에 대한 가족의 이해는 꼭 필요하다.

① 발병/재발 시

발병/재발 시에는 조기에 그런 상태를 발견하여 대처할 수 있도록 하는 것이 중요하다. 요즘 정신과에 대한 인식이 예전보다 좋아지고 정신분열병에 대해서도 더 많이 알게 되긴 했지만 여전히 첫 발병 시에는 조기 발견이 잘 안 되고 있다. 그러나 가족이 병에 대한 교육을 받아 재발의 조기 증상을 알고서 적절한 시기에 조치를 취할 수 있게 된다면 재발을 미리 예방하거나 더 심각한 상태가 되지 않도록 도와줄 수 있다.

② 퇴원 시

퇴원은 치료의 끝이 아니라 새로운 치료의 시작 단계로서, 퇴원 후의 치료 또한 중요하다. 퇴원 시의 환자의 상태를 정리해 보면 다음과 같다.

- 증상은 많이 없어졌지만, 아직도 약간은 남아 있다. 그래서 증상 때문에 타인을 불편하게 느끼고, 병에 대한 인식 때문에 스스로에 대해서 불편함을 느낀다.
- 세상(외부세계)을 대하는 나름대로의 방식이 있고, 그에 따라 판단하고 행동한다. 자신이 모르는 사람들의 주목을 받고 있고, 밖에 나가면 그 사람들이 자신을 보고 있기 때문에 불편해서 나가기 싫다고 한다.
- 때로 더 힘든 것은 가족 중의 누군가에게 피해망상이 있는 경우다. 가족이 자신을 감시하고, 정신과 약을 먹인 후에 기도원에 보내려 한다고 생각한다.
- 말로 표현하는 데 어려움이 있다. 때로는 그림이나 몸짓으로 표현하는 편이 더 낫다고 생각하며, 가족이 자신의 표정이나 태도만 보고 이해해 주길 바란다.
- 머릿속의 세계(망상, 환청)와 현실 세계가 완전히 구분이 안 되는 혼동 상태이며, 사소한 문제 때문에도 결정을 하지 못하고 갈등을 느낀다. 복잡한 요구를 할 경우 잘 알아듣지 못한다. 또한 복잡한 상황에서 간단한 얘기를 해도 잘 모를 때가 있다. 그래서 질문도 처음에는 간단명료하게 하는 것이 좋다. 때로는 이런 모습에서 지능이 떨어지고 바보가 된 것이 아닐까 하는 걱정을 하기도 하지만, 발병 초기에 이런 모습을

보이는 것은 지능과 관련이 있다기보다는 앞서 언급한 것처럼 증상으로 인한 혼란스러움 때문에 적절히 반응하지 못하는 것이다.

③ 환자가 할 수 있는 것과 없는 것: 현실적인 기대의 중요성

환자에게 적절한 기대를 하는 것은 환자의 자존심을 살려 주고, 삶의 의미를 느끼게 해 주며, 힘든 투병 생활을 견디도록 도와준다. 그런데 '적절한 기대' 라는 말은 쉽지만 실제로 환자를 옆에 두고 있는 가족에게는 매우 어려운 문제다. 대개는 가족이 지나치게 서두르거나 압박감을 주는 경우가 많기 때문에 우선은 조금 느긋하게 대하고 기대 수준도 어느 정도 낮추는 것이 좋다.

특히 퇴원 직후에는 환자가 여전히 취약한 상태로 가족에게도 낯설음을 느끼기 때문에 우선 안정을 시켜 주는 것이 좋다. 발병 초기에는 환자의 상태가 계속 변하기 때문에 환자에 대한 기대가 늘 똑같을 수는 없다. 즉, 퇴원 직후에는 혼자 두지 말고, 아무것도 시키지 않으면서 증상을 없애고 약을 잘 먹게 하는 것부터 시작해서 점차 상태가 호전, 안정될수록 가벼운 집안일도 시키고 경우에 따라서는 아르바이트 같은 일도 해서 자기 용돈을 벌게 할 수도 있다. 다만 모든 변화는 환자에게 스트레스가 될 수 있기 때문에 주의 깊게 관찰해야 하고, 어떤 경우든 갑작스러운 변화보다는 점진적인 변화가 도움이 된다.

또한 환자가 병에 걸리게 되면 감정을 느끼는 능력, 관계 맺는 능력, 생각하고 행동하는 능력이 달라지기 때문에(대개는 떨어짐), 증세가 없다고 해도 다른 사람같이 느껴질 때가 있고, 옛날에 좋아하던 일을 시켜도(음악감상, 화초에 물주기 등) 별로 반응이 없을 수도 있다. 그러나 환자의 기본 성격이나 취향은 일부 남아 있으므로 반응이 없거나 예전처럼 적극적인 반응을 보이지 않더라도 미리 포기하기보다는 시간을 두고 반복적으로 시도하면서 환자의 반응을 보도록 한다.

가족에 대한 정신의학계의 입장은 시간이 지나면서 극적으로 변화해 왔다. 정신분석이 득세할 때는 가족을 주로 병의 원인적인 요인으로 생각해서 치료 방법 중에 '부모와의 격리'가 있을 정도였다. 그러다가 1970년대를 넘어서면서 정신분열병의 생물학적인 요인이 원인으로 대두되면서 가족 때문에 병이 생긴다는 인식은 많이 줄어들었다. 그러나 이때까지도 주로 가족이 전적으로 환자의 치료에 대해서 책임을 져야 한다는 시각이었다. 하지만 시간이 갈수록 가족 내에 환자가 있을 때 가족 전체가 얼마나 큰 어려움을 경험하는지가 알려지면서 가족 자체가 치료의 대상으로 여겨지게 되었고, 가족치료의 방향도 치료자로서의 가족과 같이 고통을 겪는 사람으로서의 입장을 같이 감안해서 대하게 되었다.

낮병원에서도 초기에는 가족에게 주로 치료의 보조자로서의 역할을 기대했으나 가족 또한 환자 못지않은 힘든 삶을 살아가고 있으므로 가족교육이나 가족모임에서도 가족의 도움만을 강조하기보다는 가족의 어려움을 이해하고 정서적인 지지를 제공하는 방향으로 변화하고 있다.

또한 치료에 대해 소극적인 환자의 경우, 가족이 단순히 치료를 권유하거나 약을 잘 먹을 수 있도록 신경 써 주는 정도로도 도움이 되지만, 환자가 자신의 병에 대해서 아예 인정을 하지 않는 경우에는 치료에 대한 거부감이 크거나 심한 경우 입원 치료가 필요하게 되어 가족의 부담은 더 커지게 된다.

이처럼 가족은 치료와 재활에 매우 중요한 역할을 하기 때문에 가족이 오랫동안 꾸준하게 환자에게 힘이 되어 줄 수 있도록 하는 것이 중요하다. 우리나라의 현실에서 가족이 치료에 회의를 느끼거나 지칠 때 환자의 운명이 장기 입원 쪽으로 굳어지는 경우가 많아서 환자의 인권을 생각하면 가족에 대한 교육 및 지원은 재활치료에서 빼놓을 수 없는 부분이다.

(4) 가족에 대한 개입

① 질병 교육

병에 대해 알게 됨으로써 부적절한 행동이나 말로 표현되는 환자의 증상에 대해 부정적으로 인식하기보다는 병으로 인한 것으로 이해하고, 대처 방법에 대한 교육을 통하여 치료에 도움을 줄 수 있다.

② 갈등 해소

정신분열병 환자와 가족은 하루 종일 같이 지내기 때문에 갈등에 빠지기 쉽다. 갈등은 환자 입장에서는 증상 악화와 재발을, 가족의 입장에서는 지치게 하기 때문에 서로 마음을 상하지 않고 갈등을 해결할 수 있어야 한다.

갈등해소의 원칙은 다음과 같다.

① 병에 대해서 확실히 알아야 한다

병에 대한 올바른 이해가 없는 경우, 가족은 환자가 증상으로 인해 보이는 공격적 모습이나 무관심한 태도를 환자가 가족을 거부하거나 관심이 없어서 보이는 행동으로 생각하여 상처를 받게 된다.

특히 평상시에는 정상적인 모습을 보이는 반면 특정 상황에서만 이러한 거부적인 태도를 보일 때 어디까지가 증상이고 어디까지가 환자의 본심인지를 판단하는 것은 쉽지 않다. 또한 무기력하고 의욕이 부족해지는 음성 증상의 경우, 게으르거나 정신력이 약한 것으로 오해하여 환자에 대해 비난하거나 지나친 요구를 하기 쉽다. 이처럼 환자의 행동에서 증상 때문에 나타난 부분을 이해하고 적절히 대처하기 위하여 병에 대한 이해가 중요하다.

② 지나친 기대감을 갖지 않는다

병에 대해서 잘 알지 못할 때의 또 한 가지 반응은 기대치가 높아진다는 것이다. 기대를 버리지 않는 것은 건강한 것이지만 환자의 상태와 맞지 않을 경우에는 부담을 주어 갈등이 생기는 이유가 된다. 특히 병전 기능이 좋았고 증상이 갑자기 나타났다가 비교적 쉽게 조절이 되었을 때 이런 현상이 생기기 쉽다. 정신분열병은 대개 첫 발병 시 약물에 대한 치료반응이 나중에 몇 번 재발되었을 때에 비해서 더 좋은 것으로 알려져 있기 때문에 병의 심각함을 잘 모르는 경우가 많다.

그런데 일단 발병하고 나면 발병 전에는 느끼지 못했던 어려움이 생겨서 병전 기능을 회복하지 못하는 사례가 많다. 이러한 어려움을 구체적으로 살펴보면 다음과 같다.

- 양성 증상으로 인한 대인관계의 어려움
- 인지기능저하로 인한 학습능력 저하
- 우울/불안으로 인한 의욕저하
- 충동조절능력저하로 인한 지속적 업무수행의 어려움

③ 부정적인 감정 표현은 발병과 재발의 중요한 원인이 된다

부정적인 감정 표현은 앞에서 언급한 것처럼 발병과 재발에 큰 영향을 준다. 그런데 가족이 어려워하는 것 중 하나가 언제 그리고 어떤 감정을 참거나 표현해야 하는지다. 대개는 처음에는 부정적인 감정표현을 하다가 병이 난 것을 알고 나면 반대 극단으로 치달아서 지나치게 표현을 하지 못하는 경우가 많다. 부정적인 감정표현에서 재발과 관련이 있다고 알려진 것은 비난과 지나친 감정적 개입이다. 어떤 경우에는 가족이 환자의 발병이 자기 때문이라고 잘못 생각해서 심한 죄책감을 갖고 힘들어하는 경우도 있다. 죄책감을 가지면 반대로 환자에게 더 민감해져서

간섭이나 개입을 더 많이 하게 되는 부작용이 있으므로[32] 두 가지 모두 피해야 한다.

부정적인 감정은 치료진과의 면담을 통해서 해소하거나 다른 해소 방법을 찾아 해결해야 하며, 부정적 감정의 해소가 환자를 긍정적으로 대하는 데 도움이 된다. 반면 발병 후 좋지 않은 방향으로의 변화가 많기 때문에 어떤 경우에는 감정을 해소하는 것이 힘들 때가 있다. 하지만 이런 경우에도 부적절한 행동을 덜 하거나, 조금이라도 더 나아진 모습이 보이면 그것을 인식하고 함께 기뻐할 수 있어야 한다. 이런 식으로 환자나 발병 그리고 투병 과정을 덜 부정적으로 볼 수 있게 하는 노력이 가족과 환자 사이의 갈등을 줄여 주고 좀 더 편안하게 재활과정을 거치는 데 도움이 될 수 있다.

④ 일관된 태도를 유지하도록 한다

정신분열병과 같은 심각한 정신질환은 대개 만성적인 단계를 밟는다. 증상이 처음부터 잘 낫지 않고 오래가거나, 일시적으로 증상이 없어졌다고 해도 증상이 사라진 것일 뿐(관해), 병이 근본적으로 없어지는 것(완치)은 아니다. 그런데 대개 처음에는 지나치게 관심을 갖다가 나중에는 지쳐 포기해 버리는 사례가 많다.

이런 식으로 일시적으로 지나치게 잘해 주는 것은 좋지 않다. 그 이유는 환자 편에서 지나친 기대를 하게 되고, 대하는 태도가 바뀌면 상황은 이해하더라도 오해를 할 가능성이 높다. 만약 피해망상 등의 증상이 심할 경우에는 이런 왜곡이 더욱 심해질 위험성이 크다.

따라서 가장 좋은 것은 처음에는 지나친 관심이나 걱정을 감소시키는 쪽으로 마음을 조절하고, 시간이 지나서는 증상이 아주 심하지 않은데도 쉽게 입원시키고 싶을 때 그런 마음을 자제하고 환자 입장에 서서 최선의 길을 찾으려고 하는 것이다. 물론 이는 쉽지 않은 일이며, 낮병원처럼 집중적인 개입을 하는 재활치료기관의 도움을 받아야 한다.

⑤ 다양한 치료 정보를 습득하도록 한다

정신질환은 잘 모르고 접하게 되면 매우 당황스럽고 심리적 고통이 큰 질병이다. 때로는 많이 아는 것이 문제가 되기도 하지만 대체로 잘 몰라서 적절한 태도나 개입을 하지 못해서 생기는 이차적인 문제가 많기 때문에 정확하고 유용한 정보를 많이 접하는 것이 상당히 도움이 된다. 즉, 가족 중의 한 사람이 병에 걸리게 되면 병의 치료에 참견하고 훈수를 두는 사람의 수가 두 손으로도 꼽을 수 없을 정도다. 이럴 때 투병에 직접적인 역할을 하고 있는 가족이 정확한 정보를 모르면 많은 혼란과 시행착오 속에 상실감을 자주 경험하게 된다. 정신질환으로 인한 사회경제적 손실은 대개 처음 몇 년 안에 발생하기 때문에 초기에 정확한 정보를 가지고 적절한 대처를 하는지 여부가 장기적으로 봤을 때 큰 차이를 만들어 낼 수 있다.

미리 알아 두어야 할 정보

- 병의 증상, 재발 경고 증상
- 약물이나 기타 치료방법
- 낮병원이나 정신보건센터, 사회복귀시설 등의 재활치료시설(부록 참조)
- 지역사회 내에서의 다양한 자원과 혜택(부록 참조)
- 장애인 관련 복지혜택(부록 참조)

③ 역할 제한

심한 정신질환의 재활과정에서 가족이 무한책임을 질 수는 없다. 이는 가능하지도 않고, 혹시 그렇게 한다고 해도 환자에게 도움이 되지도 않는다. 가족이 해야 할 일은 치료적 자원의 파악과 조정 역할을 담당하는 전문가와 긴밀히 의사소통을 하면서 가족에게 주어진 역할을 하는 것이다.

가족 역할의 구체적인 내용은 개인별로 다르기 때문에 전문가와 이런 부분을 의논하고 역할 분담을 하는 것이 초기의 가족상담의 주된 과제다.

④ 스트레스 해소법 개발

가족이 받는 부담은 매우 크고, 병이 완치가 잘 안 되기 때문에 책임을 벗어 버리지 않는 한 부담에서 완전히 자유로워지기는 힘들다. 따라서 우선 부담의 정도를 낮추는 것이 필요하고, 그래도 어쩔 수 없는 부담은 나름대로 해결할 수 있는 방법이 있어야 한다.

가장 흔히 하는 스트레스 해소 방식은 참는 것이다. 참는 것은 성격에 따라서 잘 하는 가족도 있겠지만 이는 한계가 있다. 풍선에 바람이 너무 들어간 경우 그 바람을 빼 주지 않으면 언젠가는 터져 버리는 것처럼 가족의 해결되지 못한 스트레스는 어떤 식으로든 환자에게 다시 돌아가게 되어 있다. 이런 점은 불만스러운 표정처럼 금방 눈에 띄는 것도 있지만, 삶의 기쁨을 포기한 듯한 태도처럼 눈에 잘 보이지 않는 것도 있다.

또한 같이 사는 환자는 구체적인 내용은 모르더라도 어떤 식으로든 가족이 경험하는 스트레스나 불만을 느끼게 되며, 그런 경우 자기가 가족에게 짐이 되거나 쓸모없는 인간이라는 자기비하에 빠질 수 있다. 피해의식이 있는 경우에는 가족의 부담스러운 표정을 현실과는 전혀 상관없이 극단적으로 받아들여서 공격적인 태도나 자살과 같은 자해를 시도할 수도 있다. 더 막연한 경우에는 그 부담 자체가 무엇인지 전혀 파악되지 않은 채 증상 악화만 초래할 수도 있으며 아주 오랜 시간이 흐른 후에 가족에게 짐이 되었다는 자책감으로 명확하게 인식되는 사례도 있다.

그러므로 가족은 환자 보호자의 역할만 할 것이 아니라 자기 나름의 삶을 가져야 하고, 스트레스는 환자에게 부담을 주지 않는 방식으로 풀어야 한다. 그 방식은 종교가 될 수도 있고, 레크리에이션이나 여행이 될 수도 있으며, 무엇이든 자기 현실에서 지속적으로 그리고 편리하게 할 수 있는 방식으로 개발해야 한다.

⑤ 갈등 해소를 위한 대처기술 개발

앞의 방식으로 갈등이 생길 가능성을 줄여 준다면 이와 더불어 실제로 생긴 갈등을 해결하는 방식 또한 개발, 습득되어야 한다. 이 방식은 가족과 환자의 성격이나 배경, 가족과 환자의 관계 등 많은 요인에 의해 결정되기 때문에 결론은 '사람마다 다르다'고 할 수 있다.

그러나 기본 원칙은 타협이다. 물론 응급상태에서 환자의 동의를 거치지 않고 강제 입원을 시켜야 하는 경우도 있지만 대개는 타협과 조정을 해야 한다. 환자는 증상이 심하면 타협하지 않으려 하고, 가족은 어느 선까지 주장을 하고 어느 선에서 양보를 해야 할지 모르는 경우가 많아서 일상생활에서 문제가 생겼을 때 쉽게 판단하기가 힘들다. 그러므로 이런 경우에도 전문가와 의논해서 조정하는 것이 좋다.

두 번째 원칙은 현실적인 대처가 중요하지만 정서적인 대처도 중요하다는 것이다. 환자가 어떤 주장을 했을 때, 논리적으로 틀린 얘기가 나올 가능성이 많다. 예를 들면, 대학을 나오지 않은 사람이 나이가 많이 든 후 새삼 대학교에 가겠다고 할 때, 현실적으로 그 사람이 대학입시에 성공할 수 있는 가능성, 그리고 그때 대학입학이 주는 효과 등을 따져 보면 현실적인 타당성이 없을 수도 있다. 때로는 과거에 시간과 돈만 버리고 실패한 유사한 경험이 있을 수도 있다. 이런 경우에는 가족이 선뜻 찬성하기 힘든데, 그렇다고 처음부터 반대를 하면 공격적인 태도를 보일 수 있으니 주의해야 한다. 이때 치료진이 개입해서 얻을 수 있는 가장 무난한 결말은 그런 주장을 지지하고 격려해 주면서, 대학입시 종합반 등록에 앞서 시험적으로 단과반 한두 개를 등록해서 테스트를 하게 하는 것이다. 이런 경우 대부분 자신이 무시당하지 않고, 자기의 주장이 존중받고 수용되었다는 점에서 심한 저항을 보이지 않는다.

물론 처음부터 이런 합리적인 방식으로 개입하는 가족도 있지만 그럼에도 환자가 받아들이지 않는 경우가 있다. 하지만 이런 가정에서는 약간의 갈등은 발생하지만 불필요한 더 큰 갈등은 피했다는 점에서 의미를 부여할 수 있었다.

타협에서 중요한 점은 절대 허용할 수 없는 선과 허용할 수 있는 선을 분명히 하고, 허용할 수 있는 것은 양보를 해서 감정을 상하지 않게 하는 것이다. 가족은 흔히 하나를 양보하면 환자가 계속해서 억지스러운 주장을 할 것을 염려하여 처음부터 팽팽하게 대립할 때가 있다. 물론 처음부터 분명히 입장을 밝혀야 할 때도 있지만 불필요하게 마찰이 생겨서 정작 중요한 부분에서는 양보와 협조를 얻어 내지 못하는 일이 생기기 때문에 이는 바람직하지 못하다. 이럴 때 허용할 수 있는 선은 환자의 기분이 상하지 않도록 선선히 양보하고 허용이 안 되는 선은 확실히 해 주어 적절한 타협이 되도록 해야 한다.

2. 발달 낮병원

발달 낮병원에서는 발달장애, 지적장애 등을 가지고 있는 아동뿐 아니라 학습에 대한 어려움 및 정서적 불안정을 경험하는 아동을 대상으로 인지/학습, 정서, 행동, 대인관계에서의 향상을 통하여 가정 및 학교에서 잘 적응할 수 있도록 돕는 프로그램을 제공하고 있다.

소집단별 맞춤 프로그램을 통한 체계적인 치료 교육을 하고 있으며, 치료 교육 이외에도 다양한 역동적 프로그램을 통하여 아동의 발달을 촉진할 뿐 아니라 아동의 고유한 특성을 존중하고 잠재력 계발을 중요시한다.

1) 발달 낮병원의 체계

발달 낮병원의 구체적인 내용은 다음과 같다.

(1) 발달 낮병원의 시간 규정

성인 낮병원과 마찬가지로 발달 낮병원 역시 건강보험의 규정에 따르면 하루 6시간 이상을 치료 환경에서 머물면서 치료를 받을 경우 낮병원 치료를 받은 것으로 인정하고 있다.

(2) 치료의 성격

발달장애의 경우, 장기간의 다양한 치료가 필요한 경우가 많고 이로 인하여 가족이 경험하는 경제적, 시간적 부담이 상당한 편이다. 또한 현실적으로 아동에게 맞는 치료 환경을 제공해 주는 것이 쉽지 않다. 이에 발달 낮병원을 통하여 구조화된 치료적 환경을 제공하고 개별적인 치료뿐 아니라 다양한 집단 프로그램 등을 통하여 사회성을 키우고 학교에 적응하는 데 도움을 주게 된다.

(3) 낮병원의 치료기간

학교 시간과 겹치거나 학교에서 제공하는 프로그램에 참여하게 되는 경우가 있어서 아동의 상태 및 상황에 따라 치료 기간은 달라지는데, 보통은 장기간의 지속적인 치료가 필요하다.

2) 치료진의 구성

발달 낮병원의 경우도 다음과 같이 다양한 치료자로 구성되어 있다.

(1) 정신과 전문의

기관에 따라 차이가 있을 수 있으나 대체로 낮병원에서 정신과 전문의는 진단 및 투약 등 상당히 중요하고 총괄적인 역할을 맡게 된다.

① 진단

아동의 경우 정확한 진단을 통한 치료 개입이 매우 중요하다. 산만하고 부주의한 모습을 보이는 경우, 이는 ADHD일 수도 있으나 정서적인 문제로 인하여 나타나는 행동일 수도 있다. 이를 잘 변별하여 정확한 진단을 내리는 것이 효과적인 치료를 위한 필수 사항이다.

② 약물 처방

자녀가 약을 복용하는 것을 부담스러워하는 부모가 많고 실제로 ADHD 약물의 경우 아동의 식욕을 저하하거나 수면 방해를 하는 등의 부작용이 있을 수 있다. 하지만 중요한 것은 아동이 한참 배우고 좋은 경험을 해야 할 시기에 증상으로 인하여 학습에 집중하지 못하고, 다른 사람으로부터 지속적으로 부정적 평가를 받게 되면 자신감이 없어지는 것은 물론 자신에 대해 부정적으로 생각하게 되어 실제로 성취할 수 있는 부분도 줄어들게 된다. 이에 의사와의 정확한 상담을 통하여 아이에게 도움이 될 수 있다면 약물을 처방받는 것이 바람직하다.

③ 아동 면담 및 부모 면담

낮병원에서 지내는 아동의 상태를 관찰하여 이에 맞는 치료적 개입을 하기 위하여 정기적인 면담을 하게 되며, 가정과의 연계를 위하여 부모 면담을 실시하기도 한다.

④ 전체적인 조율

다양한 치료자가 함께 일하기 때문에 아동의 상태를 파악하고 효과적으로 치료적 개입을 하기 위해 총괄 책임자가 필요하며, 병원에서 운영하는 낮병원의 경우, 주로 의사가 그 책임을 지게 된다.

(2) 사회복지사, 임상심리사, 간호사

사회복지사, 임상심리사, 간호사의 경우, 주로 실무 역할을 하게 되며 사례 관리, 집단 및 개별 치료 프로그램 진행, 가족 상담 등의 공통 업무뿐 아니라 개별 업무를 수행하기도 한다.

① 공통 업무

① 사례 관리

각자 담당하고 있는 아동의 생활 관리를 위하여 식사 등의 자조 기술을 훈련시키고 출석 시간을 지키도록 하며, 다른 아동과의 관계에서 문제가 생기거나 문제 행동을 보이면 이를 중재하는 등 전반적으로 잘 적응하도록 돕는 역할을 한다.

② 집단 및 개별 치료 프로그램

주로 사회성 증진 프로그램이나 인지재활 프로그램, 사회재활 프로그램 등의 치료 프로그램을 진행한다. 아동의 욕구나 필요에 따라 다양한 프로그램을 개발하고 시행하기도 한다.

③ 가족 상담

일관성 있고 꾸준한 생활 관리를 위하여 부모와 연계하는 것이 상당히 중요하다. 이에 통신문이나 전화, 대면 면담 등을 통하여 낮병원 생활에 대해 알려 주고 집에서 어떻게 지도해야 하는지, 가정에서의 생활은 어떠한지 등에 대해 서로 교류하는 시간을 갖는다.

② 개별 업무

사회복지사는 사업 전반에 대해 관리하고 낮병원 운영 관련 행정 업무를 하게 된다. 임상심리사는 심리 검사 및 진단 검사 등을 통하여 진단 및 평가에 관련된 업무를 실시한다. 그리고 정신보건 간호사는 약물 조제 및 사례 관리 등에 관련된 사항을 하게 된다.

(3) 치료사

치료사는 주로 맡은 분야의 치료를 한다. 음악치료사는 음악을 통하여, 미술치료사는 미술을 통하여, 운동치료사는 운동 및 검사 등을 통하여 아동이 가지고 있는 감정적 어려움을 해결하고 스트레스를 해소하도록 돕게 된다. 또한 학습치료사는 주로 학습치료를 담당하게 되며, 아동의 수준에 맞는 학습 지도를 통하여 학업 능력을 키우도록 한다.

(4) 자원봉사자

발달 낮병원의 경우, 아동의 수준이나 능력에 따라 다양한 개입이 필요하며, 아동이라는 특성으로 인해 성인 낮병원에 비하여 개별적인 도움이 필요한 경우가 많아 자원봉사자의 역할 역시 상당히 중요하다. 자원봉사자의 경우, 아동 및 장애에 대한 이해가 필요하기 때문에 대부분 교육이나 실습을 받은 후에 활동한다.

자원봉사자는 사회성 증진 프로그램 같은 치료 프로그램에 보조치료자로 활동을 하기도 하고, 집단 프로그램에서 산만하거나 통제가 안 되는 아동처럼 개별 도움이 필요한 아동에게 도움을 주기도 하며, 컴퓨터 등의 개별 프로그램을 진행하기도 한다.

3) 대상 환자군

전반적 발달장애(자폐성 장애), 지적장애, ADHD, 학습장애, 기분장애, 불안장애, 강박장애 등 장애 진단을 받은 아동과 진단은 받지 않았으나 학교생활에 적응하지 못하거나 감정 조절이 안 되는 경우, 대인관계상의 문제로 인하여 어려움을 겪는 경우 등 다양한 아동이 낮병원에 다닐 수 있다.

〈표 2-9〉 낮병원의 적절한 환자군과 부적절한 환자군

적절한 환자군	• 스스로든 부모가 도와주든 간에 낮병원에 등원이 가능한 경우 • 낮병원에 다녀야 하는 것을 인식하고, 지시 사항을 이해하고 참여하는 것이 가능한 경우
부적절한 환자군	• 공격성이나 폭력성이 심하여 다른 사람과 함께 지내기 어려운 경우 • 자살 위험이 있는 경우 • 낮병원을 다니기 힘들 정도로 증상이 심한 경우 • 지나치게 의존적인 경우 • 치료자에게 협조가 안 되는 경우

4) 발달 낮병원 생활 안내

(1) 등록 절차

기관마다 등록 절차에 차이가 있을 수 있으며, 보통 다음과 같은 순서로 진행된다.

전화상담 후 방문예약 → 외래진료 → 발달 낮병원 등록

(2) 규칙과 문화

발달 낮병원 역시 기본 규정은 낮병원과 같다. 단, 대상자가 의사 표현을 하지 못하는 경우도 많아 아동의 욕구나 특성을 충분히 고려하면서 보호자와 긴밀한 협조를 해야 한다. 수업은 목적이나 대상자의 특성 등에 따라 집단 혹은 개별로 하게 된다.

5) 낮병원 프로그램

아동의 지적, 인지적 능력을 향상시키고, 스트레스를 해결할 수 있는 능력을 키우며, 감정 및 행동을 조절할 수 있도록 다양한 프로그램을 진행한다.

인지재활 훈련, 사회재활 훈련(편의점 훈련), 자기주장훈련, 미술 · 음악치료, 레크리에이션, 특기활동, 운동 등의 프로그램이 시행될 수 있다.

〈표 2-10〉 다양한 낮병원 프로그램

	목표	방법
인지재활 기본훈련	인지기능에 관련한 다양한 활동을 반복적으로 훈련함으로써 인지기능을 향상시킨다.	인지 관련 단계별 목표를 세우고 세분화된 훈련을 반복하여 실시한다.
사회재활훈련	지역자원 활용기술과 사회기술을 실제 상황처럼 훈련함으로써 사회적 적합성을 향상시킨다.	편의점처럼 환경을 설정하여 물건을 구입하는 방법, 돈의 거래방법, 용돈관리, 언어 표현 훈련 등을 실시하고 지역사회 자원의 종류를 습득하고 활용하는 훈련을 통해 사회기술을 향상시킨다.
편식 및 식사예절 지도	식사에 대한 바른 태도를 익히고, 원활한 신진대사를 위한 바른 섭식습관을 갖도록 한다.	또래 친구와 함께 식사를 하면서 감사하기, 기다리기, 바른 자세로 골고루 먹기, 식사 후 빈 그릇 처리하기, 양치질하기 등을 실시한다.

운동치료(요가)	요가를 통해 심신의 기능을 향상시킨다.	보호자 또는 자원봉사자와 함께 요가동작을 따라 함으로써 긴장된 몸을 유연하게 풀어 주어 심신의 휴식과 안정을 유도한다.
실내운동	다양한 운동방법을 통하여 눈 · 손 · 다리 협응력과 체력을 향상시킨다.	포켓볼, 기계탁구, 펌프 등을 실시한다.
미술치료	비언어적인 미술표현을 통해 자유롭게 자신의 내면세계를 표출하게 하고, 이러한 과정을 통하여 아이를 이해하며 보다 적응적인 상태로 이끈다.	전문 미술치료사와 전문 자원봉사자를 통해 지도한다.
레크리에이션	긴장을 풀고 즐겁고 편안한 시간을 보내도록 하며, 다른 사람과 쉽게 친해지는 계기를 만들어 준다.	전문 치료레크리에이션 강사와 자원봉사자를 통해 지도한다.
음악치료	음악을 듣거나 악기를 다루는 활동을 통하여 정서적 안정감뿐 아니라 신체적으로도 이완하거나 활력을 경험할 수 있게 된다.	전문 음악치료사와 전문자원봉사자를 통해 지도한다.
가족상담 및 교육	아동이 경험하는 증상 등에 대해 교육하고 아동의 행동 수정 상황, 프로그램 평가, 진로 계획, 보호자의 정신건강문제 등에 대해 함께 의논하여 치료의 효과를 극대화시킨다.	집단상담 및 교육, 개별상담을 통해 이루어진다.
행동 치료	올바른 생활 습관을 습득하도록 하고 부적절한 행동 패턴을 수정하기 위해 목표 행동을 정하여 실행하도록 함으로써 긍정적 행동은 늘리고 부정적 행동은 줄일 수 있도록 도와준다.	오리엔테이션 시 보호자를 통해 행동패턴 특성과 강화 행동, 소거 행동 자료를 받고 그것을 토대로 행동체크표를 작성한 후 훈련 기간 내에 보호자 또는 전문 자원봉사자를 통해 기록, 분석하여 잘한 행동은 보상하고 잘못된 행동은 무시하는 등의 방법을 통하여 행동을 수정한다.

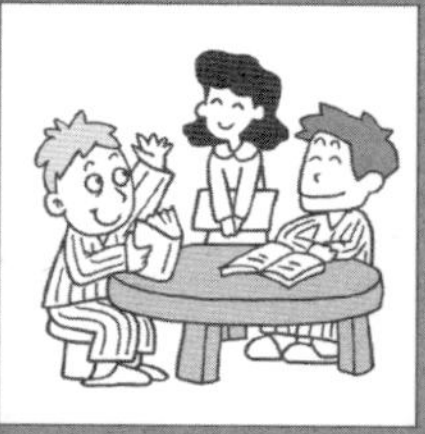

03

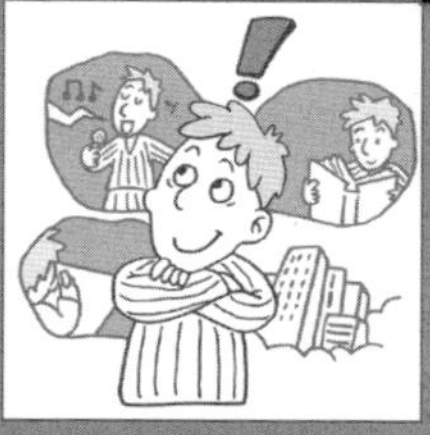

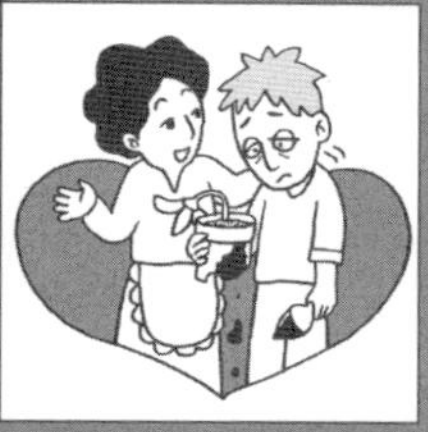

낮병원과 관련된 질병

1. 정신분열병
2. 양극성 장애
3. 주요우울장애(우울증)
4. 강박장애
5. 청소년기 정신과적 문제

1. 정신분열병

1) 정신분열병에 대한 이해

정신분열증은 망상 · 환각 등으로 인한 문제뿐 아니라 의욕이 없고 감정을 잘 느끼지 못하며 고립되는 경우가 많아 낮병원 치료경과 및 예후를 통한 재활치료가 필요하다.

(1) 임상 양상

정신분열병은 뇌 이상으로 인해 생기는 환청이나 망상 등의 양성 증상, 생각이나 감정 그리고 자발성이 현저하게 줄어드는 음성 증상, 기억력이나 판단력 같은 인지기능의 저하 등의 다양한 증상으로 이루어진 만성질환이 있다.

(2) 경과 및 예후

정신분열병의 전 세계적 평생 유병률은 인구의 1%로서 인구 100명당 1명은 걸릴 수 있는 흔한 정신질환 중 하나다. 연구 결과를 보면, 완전히 낫거나 또는 완전히 나은 상태로 지내다가 다시 재발하는 경우보다는 증세가 어느 정도 남아 있으면서 중간 중간에 재발하는 경우가 많은데, 재발 간격이나 증상 정도는 조금씩 차이가 난다. 또한 치료의 목표도 완치보다는 재발 간격을 얼마나 길게 하며, 재발 시 증상을 신속히 완화시키고, 조기에 발견하여 초기에 치료함으로써 퇴원을 앞당겨 통원치료가 가능하게 하는 것이다.

정신분열병은 갑자기 발병하는 유형과 서서히 발병하는 유형으로 나눌 수 있다. 1980년대 이후 이와 같이 분류하기 시작했으며 아직은 확립된 이론은 아니지만 재활치료 측면에서 볼 때, 제공하는 서비스와 예후가 매우 다르기 때문에 유용하게 쓰인다.

갑자기 발병하는 경우가 서서히 발병하는 경우에 비해 예후가 더 좋은 것으로 알려져 있는데, 갑자기 발병하는 사람은 대개 병전의 기능이 좋고, 뇌의 이상소견이 적으며, 정서적인 증상이 동반되는 경우가 많다. 반면 서서히 발병하는 경우에는 뇌 손상이나 인지기능 저하 그리고 그로 인한 사회기능의 저하가 더욱 심하며 음성 증상이 강하게 나타난다. 그리고 만성화 경향이 더욱 강해서 30대 후반 이후에도 재활치료 기관에서 치료를 받고 있을 가능성이 많다. 이처럼 갑자기 발병하는 경우 낮병원에서의 치료에 더 잘 반응할 수 있으나 증상의 호전과 악화 또한 자주 나타나서 재발에 대해 충분히 숙지하고 대비할 필요가 있으며, 서서히 발병한 경우에는 회복되는 데 더 많은 시간이 걸리기 때문에 치료를 위해 환자 본인 및 가족이 인내심을 가지고 기다려야 한다.

임상적 경험에 따라 정신분열병의 발병 이후 단계를 시기별로 나눈다면 발병기, 증상안정기, 사회적응기 등으로 나눌 수 있다.

발병기는 증상이 막 발병하여 증상이 심하고 매우 불안정한 시기다. 아직 병에 대한 인식이 없기 때문에 혼란스러워하고, 병을 인정하지 않아서 치료를 거부하고, 병을 인식하면 좌절하는 등 심리적으로도 힘든 시기다.

증상안정기는 발병 후 대개 한두 차례의 입원치료를 거쳐서 증상이 가라앉고 병에 대해서도 어느 정도는 인정을 하는 시기다. 기능이 좋은 환자는 병전의 활동을 다시 하는 경우도 있지만 대개는 그보다 조금 못한 일을 하는 경우가 많다. 즉, 대학 졸업자라면 그에 맞는 직업이나 활동보다는 한 단계 낮은 활동을 하게 된다. 기능이 낮은 환자는 거의 기능이 정지되는 상태가 되기 쉽다. 이 단계의 특징 중의 하나는 사회적 고립이다. 친구가 있던 사람도 입원을 한두 번 하면서 점차 친구 만나는 것을 부담스러워하고, 발병 나이가 20대 초반이기 때문에 남자의 경우 군 입대, 여자의 경우 결혼으로 만날 사람이 없어지는 경우가 많다. 그 결과 발병 후 5년이 넘는 사람은 재활치료 시설에서 만난 사람이 유일한 친구인 사례가 많다.

사회적응 또는 사회복귀기에는 증상이 안정되고, 일상생활 관리와 사회기능이 어느 정도 회복되어 직업을 갖게 된다. 물론 개인의 욕구나 나이 등 여러 가지 상황에 따라 취업을 하지 않고 취미 생활 정도를 하면서 지내는 경우도 많다.

2) 정신분열병 재활치료의 실제

재활치료의 목적은 약물치료를 통한 증상관리 이외에 정신장애인이 지역사회 내에서 그들이 원하는 삶을 살아갈 수 있도록 도움을 주는 각종 심리적, 사회적 측면에서의 적응력을 향상시키는 것이다. 개인의 욕구에 맞춘 포괄적이고 지속적인 서비스를 통해 개인의 잠재력을 개발하고 사회의 일원으로 성장할 수 있도록 하는 데 그 목적이 있다.

정신분열병의 경우 낮병원 치료는 발병기의 증상이 심한 환자보다는 증상관리는 어느 정도 되는 환자가 더욱 적합하다. 매일 혼자서 출퇴근해야 되기 때문에 어느 정도의 상황 판단과 일상생활 수행능력은 필요하기 때문이다. 하지만 발병기에도 낮병원을 다니게 되면 증상을 효과적으로 관리하여 입원을 막아 주기 때문에 도움을 받을 수 있다.

(1) 약물치료

약물치료에 대한 반응은 좋은 편이어서 약물을 잘 복용하기만 하면 일부의 예외적인 환자를 제외하면 증상은 조절할 수 있다. 약물치료에서 가장 중요한 것은 약물을 꾸준히 잘 복용하는 것인데, 상당히 많은 환자가 약물을 임의로 먹지 않거나, 처방된 약 중에서 일부만 복용하는 경우가 있다. 치료진과 신뢰가 잘 형성되고 병에 대해서 잘 알고 있어도 이런 문제가 생겨 치료자를 난감하게 하기도 한다. 약물을 잘 복용하지 않으려는 이유를 찾기 위한 관계 형성, 병에 대한 교육, 꼼꼼한 확인과 증상의 변화 여부 점검 등의 치료활동을 통해서 약물 복용 가능성을 높일 수 있다.

(2) 정신치료

정신치료는 환자의 마음을 이해하고 힘든 부분을 공감하여 정서를 안정시키고, 현실을 잘 파악해서 대처할 수 있도록 하는 등의 도움을 제공한다.

우선 병 자체나 심리적인 취약성으로 인해서 쉽게 상처받고 대인관계에서 갈등을 겪을 수 있기 때문에 심리적인 지지가 절대적으로 필요하다. 무조건 비난하지 말고 같은 편이 되어 준다는 믿음을 통해서 마음의 안정을 얻어서 혼자만의 세계에 빠져 있지 않게 된다.

그리고 현실을 받아들이는 심리적인 능력이 손상되거나 떨어져 있기 때문에 이런 부분에서 정확하고 구체적으로 현실을 파악하는 능력이 있어야 한다. 이런 부분은 때로는 치료보다는 훈련을 통해서 이루어질 수도 있다.

(3) 정신분열병와 낮병원

정신분열병의 치료는 환자의 삶 전체를 다루는 일이다. 위에서 반복적으로 언급한 증상조절/생활관리/사회적응의 통합적인 관리가 치료와 재활 과정으로서 이루어진다. 그런데 이런 작업은 일반적인 외래 면담만 가지고는 불가능하다. 따라서 하루에 6시간을 같이 생활하면서 다양한 환경에서 만나게 되는 여러 모습 속에서 재활작업을 해야 한다. 낮병원이 모든 정신분열병 환자에게 치료의 전 기간 동안 모두 필요하다고 할 수는 없지만 많은 환자에게 일정 기간의 낮병원 생활은 필수적이라고 할 수 있다.

3) 사례

내성적인 성격의 40대 초반인 한 환자가 충격적인 사건 이후에 환각을 경험하기 시작했으나, 자신의 병에 대한 인식이 부족하여 약을 잘 먹지 않으려고 하며 3~4일씩 거르곤 했다. 그러다가 대인관계 및 일상생활 적응에서 어려움이 있어 낮병원에 다니기 시작하였다.

초기에는 낯선 사람을 만나거나 새로운 것을 시도하는 것을 어려워하여 프로그램 참여를 거부하거나 회피하는 경우가 많았으나 쉬운 단계부터 적응해 가도록 개입하고 격려하니 점차 참여율이 높아졌다.

또한 면담 및 프로그램을 통하여 약물 복용의 필요성에 대해 인식시키고 약 먹는 것까지 일일이 챙기다 보니 약을 거르지 않고 복용하게 되었고, 이로 인하여 증상 관리도 잘 이루어졌다. 그러다 일이 생겨 센터를 그만두게 되면서 집에서 지내게 되었는데, 초기에는 친구를 만나는 등 그럭저럭 잘 지내다가 시간이 흐를수록 생활이 불규칙하게 되고, 혼자 있는 시간이 많아지면서 증상이 악화되었다. 그러면서 약이 늘고, 약이 느는 것이 마치 자신을 일부러 힘들게 하려는 것 같은 생각이 들어 약에 대해 거부감을 가지면서 다시 낮병원에 오게 되었다.

낮병원을 다니면서 다시 규칙적인 생활을 하게 되고, 혼자 있는 시간이 줄고 약 복용도 철저히 하게 되니 증상이 호전되고 적응도 순조롭게 이루어졌다. 그리고 직업재활 프로그램에 참여하면서 새로운 회원을 도와주는 역할도 하게 되었다.

2. 양극성 장애

양극성 장애는 정신분열병보다는 상태가 양호하기는 하지만 거친 행동이나 무절제한 행동(조증 상태에 있을 경우), 의욕상실로 인해 아무것도 하지 못하거나 심한 경우 자살을 생각하고 시도할 수도 있기 때문에(우울 상태에 있을 경우) 모든 양극성 장애 환자에게 주간 보호 프로그램이 필요한 것은 아니지만, 환자에 따라 도움이 된다. 사회적응과정에서 도움이 필요한 경우 낮병원이 효과적으로 도움을 제시할 수 있다.

1) 양극성 장애에 대한 이해

(1) 임상양상

조증과 우울증이 교대로 또는 조증이 반복적으로 나타나는 장애를 말한다. 조증은 그 정도가 심하지 않은 상태인 경조증(hypomania)과 그 정도가 심한 조증 상태(manic state)로 나눌 수 있다.

① 경조증

가벼운 형태의 조증 상태가 어느 정도 지속되는 상태다. 감정은 유쾌해지며, 자기주장이 많고 자기도취, 자기확신, 자기만족, 자신감, 허세 등이 넘친다.

② 조증 상태

흥분 상태가 되고 매사에 속도가 빨라지며, 소란스럽고 제약이 없는 상태에 이르게 된다. 과대망상이나 종교적 과대망상 그리고 그와 관련된 피해망상도 나타날 수 있다. 환각도 나타날 수 있으나 흔하지는 않고 착각인 경우가 많으며, 사고의 과정은 비약이 많고 연상이 빠르다는 것이 특징적이다.

(2) 경과 및 예후

양극성 장애의 경과는 대체로 예후가 정신분열병보다는 양호하나 장기간에 걸쳐 재발 경향이 크다는 것이 문제다. 첫 발병 때는 사회심리적 스트레스가 원인이 되는 경우가 많으나 이후 재발은 뇌의 변화와 관계가 있는 경우가 많아서 사회심리적 스트레스가 없는 경우에도 발생할 수 있기 때문이다.

양극성 장애의 병력을 잘 살펴보면 대개 우울증으로 시작하는 경우가 많으며, 치료하지 않은 상태에서 조증의 기간은 약 3개월 정도로 알려져 있다. 발병 간격은 병이 진행될수록 짧아져서 대개 6~9개월 이내에 재발하게 된다. 조증은 보통 빠르게 발병하여 수일 내지 수개월간 지속된다. 양극성 장애의 경우 병전 직업적 기능이 나쁠 때, 알코올 의존이 있을 때, 정신병적 증상이 있을 때, 우울증이 함께 있을 때, 남성일 때 일반적으로 예후가 나쁜 것으로 알려져 있다.

2) 양극성 장애 재활치료의 실제

(1) 약물치료

양극성 장애는 하나의 질병이지만 증상에 따라 달라지는 다면적 특성을 지니고 있다. 즉 조증 삽화, 우울증 삽화, 유지기의 세 시기로 나눌 수 있으며, 각 시기마다 사용되는 약물이 다를 수 있는데 전반적으로 많이 쓰이는 약은 리튬으로 특히 조증일 때 효과가 좋은 것으로 알려져 있다. 또한 우울 상태에 있을 때는 자살의 위험성도 크기 때문에 적절한 약물치료를 받는 것이 상당히 중요하다.

(2) 정신치료

질병의 이차적인 장애 방지, 역동적 요인의 해결, 의사소통능력, 긴장 감소, 대인관계, 사회적응을 위해서는 정신치료가 필요하다. 하지만 환자의 증상이 급성기, 악화기에 있을 때는 환자의 안정을 위해 약물치료가 우선되어야 한다.

(3) 양극성 장애와 낮병원

양극성 장애는 약물치료가 잘 듣는 편이기 때문에 한 번의 조증 증세를 조절하는 것은 어렵지 않다. 그러나 정작 중요한 것은 다음 사항이다.

- 재발이 잘 되고, 재발될 때마다 상태가 더 악화되어 약물 조절이 어려워진다.
- 조증에서 벗어나면 우울 상태로 되는데 이 상태는 조증 상태보다 더 괴로워서 조증 상태가 시작되어도 치료에 대한 동기가 매우 낮다.
- 조증 상태가 되면 매우 공격적이고 파괴적이 되기 때문에 한 번 그런 상태가 될 때마다 직장을 잃거나 친구를 잃는 등의 현실적인 손실이 매우 크다.
- 병인 줄 모르는 경우가 매우 많다.
- 정신분열병과 마찬가지로 어린 나이에 발병하고 재발이 잦기 때문에 인격적/사회적 발달을 할 기회를 박탈당하는 경우가 많다.

따라서 양극성 장애 치료의 핵심은 첫째, 얼마나 재발이 되지 않게 하느냐, 둘째, 얼마나 자기의 잠재력을 발휘하고 사회 손실을 적게 할 수 있느냐다. 즉, 단순히 증상이 생겼을 때 약물복용을 잘 해야 하고, 잦은 재발로 인해 개인의 학업이나 직업 그리고 사회의 손실(이혼 등)을 막을 수 있어야 최선의 치료를 받았다고 할 수 있다.

위와 같은 특성 때문에 조증은 정신분열병보다 경과가 더 양호한 질병이기는 하지만 의외로 그로 인한 손실은 매우 커서 좌절을 경험하는 사례가 많고, 이러한 좌절을 겪을 때 우울 상태가 되면 자살시도와 자살로 인한 사망이 많이 발생할 수 있다. 따라서 대부분의 경우 증상이 일단 없어져도 병에 대한 교육, 약물조절, 인격적/사회적 발달, 질병관리 등의 적극적인 도움을 받아야 한다.

3) 사례

20대 후반의 한 환자는 충동적인 면이 강하여 관심 있는 것을 즉각적으로 시도했다가 쉽게 포기하는 경향이 있었으며, 자신의 능력을 과대평가하여 현실에 맞지 않는 목표를 세우는 경우가 많았다. 또한 상대방의 입장을 배려하지 못해 자신의 생각을 그대로 표현하여 다른 사람에게 상처를 주거나 가족 간에 갈등을 자주 초래하였다.

낮병원 등록 초기에는 불규칙한 생활로 인하여 지각을 자주 하고, 병식이 부족하여 낮병원에 나오는 것을 불편해하였으나 지속적인 면담과 정신건강 교육 등을 통하여 병식을 심어 주자 많은 변화를 보였다. 가족 역시 상당히 협조적으로 낮병원 생활을 도운 결과 자신의 증상을 조금씩 인식하게 되었다.

충동적으로 결정하는 것이 문제가 되어 지속적으로 충동 조절을 위한 개입을 하였으며, 특히 여러 가능성이나 결과를 생각하는 훈련을 하면서 나중에는 스스로 증상을 의식하고 주의하려는 모습을 보이게 되었다.

가족 및 다른 사람과의 갈등이 많은 편으로 인지치료를 통해 상황을 객관적으로 인식하고 적절히 대처하는 방법을 익히도록 하였으며, 사회기술 훈련 등을 통해 상대방의 입장을 배려하면서 자신의 의견을 표현하는 연습을 함으로써 관계상의 갈등이 많이 해소되었다.

1년 정도의 낮병원 생활 후에 졸업하였으며 증상이 완전히 사라진 것은 아니었지만 자신의 증상을 인식하고 약물치료를 지속할 수 있는 정도까지 되었으며 특히 관계상의 갈등이 해결되어 그 후로는 무난하게 생활하였다.

3. 주요우울장애(우울증)

주요우울장애는 대개의 경우 낮병원 치료와 같이 적극적인 치료를 받아야 할 필요는 없다. 낮병원이 일을 하지 않으려는 도피처가 될 수도 있기 때문에 어떤 사례에서는 본인이 원해도 낮병원 치료를 권하지 않는다. 하지만 거의 아무런 증상 없이 조금 기분만 우울한 사람에서부터 아무런 의욕도 없고 비관적이고 집에서 몇 달에서 몇 년씩 혼자 고립되어 폐인이 되다시피 지내는 사람까지 우울증의 증상은 매우 다양하여 때로는 낮병원 치료가 필요할 때도 있다.

1) 주요우울장애에 대한 이해

(1) 임상양상

주요우울장애의 증상은 크게 정서 증상, 인지 증상, 신체 증상, 행동 증상, 대인관계 증상 등으로 나눌 수 있다. 정서 증상은 기분이 우울하거나 저조해지는 것이다. 주요우울장애가 원래 정서장애이기 때문에 기본 증상이라고 할 수 있다. 인지 증상은 1970년대 이후 인지치료가 활성화되면서 더욱 중요하게 다루어졌다. 주로 자기, 자기를 둘러싼 세계, 그리고 미래에 대해 부정적인 생각을 하는 것이다. 그 외에도 기억력이나 주의집중력 같은 인지기능이 저하되기도 한다. 신체 증상은 주요우울장애

시 뇌하수체 등 뇌의 기질적 이상도 발생해 나타나는 것이다. 주로 수면과 식욕에 이상이 생기며 그 외에도 에너지의 저하, 통증의 증가 등의 증상이 있다. 활동량이 줄어들고 반응속도가 느려지고 힘이 없어지는 증상을 경험할 수 있으며, 대인관계 증상으로서 갈등이나 고립이 생긴다.

(2) 경과 및 예후

주요우울장애의 경우 약 50% 정도는 발병 전 뚜렷한 우울 증상을 경험한다. 즉, 우울 증상이 나타나는 경우 조기에 발견하여 적절한 치료를 받는 것이 매우 중요하다.

치료를 받지 않는 경우, 6~13개월 정도 지속이 되나 치료를 받으면 3개월 이내로 지속된다. 3개월 이전에 약을 끊는 경우 대부분 재발하며 병이 진행되면서 더 자주 그리고 더 오래 병을 앓게 되어 20년 동안 보통 5~6회 정도 재발하게 된다.

증상이 심하지 않고, 정신병적 증상이 없으며 입원기간이 짧은 경우 예후가 좋다. 정신사회적 측면에서 보면, 청소년기의 교우 관계가 좋거나 가족의 기능이 안정적인 경우, 그리고 발병하기 전 5년 동안의 사회적 기능이 잘 유지되었던 경우 예후가 좋은 것으로 알려져 있다.

2) 주요우울장애 재활치료의 실제

(1) 약물치료

우울증의 신경생리학적 이상이 밝혀지면서 약물치료가 매우 중요한 치료가 되었다. 세로토닌이라는 신경전달물질의 이상으로 인해 우울증이 생기기 때문에 이를 교정하는 약물치료를 주로 하고 예전보다 약물의 효과와 부작용이 줄어들어 과거에 비해서 잘 치료되는 편이다.

(2) 정신치료

정신치료에는 지지치료, 역동적 정신치료, 인지치료 등이 있다. 우울증에 걸린 환자는 자기를 비난하고 비관적인 생각을 많이 하기 때문에 무기력감이 심하게 나타난다. 따라서 정신치료는 자신을 너무 부정적으로 보지 않고 비관적인 생각을 교정하는 데 초점을 둔다.

(3) 주요우울장애와 낮병원

주요우울장애 환자 중에서 상태가 나쁜 사람이 낮병원 적용 대상이 된다. 판단기준은 주로 기능 저하이며 증상이 심한 경우 의욕 저하로 인해 매일 출퇴근하면서 많은 활동을 해야 하는 낮병원 치료가 벅찬 경우도 있다. 이런 경우 입원치료를 하기도 하나 입원치료는 폐쇄병동에 입원하는 것으로서 낙인이 찍힐 수 있으므로 자살 위험만 없다면 낮병원 치료가 도움이 된다.

주요우울장애에서 낮병원 치료가 필요한 이유는 다음과 같다.

첫째, 우울증은 대략 10%가 자살기도를 보여 자살 위험이 매우 높은 편이며, 혼자 지내는 시간이 많다 보면 자살 충동을 더 많이 느낄 수 있기 때문에 낮병원에 출석하여 사람들과 만나고 프로그램에 참여하는 것이 자살을 예방하는 데 도움이 될 수 있다.

둘째, 우울증은 약물로 매우 잘 치료가 된다. 그러나 혼자 있을 경우 비관적인 생각과 의욕상실, 에너지 저하 때문에 약물복용을 규칙적으로 하지 않아 상태가 악화되는 경우가 많다. 낮병원에서 체계적인 증상과 약물에 대한 관리를 함으로써 약물 복용을 제대로 하지 않아 생기는 재발의 가능성을 줄일 수 있다.

셋째, 우울증으로 생기는 수면 부족과 에너지 저하로 생활 리듬이 깨지고 낮밤이 바뀔 수 있다. 이런 경우 더욱 고립되는 경향이 있고 밤에 혼자 깨어 있을 때 생각이 너무 주관적, 감상적, 비관적으로 되는 경향이 있다.

또한 우울증에 걸린 사람의 내면에는 자기자신이나 세상에 대한 부정적인 시각이 존재한다. 이런 부정적인 자극에만 빠져 있게 되면 우울증이 더 심해질 수 있는데, 낮병원이라는 외부의 건강한 자극이 주어지면 부정적인 자기 내면에 몰입되는 것을 방지할 수 있다.

넷째, 우울증 때문에 몇 달, 몇 년씩 아무것도 하지 않으면 자신감을 상실할 수 있다. 대학을 졸업한 사람이라도 우울 상태에 있다가 바로 취직을 하면 일을 제대로 하기 힘들기 때문에 부정적인 경험(질책을 받거나 해직)을 할 경우 우울증에 더 좋지 않고 다시는 취직할 엄두를 내지 못한다. 우울증은 사람을 우유부단하게 만들고 무기력하게 만든다. 어떤 시도를 해서 성취감을 맛보기보다는 미루고 회피해서 부담을 느끼지 않으려고 한다. 때에 따라서는 지나친 목표를 세웠다가 아예 시도도 해 보지 못하고 포기할 때도 있다. 낮병원에서는 각 개인의 단계에 맞는 목표를 세우고 그 목표를 달성하기 위해 협력함으로써 도전과 성취를 경험하도록 해 주고, 또 중간과정에서 나타나는 실패에서 느낄 수 있는 좌절감을 다룰 수 있는 기회를 제공함으로써 성취와 좌절극복을 경험하도록 해 준다.

다섯째, 어린 나이에 증상이 발생하는 경우 발달상의 문제를 겪게 되어 사회적응력이 떨어질 수 있다. 이러한 발달상의 문제를 낮병원 치료를 통해서 도움을 받을 수 있다.

여섯째, 사회적으로 고립되어 있어서 외부 세계와 단절된 경우에 인터넷이나 컴퓨터게임을 하면서 몇 년씩 아무것도 하지 않는 사람도 많다. 이런 경우 낮병원을 통하여 현실과의 접촉을 늘리고 일상생활을 관리하게 해 주어 증상 완화 및 사회 적응에도 도움을 주게 된다.

이러한 점을 볼 때 우울증에서도 낮병원 치료가 도움이 될 수 있다.

3) 사례

30대 초반의 환자로 낮병원에 오기 전에 몇 년간 우울증 및 사회공포증으로 인하여 일상생활에서 어려움을 겪고 있었다. 자해 행동 및 자살 시도가 있었으며, 사람들이 무섭기도 하고 자신을 싫어할 것이라는 생각도 강하게 들어 주로 집에서만 지내며 밖에 나가는 것을 상당히 힘들어하였다.

이 환자의 경우 면담 및 미술치료, 심리극, 집단치료 등의 집단 프로그램을 통하여 자신만 힘든 것이 아니라는 것을 인식하고, 다른 사람이 그렇게 위협적인 존재가 아니라는 것을 알게 되면서 대인관계에서의 두려움이 줄어들었다. 또한 인지치료를 통해서 자신이 상황을 지나치게 부정적이고 위협적으로 받아들인다는 것을 알게 되면서 현실을 좀 더 객관적으로 파악하고 그에 맞게 대처하게 되었다. 그리고 다양한 여가 활동을 통하여 자신감이 생기면서 처음에는 다른 사람과 눈을 마주치는 것조차 부담스러워했던 사람이 나중에는 다른 사람을 가르치거나 리더 역할을 하는 것도 즐거워하게 되었다.

2년 정도의 낮병원 생활을 통하여 체력도 향상되고 감정을 느끼고 표현하는 능력도 증가되었으며, 특히 대인관계 능력 및 일상생활 능력에서도 상당한 진전을 보이게 되었다.

4. 강박장애

강박장애는 기본적인 일상생활을 유지하는 데 지장을 줄 뿐 아니라 다른 정신질환보다 환자에게 더 큰 심리적 고통을 유발하는 질병이다. 강박장애의 특성상 어떤 결정을 쉽게 내리거나 집중을 하지 못하기 때문에 이런 부분에는 적절한 훈련과 치료 프로그램이 필요하다.

1) 강박장애에 대한 이해

(1) 임상양상

강박장애는 강박사고와 강박행동으로 구성되어 있다. 강박사고(obsession)는 원하지 않지만 자기 의사와는 관계없이 반복해서 떠오르는 생각이나 이미지, 충동이다. 이런 강박사고는 대개 부정적인 일이기 때문에 강박사고는 불안을 증가시킨다. 강박사고 중 흔한 것이 청결, 확인, (돈 등을) 세기다. 실제로는 그렇지 않은데 손이 더러워져서 병에 걸릴 것 같다는 생각, 가스불이 꺼지지 않아서 화재가 날 것 같다는 생각, 돈을 맞게 세었는데도 틀렸을 것이라는 생각이 떠오르는 것이 강박사고에서 가장 흔한 세 가지다.

강박행동(compulsion)은 강박사고로 인해 생긴 불안을 줄이거나 없애는 행동이나 정신적 활동이다. 위의 강박 사례에서 손을 자꾸 씻거나(청결), 가스밸브를 자꾸 확인하거나(확인), 돈을 자꾸 세 보는 것(세기)이 강박행동이다. 그런데 일부에서는 가스밸브를 잠그지 않았을지도 모른다는 강박사고에 대해서 마음속으로 '아냐 그럴 리 없어. 난 분명히 잠갔어' 하며 불안을 잠재울 경우에도 비록 마음속으로 한 생각이지만 강박행동으로 본다.

강박장애 환자는 병이 나고 나서 평균 5, 6년 이상 지속된 이후에 치료를 시작한다. 강박 증상은 매우 지속적이고 저절로 낫는 경우가 거의 없기 때문에 환자를 매우 힘들게 한다. 그리고 그로 인해 사회적응에 지장을 주고 기능을 저하시키기 때문에 자신의 잠재력을 대개는 발휘하지 못한다.

(2) 경과 및 예후

환자의 50% 이상이 급성으로 발병하고, 50~70%가 스트레스 사건 후에 증상을 경험하며 30%가 우울증을 동반하여 자살을 시도한다.

주로 만성으로 가기도 하지만 경과는 사람마다 다를 수 있으며, 치료를 하는 경우 환자의 약 20~30%는 상당히 좋아지고, 40~50%는 약간 호전되며, 20~40%는 비슷한 상태가 유지되거나 더욱 악화된다.

강박행동에 저항하지 못하는 경우, 어린 나이에 발병하는 경우, 강박행동이 괴이한 경우, 입원 치료가 필요한 경우, 주요우울장애가 동반되는 경우, 망상적인 믿음을 가진 경우, 성격장애가 같이 있는 경우 주로 예후가 나쁘게 나타난다.

2) 강박장애 재활치료의 실제

(1) 약물치료

강박장애도 신경해부학적 이상, 신경생리학적 이상에 대한 내용이 잘 알려져 있다. 모든 환자에게 해당되는 것은 아니지만 수술을 하는 몇 안 되는 신경정신질환 중의 하나일 정도로 생물학적 이상이 크다. 따라서 과거에는 분석적 치료가 주를 이루었지만 현재는 약물치료가 대표적인 치료법이다.

관여하는 신경전달물질이 세로토닌이기 때문에 주로 세로토닌에 작용하는 약물을 사용한다. 약물치료를 해도 대개는 증상이 완전히 없어지지 않고 일부가 남아 있게 된다.

(2) 정신치료

최근 연구에 따르면 강박장애를 위한 심리치료 중 인지치료가 상당히 효과적이라고 알려져 있다. 인지치료를 통하여 강박사고가 현실과 맞지 않는 왜곡이며, 이 때문에 불안이 생기기 때문에 이 왜곡된 생각을 교정시켜 주어 증상을 완화시키게 된다. 문을 잠그지 않은 것 같다고 생각하는 강박사고의 경우, 실제로 문이 잠겼는지 확인을 하지 않아야 그 생각이 틀렸다는 것을 알 수 있기 때문에 행동적인 측면(문이 잠기지 않았을 것 같은 생각이 들어도 그것을 확인하지 않는)의 개입이 필요하다. 이는 약물치료와 동반해서 시행하며 같이 할 경우 심한 사례가 아니라면 증상이 호전되어 기능이 향상된다.

강박증에서 인지행동치료의 또 다른 중요한 의미는 질병에 대한 교육이다. 병에 대한 부정적인 인식('나는 낫지 않는다') 때문에 증상이 좋아져도 기분이 좋아지지 않아서 장기적인 치료에 방해가 된다. 따라서 교육은 강박장애 치료에서 매우 중요하다.

(3) 강박장애와 낮병원

강박장애도 심한 경우에는 기능이 매우 저하되기 때문에 낮병원 치료 시 도움을 받을 수 있다.

강박장애에서 낮병원 치료가 필요한 경우는 다음과 같다.

- 증상이 심해서 안정이 필요한 경우
- 증상이 악화되어 약물 용량을 빠른 시간에 올려야 하는 경우
- 인지행동치료를 시행해야 하는데 외래에서는 협조가 잘 안 되는 경우
- 생활관리가 안 되는 경우

3) 사례

20대 중반의 강박장애 환자가 발병한 지 약 5년 정도 되었을 때 낮병원에 내원하였다. 주 증상은 청결에 대한 강박사고와 강박행동이었다. 코

에 먼지가 들어가면 병이 걸릴 것 같다는 생각을 하는 강박사고와 그 때문에 추운 겨울에도 하루에 7시간씩이나 코를 물로 씻어 내는 강박행동이 있었다. 다른 병원에서 외래치료를 받았지만 증상이 호전되지 않아서 낮병원에 의뢰되었다.

몇 년 동안 계속 강박증상이 심하게 있었기 때문에 집 밖에는 거의 나오지 못하는 상태였고 할 수 있는 일이 아무것도 없었다. 가족과는 장래 문제 등 여러 가지로 갈등이 있었다.

낮병원에서 매일 면담하면서 약물치료와 인지행동치료를 시행하였다. 약 2주 후부터는 몇 년 만에 처음으로 그 증상이 없어졌다. 하지만 계속해서 새로운 증상이 발견되었고, 그 증상은 집에서만 지낼 때는 볼 수 없었던 증상이었다. 예를 들면, 화장실에 다녀와서 손을 잘 안 씻는 사람이 만진 탁구라켓을 만지면 병균이 묻을 것이라는 식이었다. 이런 증상이 다 조절되기까지는 많은 시간이 걸렸다. 이와 함께 활동과 생활을 하도록 자극하여 취업은 못한 채 종결하였지만 상태는 많이 좋아졌다.

그 외에도 섭식장애나 불안장애, 공황장애 환자가 도움을 받을 수 있다. 대인관계가 어려운 사회공포증(흔히 대인공포증으로 알려져 있음)의 경우에도 적절한 절차와 치료계획에 따라서 도움을 받은 환자가 있다.

5. 청소년기 정신과적 문제

1) 청소년의 정신과적 문제 이해

(1) 학교부적응의 요인

학교부적응은 개인적인 요인, 가족적인 요인, 사회적인 요인이 복합적으로 작용하여 나타나는 현상이기도 하지만 학교부적응으로 인해 다른 문제가 생기기도 한다.

1 학교부적응과 정신질환

정신질환의 경우 청소년의 기능 저하를 초래하여 학교부적응에 영향을 줄 수 있으며 삶의 질을 떨어뜨리게 된다. 학령기 아동 · 청소년이 흔히 경험할 수 있는 몇 가지 질환에 대해서 살펴보면 다음과 같다.

① 주요우울장애

한 연구에서 일반 중고등학생의 약 20%가 치료가 필요한 우울상태에 있는 것으로 나타날 만큼 주요우울장애는 청소년층에서 매우 흔한 질환이다.

의욕과 에너지 저하가 나타나 공부나 친구 관계에 적극적으로 참여하기 힘들다. 그리고 허무한 생각, 비관적인 생각이 들기 때문에 학교생활에 대해 회의적이 되고, 자기 자신에게도 부정적인 생각('나는 할 수 없어!')을 해서 어려운 일이 있을 때 대처하기보다는 회피하게 된다.

② 불안장애(사회공포증, 강박장애 등)

사회공포증은 남을 의식하고, 타인과의 관계에서 소극적이 되기 때문에 친구 사이에서 고립되고 위축되기 쉽다.

강박장애가 있으면 강박사고('완벽하게 이해하지 못하면 하나도 답을 못 쓸 것이다') 때문에 집중력이 떨어지고, 강박행동('불필요하게 많이 보거나' '손을 자주 씻는' 등의 행동) 때문에 시간도 빼앗기고 몰두하기도 힘들다.

③ 주의력결핍 과잉행동장애(ADHD)

집중을 하지 못해 성적도 나쁘고 수업시간에 주위를 방해하여 문제아로 인식되는 경우가 많다. 그리고 야단을 많이 맞기 때문에 부정적인 자기인식이 생기고, 타인에 대한 분노감정으로 인해 갈등이 많이 생기면서 생활하기가 힘들다.

2 학교부적응의 원인

① 대처 또는 방어능력의 미숙

청소년기에는 학업, 입시 등 사회나 부모의 요구, 친구 사이에서의 인기 같은 대인관계적인 요구, 성적인 호기심과 같은 본능적인 요구가 폭발적으로 분출되는데 이런 여러 가지 요구를 적절히 조절하고 갈등이나 스트레스를 방어하는 기술이 취약한 경우 문제가 생길 수 있다. 학교는 이 모든 요구가 집약적으로 나타나는 장이기 때문에 이와 같은 대처기술의 부족은 학교생활 적응에 방해요인이 될 수 있다.

다음과 같은 대처 기술이 부족한 경우 학교부적응의 원인이 될 수 있다.

- 충동을 조절하고 욕구를 지연시킬 수 있는 능력
- 융통성 있게 환경의 요구를 수용하고, 시간이나 노력 등의 자원을 배분할 수 있는 능력
- 적절히 부탁하고 거절할 수 있는 사회기술
- 스트레스가 생길 때 그것을 풀 수 있는 스트레스 해소 방안에 대한 레퍼토리의 부족
- 갈등을 적절히 피하거나 해결할 수 있는 능력

② 가족적 요인

학교부적응이나 학교중퇴자의 가정환경은 우선 소득이 낮고 사회경제적 지위가 낮은 경우가 많다. 이들의 가정환경 또한 심리적인 지지가 별로 없고 대화가 부족한 경우가 많으며 편모나 결손가정의 청소년이 부적응이나 중퇴를 많이 하는 경향이 있다. 진료 현장에서 만나는 부모는 대개

정신과에도 같이 방문할 정도로 관심이 있기 때문에 방치하지는 않는다. 주로 자녀에게 시간과 노력을 많이 들이지만, '눈높이'를 맞추지 못해서 자녀의 인정이나 존중을 받지 못하는 경우가 많다. 그 결과 '부모의 사랑'은 간섭으로 받아들여져서 부모의 애타는 마음에 합당한 대우를 받지 못하게 된다.

두 번째는 부모와 자녀 간의 의사소통이 잘 안 되는 경우가 많다. 외래에 왔을 때는 이미 서로 지쳐서 대화를 하고 싶지 않아 하고 회피하는 방식으로 평화를 유지하다가 문제가 발생하면 그동안 참아 왔던 부정적인 감정이 분출되면서 관계가 악화되는 것이다.

세 번째는 자녀에 대한 통제력을 발휘하지 못하는 경우가 많다. 억지로라도 통제할 수 있을 때까지는 정신과에 올 생각을 하지 않았다가 아이의 '머리가 커지는' 시기(빠르면 초등학교 고학년부터 중고등학교 때)에 견디다 못해 전문가의 도움을 받으려 하는 경우가 많다.

(2) 현재 도움 체계 및 개입

현재 학교부적응 학생의 문제는 학교 내부 개입(상담실, 학교사회사업), 청소년 복지시설의 개입, 정신과에서의 개별적인 외래치료, 대안학교 등 다양한 형태로 제시되고 있다. 대안학교를 제외한 대부분의 프로그램이 포괄적이고 지속적인 개입이 아닌 단편화되고 단기적인 개입이다.

정신병리적인 상태, 방어/대처기술의 발달, 그리고 가족환경이 심하게 손상되지 않은 경우에는 이런 식의 개입도 도움이 될 수 있다. 그런데 좀 더 포괄적, 체계적, 지속적인 개입이 필요한 대상층이 존재하고 그런 집단은 낮병원 프로그램이 도움이 될 수 있다.

2) 학교부적응 청소년 재활치료의 실제

(1) 청소년에게 낮병원 서비스가 필요한 이유

학교적응 문제를 가진 청소년에게 낮병원 프로그램이 필요한 이유는 다음과 같다.

- 학교부적응 개선을 위해 학교 공부, 학교에서의 대인관계(교사나 또래), 집에서의 가족관계, 생활관리, 부정적인 감정의 통제 등 여러 가지 문제가 동시에 다루어져야 하는 대상층이 존재한다. 이런 경우에는 의사, 사회복지사, 임상심리사, 학습지도 교사 등 다양한 전문가로 이루어진 치료팀에 의한 포괄적인 접근이 필요하다. (포괄적 접근)
- 학교부적응 청소년의 개입은 경우에 따라 새로운 대인관계의 경험(일차적으로는 치료진부터) 또는 결핍되거나 부족한 발달의 과제를 수행해야 하는 경우도 있기 때문에 최소 6개월 이상이 필요하다. 따라서 지속적인 개입을 해야 한다. (지속적 접근)
- 스트레스에 취약할 경우는 사소한 자극에도 상태가 나빠질 수 있다. 잘 지내다가도 주말에 혼자 있으면서 자기파괴적인 행동을 하는 경우를 흔히 볼 수 있다. 이런 경우 가까운 거리에서 적극적으로 개입하는 치료팀이 필요하다. (집중적 접근)
- 치료팀의 개입 시 부모나 본인의 저항이 필연적으로 동반된다. 이런 경우, 다양한 전문가가 서로 원활한 의사소통을 통해 일관된 접근을 해야 한다. 팀 간의 말이 다르고 빈틈이 생기면 작은 틈이 큰 구멍이 되는 경우가 흔하다. (체계적 접근)

(2) 낮병원 서비스가 필요한 대상군

청소년도 일반적으로는 외래치료만 받아도 큰 문제가 없는 경우가 많다. 그러나 문제가 심각할 경우에는 폐쇄병동 입원을 피하고 사회적응을 위해 낮병원 치료를 받을 필요가 있다.

우선 왕따를 당해 자살의 위험이 있거나 정상적인 생활을 하지 못하는 경우 낮병원이 도움이 될 수 있다. 최근 들어 왕따 문제는 심각한 사회문제로 대두되고 있다. 성인이 되어 정신분열병 증세가 생긴 환자의 사례를 분석해 보면, 어린 시절에 왕따 등의 상처를 입은 경우가 많았고, 그러한 상처를 치유하는 데 거의 몇 년씩 걸리곤 하였다. 그만큼 청소년기의 왕따 및 학교 폭력의 경험은 커다란 마음의 상처가 된다.

그리고 주의집중력 장애, 우울증, 양극성 장애 등의 질병으로 인해 정상적인 심리발달이 이루어지지 않아 정상적인 생활이 어려운 경우에도 낮병원이 도움이 될 수 있다. 대인관계 능력 결핍, 감정조절/행동조절 기능 결핍, 문제해결능력 결핍 등의 문제를 경험하여 일상생활 및 학교생활에서 어려움을 겪는 경우, 체계적인 낮병원 프로그램을 통하여 이를 해결하는 데 도움을 줄 수 있다.

(3) 학교부적응 청소년과 낮병원

학교부적응 청소년은 학교를 다니지 못해서 집에 혼자 있거나 방황하는 경우가 많다. 이런 경우 나이가 어리고 학교에 적응하지 못할 정도로 자기관리 능력이 떨어지거나 스트레스에 대처하는 능력이 부족한 경우가 많기 때문에 적절한 자극과 훈련이 필요하다.

청소년에 대한 낮병원 서비스로는 다음과 같은 것이 있다.

① 정서관리 프로그램

정서적으로 매우 불안정하고, 이 불안한 정서는 본인에게 스트레스가 되기 때문에 이 부분에 대한 개입을 해 주어야 한다. 주로 면담을 통해서 자기 얘기를 마음껏 하게 하고, 미술치료나 음악치료를 통해 (청소년의 특성상) 말로써 잘 표현하지 못하는 자기의 부정적인 감정을 표현하고, 그것을 다루어 봄으로써 감정을 정화하는 기회를 갖게 된다.

② 생활관리

학교에 다니거나 그만두었거나 상관없이 생활이 잘 안 되는 경우가 많기 때문에 이에 대한 개입이 필요하다. 규칙적으로 매일 해야 하는 일과 정하기, 규칙적으로 귀가하기와 가족에게 연락하고 다니기 등에 대한 행동계획표를 만들어 점검하면서 관리한다.

③ 공부

학업이 떨어지는 경우가 많기 때문에 심리적 개입을 하면서 공부도 같이 다루어 주어야 한다. 자원봉사자와 일대일로 공부하거나, 전적으로 공부를 돌봐 주어야 하는 경우에는 대개 사회복지사가 하루에 일정 시간 공부를 지도하기도 한다.

④ 대인관계 및 여가 프로그램

남에게 솔직하게 대한다는 의도로 다른 사람의 약점이나 단점을 직설적으로 얘기해서 남에게 미움을 받거나, 미숙한 의사/감정 표현으로 인해 갈등이 생기는 경우가 많으므로 이런 면에 대해서도 같이 개입한다. 그리고 매주 1, 2회 정도 외출을 하거나 낮병원 내에서 할 수 있는 다양한 프로그램을 활용할 수도 있다.

이 외에도 발달 낮병원에서는 학습장애나 지적장애 등으로 학교 적응에 어려움을 겪는 학생을 대상으로 학습 및 사회성, 미술/음악치료 등을 실시하여 학습 및 사회성 향상에 도움을 주고 있다.

3) 사례

10대 후반의 학생으로 학교부적응 및 가족과의 갈등, 충동조절문제 등이 있어 낮병원에 내원하였다.

당시 병식이 없어 자신의 문제가 무엇인지 잘 모르는 상태로 치료에 비협조적이었으며, 충동조절 및 감정조절이 되지 않아 다른 사람과 갈등이 많이 생기는 편이었다. 또한 사소한 일에도 쉽게 좌절하였고 주의집중력이 부족하여 프로그램 참여에도 어려움을 보였다.

낮병원에서 약물치료 및 정기적인 면담과 가족치료를 병행하였으며, 학교부적응의 원인을 파악하여 이에 대한 개입뿐 아니라 지속적인 동기부여를 통해 목표를 정하고 그것을 유지하도록 하였다.

몇 개월 정도 낮병원에 다니면서 자신의 문제를 인식하기 시작한 후로는 치료에도 협조적인 태도를 보였으며, 충동조절 능력도 조금씩 생겨 부적절한 행동에 대한 자기통제가 가능해졌다. 또한 자신의 적성에 맞는 대안학교에서 위탁교육을 받는 형태로 학적을 유지하였다. 초기 3개월 정도는 목표를 자주 변경하고 한 가지 일에 몰두하기 어려워하는 모습이었으나 그 이후에는 집중력이 강화되어 3개월 이상 자신의 목표에 몰두하는 모습을 보이게 되었다.

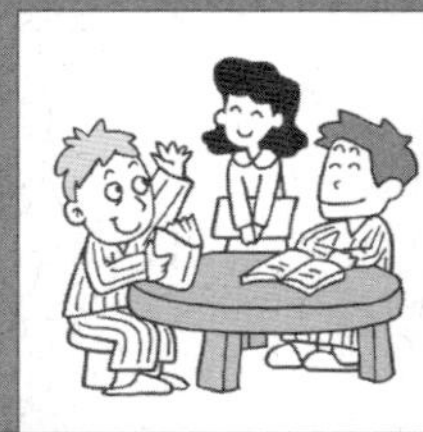

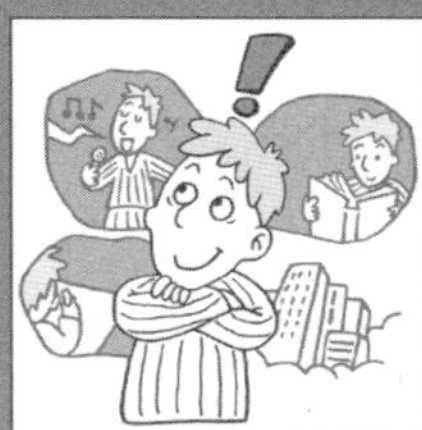

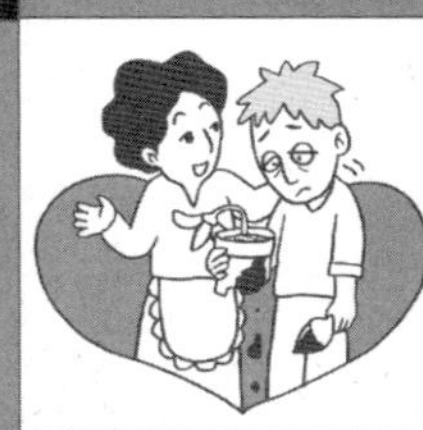

04

특별한 문제

1. 재발
2. 자살
3. 약물
4. 이성교제
5. 결혼
6. 임신, 출산과 투약
7. 학업 수행

1. 재발

정신분열병은 완치가 어려운 병으로 자주 재발하는 것이 특징이다. 많은 환자가 재발로 인하여 점차 상태나 기능 그리고 사회적 지위가 악화되는 과정을 밟게 된다.

재발이 위험한 이유는 재발이 되면 다시 치료를 해도 바로 원상복귀가 되는 것이 아니기 때문이다. 대부분의 경우 재발은 증상, 일상생활에서의 기능, 인지적 능력 등을 더 악화시키며, 재발이 자주 될수록 삶의 수준은 저하되고, 생활에 필요한 여러 가지 지표의 손상은 심해지게 된다. 따라서 병의 완치가 힘들다고 해도 재발이 되지 않게 꾸준히 치료를 받는 것이 매우 중요하다.

또한 본인도 재발로 인해서 힘들어할 수 있지만 가족이나 주변 사람도 환자가 재발할 경우 현실적으로나 심리적으로 많은 고통을 느끼기 때문에 재발을 막도록 노력해야 한다.

재발의 이유는 여러 가지가 있지만 몇 가지로 정리해 보면 다음과 같다.

- 약물 복용을 지속적으로 하지 못하는 경우
- 환자가 감당하기 힘든 스트레스를 받는 경우
- 일부 환자는 병이 진행되면서 뇌손상이 심해져 약물 복용을 잘 하고 별다른 스트레스가 없어도 재발이 되는 경우

그러나 똑같이 재발했다 해도 조기에 발견하여 약물을 조절하고 또 재발을 일으킬 만한 스트레스를 없앤다면 단기입원이나 입원치료 없이도 회복이 가능하다.

재발의 초기 증상은 매우 다양하게 나타나는데, 다음에 제시되는 재발

경고 증상은 한꺼번에 모두 나타나는 것이 아니며 개개인별로도 차이를 보인다. 자기에게 나타나는 재발경고 증상을 알고 있다면 재발방지를 하거나 초기에 약물조절만으로도 대처할 수 있다. 환자나 가족의 대부분은 재발 초기에 나타나는 증상을 정확하게 모르는 경우가 많다.

재발의 징조는 한마디로 하면 변화다. 물론 상태가 좋아질 때도 변화가 생기기는 하겠지만 그때는 나빠질 때와는 여러 가지 면에서 큰 차이가 있으므로 구별이 어렵지는 않다. 그리고 사람마다 주로 나타나는 증상이 다르고, 증상이 잘 조절되는 상태에서 전구증상기를 거쳐 활동기에 이르는 시간, 과정이 모두 다르기 때문에 개개인별로 파악해야 한다.[33)]

재발 관련하여 변화가 일어나는 분야는 환자의 모든 면에서 다 나타날 수 있기 때문에 한마디로 단정할 수는 없지만 몇 가지 측면으로 구분해서 정리해 보면 다음과 같다.

1) 재발경고 증상

(1) 신체상태의 변화

수면이나 식욕 등 생활리듬에 변화가 생길 수 있다.

- 예전보다 잠을 더 많이 잔다.
- 밤에 잠을 설칠 때가 많다.
- 악몽을 꾼다.
- 식사를 거의 하지 않는다.
- 평소보다 술을 많이 마신다.
- 몸이 너무 아프다.
- 몸무게가 줄거나 는다.

• 몸에 힘이 없다.
• 남들에게서 자신의 모습이 긴장되어 보인다는 말을 듣는다.

(2) 심리상태의 변화

기분이 우울해지는 등의 감정적 변화나 혼란감, 주의집중의 어려움 등을 경험할 수 있다.

• 기분이 쉽게 상한다.
• 사소한 일에도 기분이 우울해진다.
• 결정을 내리는 것이 어렵다.
• 이런저런 (나쁜) 생각이 머리를 맴돈다.
• 주의집중하기가 힘들다.
• 이런저런 생각이 많아져 마음이 복잡하다.
• 기억력이 떨어진다.
• 죽고 싶은 생각이 든다.
• 미래가 암담하게 느껴진다.
• 종교, 철학에 깊이 빠진다.
• 성에 대한 생각이나 충동이 자꾸 든다.
• 미쳐 버리는 것이 아닐까 두렵다.

(3) 대인관계의 변화

관계에서 고립되는 모습을 보이거나 갈등을 경험한다.

• 남들에게서 자신의 모습이 변한 것 같다는 말을 듣는다.
• 친구나 가족과 말하는 횟수가 준다.
• 친구나 가족과 함께 있을 때 자주 싸운다.

• 사람들이 내 얘기를 제대로 이해하지 못한다.
• 자꾸 따지고 싶다.
• 사람들이 나를 신경질 나게 만든다.
• 다른 사람을 해치고 싶은 충동이 든다.

(4) 세상을 바라보는 시선의 변화

경험에 대한 해석이 부정적으로 변화되는 경향이 있다.

• 사람들이 나를 바보로 여긴다.
• 사람들이 나를 보고 비웃고 수군덕거린다.
• 다른 사람이 날 해치려고 한다.
• 가족의 관심도 줄고, 나에게 신경도 안 쓴다.
• 주위가 이상하게 보이거나 평소와 달라 보인다.

(5) 자기에 대한 태도 변화

자신에 대해 무관심해지거나 부정적으로 반응하는 경우가 생길 수 있다.

• 매사에 흥미가 없다.
• 외모에 관심이 없다.
• 내 몸에 상처를 내거나 자해를 하고 싶다.
• 내 몸이 변한 것 같고 이상한 느낌이 자꾸 든다.

정신분열병은 기본적으로 만성적인 경과를 밟는 질환이다. 한 번 발병하면 완치는 어려운 편으로, 대부분 재발하게 된다. 완치된 것으로 진단된 환자를 나중에 다시 조사한 결과 완치가 아니라 장기간 증상이 없는 상태였던 것으로 밝혀진 연구결과도 있다.[34] 병의 진행과정(예후)을 조사해 보면 10~20% 정도의 환자만 예후(병의 결과)가 좋은 편이어서 정상에 가까운 삶을 살 수 있고 그 외 40~60%의 환자는 심하게 상태가 나쁘다고 할 수 있다.

2) 재발 방지 및 대처

정신분열병은 병을 더욱 악화시키는 힘과 호전시키는 힘이 서로 맞서서 균형을 이루고 있다가 만약 호전시키는 힘이 강해지면 상태가 좋아지고, 호전시키는 힘이 약해지거나 악화시키는 힘이 강해지면 상태가 악화된다. 재발에 관련되는 요소에는 환자의 취약성(vulnerability), 병과 싸울 수 있는 힘, 보호요소, 외적인 스트레스가 있으며 이런 요소가 서로 작용해서 재발하는 것으로 알려져 있다.[35] 따라서 상태를 호전시키는 힘을 최대한 활성화시키고 악화시키는 힘을 최소한으로 억제해야 재발이 방지된다.

- 약을 먹지 않을 때: 약물복용이 안 되면 재발의 가능성이 매우 높아지기 때문에(뒤의 재발 부분 참조) 꼭 약물을 복용할 수 있도록 해야 한다. 최악의 경우에는 본인이 모르게 해서라도 약을 먹도록 해야 하지만 그럴 정도가 아니라면 설명을 하거나 약을 잘 먹을 수 있도록 관심을 가져 준다. 또 약물 복용이 잘 안 되는 이유(예를 들면, 살이 찌거나 졸려서 안 먹으려고 함)가 파악되면 그에 대한 대처를 할 수 있기 때문에 치료진에게 파악되지 않는 이유가 있다면 그것을 잘 알아서 치료진에게 알려 주는 것이 큰 도움이 된다.
- 잠을 잘 못 잘 때: 잠을 못 자는 이유를 찾아보아야 한다. 잠을 못 자는 것은 가장 흔한 재발 경고 증상이기 때문에 상태 악화의 가능성

을 생각해 보고 의사와 의논해서 이에 대한 대책을 세워야 한다. 그런데 최근에는 컴퓨터게임을 하느라 밤에 늦게 자는 사례도 늘어서 꼭 증상 악화의 원인은 아닐 수 있지만 밤에 잠을 자지 않는 것이 증상 악화에 영향을 줄 수 있다.

- 증상 악화 시: 증상 악화의 원인 찾기와 적절한 시기에 약물 용량을 적절하게 조절하는 것이 주된 과제다. 환자마다 주로 나타나는 증상의 종류, 증상 악화의 원인, 증상 악화의 시간이나 시기 등이 다르기 때문에 각자의 정확한 패턴을 알아야 한다. 분노감정이 심한 환자의 경우, 사소한 거절을 당하면 밤새도록 예전에 있었던 좋지 않았던 일을 생각하고 가족이나 치료진에게 공격적인 태도를 취한다. 그리고 때로는 약물 복용이나 낮병원을 거부하는 행동을 보인다. 자아존중감이 낮은 환자의 경우, 자기의 사소한 실수나 상대의 반응에 따라서 심한 자책과 우울감에 빠진다. 텔레비전을 보다가 간단한 시사상식을 옆에서 누가 물었을 때 대답을 하지 못하면 며칠간 우울감에 빠지고 낮병원을 결석하기도 한다.

이렇듯 각기 다른 원인으로 인해 증상이 악화될 수 있기 때문에 조기에 치료진과 상의하여 적절한 조치를 취해야 재발을 막을 수 있다.

(1) 상태를 호전시키는 힘

① 꾸준하고 효과적인 약물치료

약물치료는 약물의 종류나 용량, 부작용 측면에서 적절해야 한다. 그리고 약물은 증세가 일시적으로 없어진다고 해도 꾸준히 복용해야 한다. 정신분열병은 증상이 없어지는 관해상태가 되고 나서도 처음 발병한 경우에는 약 2년, 두 번째 발병한 경우에는 3~5년, 그리고 세 번 이상 발병한 경우에는 거의 평생을 복용해야 하는 것으로 알려져 있다. 그러나 증상이 있을 때에는 약물의 변화에 따라서 증상의 변화가 오기 때문에 약물의 필요성을 느끼지만 증상이 없어지고 나면 약물의 필요성을 설득하는 것이 쉽지 않다. 특히 첫 발병의 경우 약물치료의 효과가 높은 편이다. 하지만 정신분열병의 경우 재발이 많고 완전한 회복에 이르는 비율은 낮은 편이다.[36)]

약물순응도(약물의 필요성을 인정하고 잘 복용하려고 하는 정도)를 향상시키는 것이 치료의 핵심적인 요인이며 이를 위해 정신건강교육에서 병에 대한 교육과 약물에 대한 교육을 철저히 해야 한다.

② 지지적인 환경

환경은 작게는 가족에서, 크게는 학교나 그 사람이 속해 있는 사회(치료적인 환경 포함) 모두를 의미한다. 정신분열병을 앓는 경우 병으로 인해서든 인지적 결핍이나 경험의 부족으로 인해서든 일상생활을 문제없이 꾸려 나가기는 힘들기 때문에 주위의 도움이 절대적으로 필요하다. 물론 도움이 필요하다고 해서 모든 것을 다 해 줄 필요는 없지만 따뜻한 태도로 부족한 점을 잘 찾아서 도와주는 것은 환자가 편안하게 일상생활을 하게 만들어 재발을 막는 데 도움이 된다.

주변의 지지가 필요한 부분은 심리적인 격려와 위로, 그리고 실제적인 도움이다. 정신질환이 있는 환자는 항상 긴장되고 위축되어 있으며, 타인의 시선에 비친 자기 모습을 극도로 심하게 의식하게 된다. 따라서 잘못하는 일이 있거나 실수를 하면 심하게 스트레스를 받고 좌절한다. 그렇기 때문에 잘할 수 있도록 격려하는 것과 잘 못했을 때 위로해 주는 것이 매우 필요하다. 이런 점은 말로는 쉽지만 어떤 상황에서, 어떻게 해야 하는가 하는 실제적인 문제에 접하게 되면 생각만큼 쉽지 않다. 그리고 당사자의 마음을 이해할 수 있는 지식과 안목이 있어야 하기 때문에 전문가에게서 훈련과 교육을 받아야 한다.

③ 인격적인 성숙

보통 20세 전후에 발병하기 때문에 인격의 성숙이 중도에서 멈추는 경우가 많다. 세상을 균형 잡힌 시각으로 바라보고, 다양한 대인관계를 경험하고, 도전과 성취 그리고 좌절을 경험해 보아야 할 시기에 병으로 인해 그 기회가 차단된다. 따라서 이런 면에서의 발전이 있다면 증상이 일부 남아 있다고 해도 사회생활이 가능해지고, 병과 관련된 자기 문제를 더욱 긍정적이고 효과적으로 다룰 수 있다.

인격의 성숙은 여러 가지 면에서 나타날 수 있다.

우선 적절한 희망을 가져야 한다. 어린 나이에 발병한데다 발병 전에도 심리적으로 매우 불안정하기에 장차 무엇이 될 것인지에 대해 적절한 생각을 하기 힘들다. 그렇기에 희망을 주고 동기부여를 하는 것은 병을 이기거나 그 후의 과정을 잘 헤쳐 나가는 데 있어 매우 중요한 요소다.

두 번째는 지나치게 자기를 비판하거나 자책하는 마음을 줄이고, 적절하게 자신을 볼 수 있는 안목을 길러야 한다. 피해의식이나 병에 대한 낙인의식 때문에 부적절하게 자신을 심하게 채찍질하는 사람이 많고, 이런 경우 사소한 어려움을 겪어도 좌절하게 된다. 이런 점을 피하기 위해서는 적절한 자기비판, 자기평가 능력이 함양되어야 한다.

세 번째는 현실을 파악하는 능력을 키워야 한다. 망상이 없어져도 쉽게 현실을 왜곡하기 때문에 부정적인 감정을 갖기 쉽다. 따라서 인지치료 등을 통해 현실을 올바로 인식할 수 있는 능력을 키워 주고 충동조절 능력도 키워야 한다. 감정적으로 불안정하고 충동조절 능력이 떨어져 있기 때문에 별다른 일이 없는데도 서로 싸운다든가, 심한 경우에는 자해하는 행동을 하는 경우가 많아서 충동조절 능력은 안정적인 투병과 그 후의 적응과정에 중요하다.

네 번째는 적절한 대처기술이 있어야 한다. 대개 회피와 억압을 하다가 부적절한 상황에서 행동화(공격적인 행동이나 신경질적인 반응 등)를 하는 경우가 많다. 따라서 현실에서 부딪히는 상황에 대한 적절한 대처능력을 훈련하고 여러 가지 상황에서 연습해 보는 것이 필요하다.

다섯 번째는 안정적이고 건강한 대인관계 유형을 몸에 익혀야 한다. 많은 환자가 병전부터 대인관계에서 인정을 받지 못하거나, 왕따나 차별대우를 당하는 등 부정적인 경험을 많이 하기 때문에 그 사람의 마음에는 남들이 부정적으로 그려지기 쉽다. 반면에 자신감이 없기 때문에 지나치게 의존적인 모습도 있다. 부정적이거나 의존적인 대인관계의 유형에서 벗어나 편안하고 자신감 있는 태도로 타인을 대할 수 있게 해 주는 것이 치료에 필요하다.

여섯 번째는 정서적으로 성숙해야 한다. 정서적인 성숙은 그 상황에 맞는 적절한 감정을 있는 그대로 잘 느끼고 상황에 맞게 조절하는 것을 의미한다. 무조건 참아도 건강하지 못한 것이고, 약간의 자극에 폭발하는 것도 바람직하지 못하다. 망상이나 환청 같은 증상으로 비현실적인 불안이나 우울감에 시달리고, 인지기능 저하와 사회적 낙인으로 현실적인 부정적 감정에 시달리기 쉽기 때문에 편안하게 긍정적인 감정을 느낄 기회를 부여하고, 부정적인 감정을 잘 감당하게 하고, 그에 적절히 대처하게 하는 정서적인 성숙은 그 의미가 크다.

(2) 상태를 악화시키는 힘

호전시키는 힘과 반대라고 할 수 있다. 여러 가지 재발 원인이 존재하지만 가장 심각한 재발 원인은 약물 복용을 하지 않는 것이다.

① 부적절한 약물 복용

환자가 약물에 대한 거부감을 가지는 경우가 많고, 치료과정에서 약물 복용을 고의나 부주의로 하지 않는 경우가 있다. 약물 복용을 적절히 하지 않을 경우 1년 이상 안정된 상태를 유지했던 환자 중 3/4 이상이 재발하였고,[37] 약물을 복용하지 않은 집단이 약물을 복용한 집단에 비해 재발률이 3배 이상(53% 대 16%) 높았다는 보고도 있다.[38] 심지어 약물을 완전히 중단하지 않고 증상이 악화될 위험이 있을 경우에만 약물을 간헐적으로 투여하는 경우에도 지속적으로 약물을 투여하는 경우에 비해 2배나 재발률이 높았다.[39]

약물에 대한 순응도는 발병 초기와 증상이 없어지는 시기인 관해기에 떨어질 수 있다. 초기에는 병을 인정하지 않고, 치료자에게도 피해의식이 있어서 치료자가 투여하는 약물에 대해 부정적인 시각을 많이 갖기 때문이다. 더구나 정신과 약물에 대한 편견과 민간요법에 대한 선호도 때문에 약물에 대해서는 더욱 부정적이다. 또한 치료 초기에 약물을 조정하는 과정에서 부작용이 나타날 경우에는 그런 현상이 더욱 심하다고 할 수 있다. 치료 초기에 적절한 치료를 받아서 증상이 좋아졌던 사람이 병에 대한 이해가 부족하고 약물 복용을 잘 하지 않아 불필요한 입원을 하거나, 증상의 기복을 겪으면서 친구를 잃거나, 좋은 조건으로 취업할 수 있는 기회를 상실하는 경우가 종종 있다.

그리고 증상이 없어지게 되면 약물의 필요성에 대해 회의감을 갖게 되고, 약물 복용이 환자라는 낙인의 상징이라고 생각하여 약물 복용을 하지 않으려고 한다. 그리고 만약 취업을 한 경우에는 약물로 인해 졸리거나 손이 떨리는 등의 부작용이 생겨 실제로 사회생활에서 어려움을 겪기 때문에 거부감이 더욱 심해질 수 있다. 실제로 본원에서 가장 치료 결과가 좋았던 한 회원이 취업 후 약 1년이 지난 후에 위와 같은 이유로 약물 복용을 잘 하지 않았고 그 후 몇 년이 지나도록 이전의 상태로 회복되지 못한 사례가 있다.

그런데 약물 복용을 중단한다고 해서 바로 증상이 악화되는 것은 아니다. 불과 한두 번 정도만 약물 복용을 걸러도 증상이 악화되는 사람이 있는가 하면 몇 달 정도의 긴 기간 동안 약물 복용을 하지 않아도 크게 표시가 나지 않아 상태가 심하게 나빠지기 전까지는 전혀 파악이 되지 않는 사람도 있다. 이런 현상은 증상의 종류에 따라서도 차이가 난다. 양성 증상이 심하거나, 이로 인해 불안 증세가 심할 경우에는 약물 복용을 단기간 중지해도 그 효과가 바로 나타난다. 그러나 음성 증상이나 인지기능의 저하 증상은 바로 표시가 나지 않고, 나빠진 이후에 치료를 할 때에도 많은 시간이 필요하다.

② 지지적이지 못한 환경

정신분열병과 같은 정신질환의 발병에서 가족 내에서의 부정적인 정서의 표출이 중요한 역할을 한다는 것은 오래전부터 알려진 사실이다. 질병의 특성상 스트레스에 취약하기 때문에 스트레스는 되도록 없애거나 감당할 수 있는 범위 내로 줄여 주어야 하는데 가족과 사이가 좋지 않으면 보호를 받아야 할 가정에서 반대로 스트레스를 받게 되어 증세가 나빠지는 경우가 많다.

한 환자의 경우 오랫동안 환청이 매우 심해 여러 가지 약물을 사용했음에도 증상이 나아지지 않았는데, 아버지가 술을 마신 날은 상태가 더 나빠지고 아닌 날은 어느 정도 안정된 모습을 보였다. 또한 형제간에 이해를 제대로 하지 못하여 환자인 형제의 행동을 정상인의 행동으로 받아들여 짜증을 내고 싸우다가 환자의 상태가 더 나빠진 사례도 있다.

③ 인격의 미성숙

인격이 미성숙한 경우 공동체 생활의 규범을 잘 습득하지 못해 갈등을 유발하여 상태를 악화시킨다. 그 외에 방어기제가 중요하게 작용한다. 정신분열병 환자는 외부 환경에서 주어지는 스트레스에 대해 주로 회피하는 수단을 이용하거나 비효율적인 방식으로 대처하는 경우가 많은데 특히 심리적 불안감과 자신에 대해 부정적으로 생각하는 경향이 크고 스트레스를 이기는 힘이 부족한 편이다.[40] 이로 인하여 적절하게 문제 상황에 대처를 하지 못하는 경우가 많아지므로 치료과정에서 이런 인격적 취약성을 다루어야만 재발을 효과적으로 방지할 수 있다.

보통 인격 성숙에 관한 부분은 정신질환의 심각한 증상이 어느 정도 호전된 이후에 다루게 된다. 증상이 심한 경우에는 이런 문제까지 다루는 것은 무리가 되기 때문이다. 그런데 인격의 문제는 대인관계에서 어려움을 야기한다. 가족과의 관계에서도 환자가 자기중심적인 모습을 보여서 가족이 힘들어할 수 있고, 재활치료 시설에서도 타인에게 미움을 받아 희생양이 될 수 있어 인격 성숙을 위한 개입은 꼭 필요한 부분이다.

2. 자살

자살로 사망하는 정신분열병 환자의 빈도는 약 10%다. 즉, 10명 중 1명은 결국 자살로 사망하는 것으로 정신분열병 환자의 사망 원인 중 가장 흔하다.[41] 우울증보다는 다소 낮은 수치이기는 하지만 일반인이 자살로 인해 사망하는 비율이 약 1%인 것과 비교하면 정신분열증 환자 자살 위험은 매우 높다고 볼 수 있다.[42] 자살의 빈도는 발병 첫해,[43] 그리고 발병 5년경[44]에 가장 높다는 보고가 있다. 그리고 연령으로 보면 45세 경까지는 자살률이 높다가 그다음부터는 줄어드는 경향이 있다고 한다. 이런 연구 결과를 고려할 때 발병 초기가 특히 위험 시기라는 것을 알 수 있다.

정신분열병 환자의 경우 극단적인 방법을 많이 쓰기 때문에 더욱 위험하다. 우울증의 경우 자기가 먹던 약(대개 수면제나 항불안제, 항우울제로 비교적 위험하지 않음)으로 음독하는 경우가 많지만 정신분열병의 경우에는 투신이나 동맥자상(팔목을 칼로 긋는 것) 등 음독 이외의 방법으로 자살을 시도하는 경우가 많다. 정신분열병 환자가 자살을 하는 경우는 급성기에 환청이나 자신이 쫓기고 있다는 피해망상 때문에 도망가다가 사고로 죽는 경우도 있지만 급성기가 지난 후에 우울기에 자살을 하는 경우가 가장 많다.

한 번 자살을 시도한 사람은 다시 자살을 시도할 확률이 매우 높고, 특히 두 번 이상 시도했을 경우에는 그 가능성이 더욱 높아진다. 따라서 과거에 자살기도를 했던 환자의 경우에는 과거에 자살을 시도했던 상황과 비슷한 상황이 되면 주의 깊게 살펴보아야 한다.

정신분열병에서의 자살은 발병하고 나서 처음 몇 년 동안에 발생하는 경우가 많다. 정신분열병으로 사망하는 환자의 75%가 미혼남성이고, 50%가 과거에 자살을 시도한 경험이 있다. 여러 가지 위험 요인 중에서 우울증이 가장 심각한 요인이라는 연구도 많다.[45] 우울 증세가 있었거나, 과거에 우울 증세의 치료를 받았던 적이 있거나, 현재 우울 증세가 있을 경우에는 더욱 위험하다.

1) 자살 위험성이 높은 경우

자살 위험이 높은 경우는 다음과 같다.

- 20대 남자
- 교육 수준이 높은 경우
- 병전의 기능이 좋았던 경우
- 우울 증세가 있는 경우
- 병에 대한 인지가 높은 경우(즉, 병의 위험성을 잘 알고 있는 경우)
- 과거에 자살 기도 경험이 있는 경우
- 증세가 갑자기 심각해진 경우

- 재발이 여러 번 된 경우
- 혼자 살거나 무직인 경우
- 입원한 첫 주, 퇴원한 직후
- 물질 남용을 한 경우

위의 항목을 하나로 풀어 보면 병이 나기 전에는 대학졸업도 하고 취직도 하고 인생에서 꿈이 많았던 젊은 남자가 갑자기 증상이 와서 치료를 받은 후에 정신을 차리고 보니 자기가 정신분열병이란 무서운 병에 걸렸고, 앞날은 절망스럽고 자신을 돌봐 줄 가족이 없는 가운데서 대인관계도 끊어지고 직장도 잃은 경우를 생각할 수 있다.

퇴원 후 약물 처방 시 유의점

환자가 퇴원할 때 집도 멀고 바쁘니 약을 한 달이나 두 달 치씩 달라고 부탁하는 보호자가 많다. 뒤에서도 나오지만 퇴원해서 돌아가면 그 자체로 스트레스를 많이 받아 힘들기도 하고, 여기서 보는 것처럼 퇴원 직후에 자살하는 빈도가 높다.

이런 점을 생각하면 퇴원해서 처음 처방은 일주일을 넘지 말아야 한다. 약 두 달 정도가 지나서도 상태가 계속 안정되어 있다면 그때는 사정에 따라서 열흘이나 2주 정도까지 길게 처방할 수 있다. 그러나 경험적으로 볼 때, 약을 처방하는 기간이 길면 길수록, 또 환자가 병원에 자주 오지 않을수록 약물 복용이 잘 안 되기 때문에 매주 1회는 병원에 오는 것이 더 도움이 된다.

2) 자살 방지를 위한 유의점

자살은 자신이나 가족, 그리고 그 환자의 담당 의사 모두에게 심각한 충격을 주는 감당하기 힘든 사건이다. 정신분열병 환자의 자살 성공률이 높기 때문에 특히 더 주의를 기울여야 한다. 자살을 방지하기 위해서는 다음과 같은 점에 유의해야 한다.

가장 중요한 것은 자살의 위험성이 높아지고 그 가능성이 임박한 것을 알아차리는 것이다. 많은 자살환자가 자살하기 전에 직간접적으로 자살 의사를 밝힌다고 한다. 그리고 위에서 열거한 여러 가지 위험요인이 많이 포함된 환자는 주의해서 관찰해야 한다. 연구자에 따라서는 정신분열병의 자살 시도 자체는 25~40%에 이른다는 보고도 있기 때문이다.[46] 그만큼 위험요인이 있는 환자의 자살 시도 가능성이 높기 때문에 잘 관찰해야 한다.

일단 급성기의 망상이나 환청이 이유가 되는 경우에는 적절한 입원, 약물 투여, 안정감을 주는 면담이 필요하다. 환청이 자살의 원인이 되는 것은 명령형 환청의 영향이 크다. '높은 건물에서 뛰어내려라' 나 '유리창을 손으로 쳐라' 는 등의 심각한 내용이 들리는 경우다. 이와 같이 환청은 외부적인 심각한 사건이 없을 때도 일어난다는 점, 충동적으로 일어난다는 점, 그 방법 면에서 매우 치명적이라는 점 등 때문에 세심한 주의를 요한다.

3) 자살에서 약물치료와 인지기능의 관계

약물치료와 인지기능은 다소 복잡한 관계를 가지고 있다. 약물치료는 기본적으로 증상을 안정시켜 자살의 위험성을 낮출 수 있지만 부작용이 심하게 나타날 수 있다는 점과 증상이 나아져서 자기를 돌볼 수는 있지만 아직 사회적응이 될 정도가 아니라면 비관적인 생각을 해서 자살의 가능성을 오히려 높일 수도 있다.

인지기능도 비슷한 역할을 한다. 인지기능은 기본적으로는 사회적응에 꼭 필요한 것이지만 병에 대한 인식, 주로 파괴적인 영향에 대한 인식을 하게 될 경우에는 자살 가능성을 높인다. 따라서 약물을 적절히 사용하고 인지기능이 높아져서 병에 대한 올바른 인식이 생기게 하는 것은 치료에서 매우 중요한 일이지만 자살의 위험성이 높은 사람에 대해서는 주의를 기울여야 한다. 약물 중에서는 클로자핀(clozapine)이 자살의 위험성을 낮추는 데 가장 효과가 큰 것으로 알려져 있다.[47)]

4) 자살 방지 대책

우울기에 접어들었다는 것이 느껴지면, 눈앞의 현실을 더욱 비현실적으로 과장해서 생각하지 못하도록 혼자 있는 시간을 줄이도록 한다. 또한 좌절감을 표현하고, 그것을 극복할 수 있도록 해 주는 노력이 필요하다. 이런 노력의 예로는 가족 간의 따뜻한 대화, 의사와의 면담, 그리고 같은 환자가 서로 용기를 주는 낮병원 같은 모임이 도움이 된다.

그리고 자신이 아무것도 하지 못하게 되었다는 현실은 말만으로 다 없앨 수 있는 생각은 아니므로 실제로 무엇인가를 하면서 성취감을 느낄 수 있게 도와주는 것이 필요하다. 우리나라에서는 현실적으로 정신분열병 환자가 성취감을 느낄 수 있는 여건이 잘 조성되어 있지 않다. 취업도 쉽지 않고, 사회적 지지시설도 별로 없기 때문에 결국 가족이나 병원이 그 역할을 떠맡아야 하는 것이 현실이다.

3. 약물

여기서 약물이란 치료약물이 아닌 술, 담배, 마약과 같은 약물을 의미한다. 정신질환을 가진 환자의 경우 이런 약물을 사용하는 빈도가 높고 특히 술, 담배는 그중에서 가장 흔하다. 담배는 마음을 안정시키거나 약물의 혈중 농도를 낮추어 환자 입장에서 볼 때는 도움이 되는 부분도 있지만 술은 상태도 악화시키고 과격한 모습을 보이게 할 수도 있어서 절대 마셔서는 안 된다.

1) 음주

술의 경우에는 행동문제를 일으키거나 약물 복용을 방해하는 등의 문제가 많아 대부분의 의사가 술은 환자에게 도움이 되지 않는다고 생각한다. 음주는 정신질환에 매우 흔히 동반되며, 음주하는 환자는 증상[48]이 더욱 심해질 수 있다. 또한 환자의 기능에 좋지 않은 영향을 끼치고 약물순응도를 떨어뜨리며,[49] 공격성과 폭력성을 증가시킨다.[50] 그 외에 우울감이 증가되고 사회성과 인지기능도 저하된다. 한마디로 정리하면 술은 그 자체로도 증상을 악화시킬 뿐 아니라 약을 먹지 않게 만듦으로써 증상을 악화시키거나 심한 증상을 지속시킨다. 그리고 병 때문에 악화된 사회적 기능을 더욱 저하시킨다. 또한 낮병원 회원과 함께 음주를 할 경우 이는 낮병원의 규칙을 어기는 것이고, 이런 사실을 치료자에게 사실대로 얘기하지 못하고 거짓말을 하는 경우도 생기게 되므로 혼자 술을 마시는 것보다 낮병원 회원과 같이 술을 마시는 것은 더욱 좋지 않다.

따라서 술은 치료를 위해서는 되도록 마시지 않게 해야 한다. 그런데 그동안의 사례를 살펴보면, 대체로 어린 나이에 발병한 환자는 정신분열병의 증상은 더 심하더라도 음주 문제는 심하지 않은 경우가 많다. 왜냐하면 이들은 술을 마시는 문화나 분위기를 접해 본 경험이 없고, 술을 마시기 위해서는 타인과 가까워져야 하는데 대인관계의 폭이 좁아 그럴 기회가 적기 때문이다.

반면 병전 기능이 어느 정도 좋다가 발병한 환자는 음주 문화에 적응이 되어 있고 술이 주는 사회생활에서의 이점을 알고 있다. 그리고 병전의 기능이 좋았기 때문에 발병으로 인한 사회적, 경제적, 심리적 상실감이 매우 커서 술의 힘을 빌려서라도 이 같은 부정적인 감정에서 벗어나려고 하는 심리가 있어 오히려 저항이 심할 수 있다.

그와 더불어 치료자와의 관계에 있어서의 특수성도 음주 문제에 영향을 미친다. 어린 나이에 발병한 환자가 증상도 심하고 치료자와 나이 차도 크고 발병한 지 오래되었을 경우 치료자에게 의존적이어서 지시에 더욱 협조적인 모습을 보인다. 그러나 병전 기능이 좋고 나이가 들어서 발병한 사람은 상대적으로 자기주장이 강하고, 병과 관련이 없다고 믿는 생활 영역에서는 치료자의 의견을 수용하기보다는 자율적인 판단과 결정을 내리려는 경향이 더욱 강하여 음주 문제에서도 비협조적일 수 있다.

마지막으로 기능이 좋은 환자는 아르바이트나 직업을 가지고 있거나 가지게 될 가능성이 많기 때문에 현실적으로도 술을 마시는 것이 불가피할 수 있다. 따라서 이런 경우에는 되도록이면 술을 자제하도록 권하는 수준으로 음주 문제에 대처한다. 그럴 경우 환자 자신이나 비슷한 입장에 있는 미처 낮병원을 졸업하지 못한 환자도 음주에 대한 자기주장을 하게 된다. 이런 분위기는 전체 낮병원에 파급될 수도 있기 때문에 사회진출자가 많이 나온 이후에 낮병원 운영에서 뜻하지 않은 어려움을 경험할 수 있다.

하지만 이 문제는 남녀교제, 결혼, 취업 등 양날의 칼이 될 수 있는 다른 많은 문제와 더불어 재활의 마지막 단계에서 필연적으로 접하게 되는 어려움일 뿐 특수한 상황이라고는 할 수 없다.

이와 같은 여러 가지 이유 때문에 음주 문제는 쉽게 풀 수 없고 환자마다 달리 접근해야 하는데 이때 가장 중요한 것이 신뢰다. 술을 마시더라도 치료자에게 그 얘기를 한다는 것은 치료자의 통제를 인정하는 것이고, 그럴 경우에는 재입원과 같은 큰 문제는 거의 발생하지 않는다. 하지만 치료자가 너무 강압적으로 술을 마시지 못하게 하거나, 환자가 현실적, 비현실적 이유로 인해 치료자에게 음주 문제를 숨기게 되면 나쁜 결과가 발생할 수 있다.

대조가 되는 두 사례가 있다. 한 사람은 기능이 좋았던 사람인데, 그는 성공적으로 졸업해서 취업을 하고 직장생활을 약 2년 가까이 하였다. 반면 다른 한 환자는 졸업할 때도 상태가 완전히 호전되어서 한 것이 아니라 경제적인 이유 때문에 어쩔 수 없이 한 상태였다. 이 환자는 직장에 가서 자주 야단을 맞고 잘 적응하지도 못했으며 술을 혼자서도 마시고 직장 회식자리에서도 마셨다. 하지만 앞의 기능이 좋았던 사람이 그런 문제를 잘 얘기하지 않고 혼자 처리하면서 약물 복용도 잘 하지 않은 데 반해 기능이 나빴던 환자는 술을 마시고 나서 환청이 늘어나면 그에 대해 자세히 얘기를 하여 술을 마셨을 때의 약물 처방과 대처에 대해 충분히 의논하였다. 2년이 지난 후 기능이 좋았던 환자는 다시 입원하였는데, 입원 당시 매우 상태가 나빠져 있었다. 반면 증상도 심하고 기능도 좋지 않았던 환자는 상태가 어느 정도 수준에서 유지되면서 비교적 잘 적응하고 있다.

또 다른 환자 한 명은 기능은 좋았으나 술을 좋아하여 술을 마시는 경우가 많았다. 하지만 이 환자는 술 마시는 것을 나쁘게 생각하지 않고 치료자의 지적도 두려워하지 않아 모든 부분을 얘기하며 최소한의 통제를 받았다. 그 결과 술을 마실 때는 어느 정도 상태가 나빠지긴 했지만 전체적으로는 안정된 상태를 유지할 수 있었다. 현재는 취업을 해서 잘 지내고 있다.

이처럼 취직을 한 사람의 경우에는 어쩔 수 없이 마시게 되는데 이때는 요령껏 그런 자리를 피하거나 술을 적게 마시는 기술을 익혀야 한다.

2) 흡연

술과 비교하면 담배는 상황이 약간 다르다. 니코틴은 복용한 약물의 혈중 농도를 낮추어 정신분열병의 부작용이 생기는 것을 막아 주는 작용도 하는 것으로 알려져 있다.[51] 실제로 담배의 성분인 니코틴이 약물의 부작용을 다소 줄이는 효과가 있기 때문에 환자가 담배를 더 많이 피게 되는 원인으로 작용한다. 그래서 정신분열병이 발병하고 나면 흡연자의 비율이 병이 없는 사람에 비해서 약 1.5~2배가량 높다고 한다. 양성 증상이 심한 환자가 더욱 흡연을 많이 하는 것은 흡연의 불안을 감소시키는 효과와 관련이 있다. 즉, 불안감을 높이는 양성 증상이 심한 환자가 감정이 없어지는 음성 증상 환자에 비해 흡연의 효과가 더욱 높기 때문인 것으로 알려져 있다.[52]

니코틴은 항정신병 약물의 대사를 증가시킨다. 이 말의 의미는 담배를 필 경우 복용 약물이 담배를 피지 않았을 때에 비해 훨씬 빨리 감소하기 때문에 약물의 용량이 증가된다는 것이다. 따라서 지나친 흡연을 할 경우 약물의 용량을 증가시켜야 한다. 환자가 약물의 용량이 느는 것을 꺼리므로 약물 순응도가 낮아지는 등 부정적 영향을 줄 수 있다. 이와는 반대로 카페인은 클로자핀의 농도를 증가시킨다. 만약 커피를 마시지 않던 사람이 갑자기 커피를 마실 경우 클로자핀은 60% 정도로 감량해야 한다.

환자가 발병 후 일정 기간은 폐쇄병동에 입원해 있는 경우가 많기 때문에 답답해서 담배를 피우는 경우도 많다. 입원 당시 배운 담배는 낮병원을 다니면서도 끊지 못하고 계속해서 피게 된다. 또한 가족이 환자가 담배를 피는 것을 금지시킬 것을 요구할 경우 환자가 다른 환자에게 빌리거나 빼앗아 피우게 되기 때문에 낮병원 내에서 문제가 되는 경우가 많다.

하지만 담배는 중독성이 강한데다 눈에 보이는 즉각적인 파괴적 영향력이 별로 없기 때문에 통제에 어려움이 있다. 행동을 바꾸는 치료(행동

수정요법)를 한다고 해도 변화되기 쉬운 것(머리 빗기, 자기 방 치우기 등) 부터 하는 것이 일반적인 유형이기 때문에 담배는 금연이 필요하다고 해도 나중에 조치를 취하게 된다.

4. 이성교제

정신분열병의 발병 나이가 대개 20대 초반이기 때문에 성적인 욕구와 이성에 대한 관심은 중요한 주제다. 병 때문에 대개는 이성을 사귈 수 있는 기회가 없기 때문에 희망사항으로 끝나는 경우가 많다.

그래서 주로 연애감정을 품는 사람이 동료 환자나 사회복지사나 자원봉사 학생이 될 가능성이 많다. 하지만 사회복지사나 자원봉사 학생과는 이성관계로 발전될 가능성이 매우 낮으며, 초창기에는 마음의 상처를 받고 이후에는 적당히 거리를 두는 경우가 많다.

이성교제는 후유증이 많기 때문에 매우 어려운 문제다. 그 후유증은 일반적인 이성교제에서 관찰할 수 있는 내용에다가 상태 악화, 부적절한 행동이 더 극단적으로 나타날 수 있기 때문에 주의를 요한다. 이성교제를 한다고 해도 가족의 관찰범위 내에서 해야 하며 필요한 경우에는 피임 등 성교육을 해야 한다.

실제로는 동료 환자와의 관계가 이루어질 가능성이 높다. 환자와의 관계라고 해서 무조건 안 된다고 할 수는 없지만 무리가 따를 수밖에 없다. 환자 사이의 관계일 때 생기는 문제점으로는 다음과 같은 것이 있다.

첫째, 일반인의 이성관계도 많은 갈등을 유발하는데, 환자인 경우 오해와 왜곡이 많아서 더 많은 갈등을 유발할 수 있다. 이런 경우 이 갈등은 스트레스가 되어 재발에 악영향을 끼친다. 따라서 연애로 인한 어려움을 줄이기 위해서는 기본적으로 갈등을 조절할 수 있는 능력이 있어야 하고 의논

할 상대가 있어야 하며, 이런 갈등으로 인해 생기는 스트레스를 견딜 수 있거나 이를 중재해 줄 사람이 필요하다.

둘째, 감정조절, 충동조절이 잘 안 될 가능성이 많아서 감당할 수 없는 일(성관계, 임신)이 생길 가능성이 더 많다. 그리고 이때 문제를 해결하기보다는 회피하거나 방치해서 어려워질 가능성이 많다. 따라서 외부 통제가 필요할 수 있으며, 사귀는 일이 생겨도 이런 문제에 대한 사전 교육을 철저히 받아야 한다.

셋째, 연애가 잘 안 되었을 경우 환자가 받는 스트레스는 매우 크고, 그 과정 또한 보통 사람보다 더 힘들게 처리될 가능성이 많다. 그렇게 되면 상태 악화로 이어져 재입원 같은 바람직하지 않은 결과로 이어질 수 있다. 따라서 어쩔 수 없이 받는 스트레스는 할 수 없지만, 망상이나 왜곡으로 인해 생기는 우울, 불안, 분노 감정 등은 잘 면담해서 다루어야 한다.

위와 같은 문제가 치료자와 의논되면 어느 정도의 한계 내에서 연애관계를 지속하는 것이 가능하지만 만약 비밀로 하게 되면 서로 아주 힘든 경험을 하게 될 수 있다. 실제로 낮병원에서 연애를 하는 경우가 간혹 있는데 좋은 결과로 이어지는 경우는 드물다.

5. 결혼

정신분열병 환자에게 결혼은 매우 중요한 문제다. 결혼을 해서 자식을 낳고 잘 살고 싶은 것이 모든 이의 소망인데, 환자는 '내가 결혼을 할 수 있을까?' '결혼을 해서 자식을 낳았을 때 혹시 내 자식도 정신분열병에 걸리는 것은 아닐까?' 등의 문제로 고민하게 된다.

뒤에서도 언급을 하겠지만 결혼은 병이 없는 사람에게도 큰 스트레스이며 스트레스에 취약한 환자의 상태를 고려할 경우 결혼은 매우 어려운 과제다.

현재까지 알려진 바로는 일반인이 정신분열병에 걸릴 확률은 약 1% 정도다. 부모 중 한 사람이 정신분열병 환자일 경우 자식이 병에 걸릴 확률은 약 8~10% 정도이며, 두 사람이 다 환자일 경우에는 약 40%를 약간 넘는다는 연구결과가 있다. 따라서 환자가 병에 걸리지 않은 사람과 결혼할 경우 90% 이상은 건강한 아기를 낳을 수 있다.

그런데 환자끼리 만났을 때는 자녀 두 명 중 한 명 정도가 정신분열병 환자가 될 가능성을 가지고 있기 때문에 신중해야 한다. 더구나 부모가 둘 다 환자일 때, 자녀 양육은 매우 큰 스트레스가 되어 이에 대한 대비가 있어야 한다. 또한 환자끼리 만나서 교제를 할 때, 가족이 걱정을 하는 경우가 많아 그 자체로 부담이 되고 후에 조금이라도 문제가 생기면 서로 상대에게 책임을 돌리려는 경향이 있어 이것이 환자에게 큰 상처가 될 수 있으므로 주의해야 한다.

그러나 환자가 증상 없이 잘 지내고 있다면 결혼에 관한 문제는 환자 스스로 결정해야 할 문제로 의학적으로 환자의 결혼을 막을 만한 이유는 없다.

정신분열병 등의 정신질환이 있는 사람이 결혼을 하는 비율은 외국의 경우 지역사회정신의학이 활성화된 이후 급격히 증가했다.[53] 실제 낮병원에서도 상태가 나빠서 주로 입원실에 수용되어 있을 때보다는 낮병원이나 기타 재활시설에 다니면서 서로 친해지는 경우를 쉽게 볼 수 있다. 하지만 전체적으로는 일반인은 물론 신경증이나 양극성장애 환자와 비교해도 결혼하는 비율은 낮다.[54]

결혼의 가능성이 높은 사람의 공통점을 찾아보면 병전 기능이 좋았거나 늦게 발병한 경우가 많다.[55] 또한 남자보다는 여자가 더 가능성이 높은 것으로 나타난다. 이는 정신분열병이 발병하는 연령이 여자가 조금 더 늦고[56] 결혼을 빨리한다는 점과 남자의 경우는 증상의 호전뿐 아니라 직업까지 있어야 하는데 이 점이 여자에 비해서 불리하게 작용하기 때문이다.

1) 결혼 시 다루어야 할 사항

정신장애인의 결혼을 생각할 때, 결혼을 했을 때의 장단점과 하지 않았을 때의 장단점은 무엇인지 생각해야 한다. 그런데 결국 결혼 문제는 사례별로 다르기 때문에 단일한 장단점은 없다고 본다.

(1) 결혼의 양면성

① 목표 vs 부담 또는 좌절

정신재활에서는 성취 가능한 목표의 설정이 중요하다. 그리고 그 목표가 만약 결혼이라면 아주 큰 도전이 될 수 있다. 결혼이란 재활의 길고 긴 과정을 마쳤을 때 얻을 수 있는 중요한 결과가 되기도 하고, 재활이 끝난 근거로서 제시될 수도 있기 때문이다.

예를 들면, '내가 뭔가 병이 있거나 부족한 사람인지도 몰라. 하지만 결혼은 했잖아. 그럼 나도 이제 정상인이라고 할 수 있지 않나?' 하는 생각을 할 수 있다.

하지만 반대로 부담으로 작용할 수도 있다. 혼자서는 그럭저럭 살던 사람이 결혼을 생각하면서 스트레스를 받아서 더 나빠질 수도 있다. 실제로 결혼은 일반인에게도 스트레스 순위 4위에 해당된다. 그 위에 있는 항목이 배우자 죽음 같은 끔찍한 내용인 것을 생각하면 결혼이 결코 쉬운 것은 아니다. 그래서 결혼이 잘못될 경우 '내가 좀 더 잘 지내고 못 지내고 하는 게 무슨 차이가 있나? 어차피 결혼도 하지 못할 텐데/결혼도 실패했는데' 라고 생각하여 큰 좌절을 경험할 수 있다.

결혼으로 인한 부담

- 발병의 가능성이 높은 자녀의 출산
- 자녀 양육의 책임: 애가 밤에 잘 안 자면 병이 없는 부모도 (각자 또는 사이가) 나빠짐
- 새로운 관계의 형성: 처가/시댁 식구
- 경제적 부담: 자기 한 몸 건사하는 것과 가족을 이루는 것과는 차원이 다름
- 사회적 책임의 증가: 학부모 역할도 해야 하고 반상회 등도 가야 함

② 지지 또는 갈등

누구나 쉽게 생각할 수 있는 것이 결혼함으로써 지지체계를 확보할 수 있다는 것인데, 이는 어떤 점에서는 맞다고 할 수 있다. 동일한 증상이 있다고 할 때, 미혼이나 별거/이혼한 사람의 자살률이 결혼한 사람의 자살률에 비해 훨씬 높다는 것을 생각하면 결혼은 분명 도움이 되는 부분이 있다.

하지만 반대로 결혼한 부부의 상당수가 이혼하는 현실을 생각하면 반대의 경우도 생각할 수 있다. 상태가 나쁘면 아무리 좋은 배우자라고 해도 지치고, (부모와는 달리) 포기하는 마음이 생겨서 이혼을 하려고 하거나 조금만 상태가 나빠져도 입원을 먼저 고려하는 경우가 많다.

③ 자존감의 향상 vs 상태의 악화

일반인과 마찬가지로 결혼을 하면 세상을 다 얻은 것 같은 뿌듯함이 있을 수도 있어서 도움이 되기도 한다. 그러나 다음과 같이 부정적인 경우도 생각할 수 있다.

- 부담이나 갈등 또는 좌절 때문에 상태가 악화되는 경우도 있다.
- 원래 피해의식이나 의심하는 특성(즉, 편집적인 특성)이 있는 사람인

경우, 혼자 있을 때는 그럭저럭 살았지만 부인이 생기면서 의처증이 생기거나 반대의 경우 의부증이 생길 수도 있다.

- 부모와 살 때는 주로 환자 역할을 하면서 의존하는 경우가 많지만, 결혼을 하면 이런 식으로 지낼 수 없기 때문에 병이 악화될 수도 있다.
- 약 먹는 것을 창피해하거나, 결혼 자체가 치료의 완성이라고 착각해서 약물 복용을 임의로 중단할 수도 있다.
- 배우자나 배우자의 가족이 환자가 치료받는 것을 반대할 수도 있다.
- 이사 등으로 인해 치료를 받지 못할 수도 있다.
- 직업을 가지면서 병원에 올 시간이 없어질 수도 있다.

④ 지지의 원천 vs 스트레스의 원인

정신분열병 환자의 배우자는 힘들 때 위로가 되기도 하지만 때로는 환자를 더 힘들게 하기도 한다. 또한 외로울 때 친구가 되기도 하지만 환자를 더욱 환자 취급하면서 더 서럽게 만들기도 하고, 누군가 있다는 안정감을 제공하기도 하지만 부모와는 달리 환자가 조금만 잘못해도 입원시키거나 환자를 떠날 수 있다는 불안감을 주기도 한다. 그리고 돈을 벌어 줄 수도 있지만 돈을 벌어 줘야 할 수도 있는 등 여러 가지 항목에서 양면성이 있기 때문에 결혼 상대에 대한 평가를 세심하게 해야 한다.

(2) 현실적인 평가

위와 같이 결혼은 여러 가지 측면에서 이중적이기 때문에 결혼을 하기 전에 어떻게 해야 행복한 결혼생활을 하게 될지, 힘든 결혼생활로 인해 상태가 악화될 가능성에 대해서도 적절히 평가를 해야 한다.

① 당사자에 대한 평가

기본적인 조건은 다음과 같다.

• 증상 조절 능력과 규칙적인 약 복용
• 사회적 기능 유지
• 스트레스에 대한 저항 능력
• 교육이나 직업 교육
• 적절한 사회기술(말하는 법, 기분 풀어 주는 법, 상대의 기분을 헤아리는 법 등)
• 결혼에 대한 적절한 기대치

이런 상태라면 결혼을 잘 유지할 수 있어서 결혼이 환자에게 지지적인 조건을 형성할 수 있다.

결혼을 미루거나 하지 말아야 할 상황은 다음과 같다.

• 상태가 나쁠 때
• 입퇴원이 잦을 때
• 가족에게 퇴행된 행동을 하거나 폭력적인 모습 등을 보일 때
• 사회기술이 부족할 때
• 스트레스에 대한 내성이 부족할 때

이러한 상태에서는 조금만 힘들어도 불안과 분노 반응을 보일 수 있다.

② 상대에 대한 평가

• 같은 환자인지의 여부
• 본인에게 어떤 존재가 될지에 대한 이해
• 성격에 문제가 있어서 스트레스의 원인이 될 수 있는 부분이 있는지의 여부
• 아이를 빨리 낳아야 하는 종갓집 장손 등의 부담스러운 입장인지의

여부
- 경제력 수준
- 나에 대한 이해도
- 병에 대한 이해도

③ 결혼 상황에 대한 평가
- 경제력 수준
- 결혼이 치료에 끼칠 수 있는 영향
- 두 사람 외에 신경 써야 할 부분

이런 점을 고려해서 결혼 여부를 결정해야 한다. 둘 다 이 병이 있을 경우에는 보호인자가 많다면 그나마 다행이지만 그렇지 않을 경우에는 위험성이 높다.

제가 환자라 자식에게 정신분열병이 생길까 봐 걱정이 되는데 어떻게 해 주어야 하나요?

앞서 살펴본 것처럼 부모가 환자라고 해서 자식이 꼭 정신분열병에 걸리는 것은 아니기 때문에 증상이 없는데도 예방적으로 약을 먹거나 병원에 보내서 검사를 할 필요는 없다. 그러나 사춘기가 되어 갑작스러운 변화가 있다면, 그 변화는 정신분열병이나 그 전구증상에 의한 것일 가능성도 있기 때문에 이때에는 의사와 상담을 하는 것이 도움이 될 수 있다. 여기서 말하는 갑작스러운 변화에는 다음과 같은 것이 있다(이러한 변화는 모두 재발경고 증상에 해당함).

- 성적 저하, 대인관계의 위축, 혼자 지냄
- 성격이 변함(거칠어지거나 너무 내성적이 되거나 신경질을 자주 내거나 등)
- 자기관리가 안 됨(잘 씻지 않거나 방을 정리하지 않거나 등)
- 수면의 어려움(잠을 잘 안 자거나 너무 자거나 등)

6. 임신, 출산과 투약

임신 시에는 되도록이면 약물을 투여하지 않도록 한다. 현재까지 기형아를 낳는다고 알려진 항정신병약물은 없지만 약물투여가 가져올지도 모르는 결과에 대해서는 신중해야 한다.

할로페리돌이나 클로르프로마진 같은 약물은 모두 엄마 젖을 통해서 아기에게 전달되기 때문에 약물을 복용하는 수유부는 아기에게 모유를 먹이지 않는 것이 좋다.

아이를 갖고 낳는 것은 여자 환자에게는 매우 중요한 의미를 지닌다. 여성성과 모성이 같은 의미를 지니는 것은 아니지만 여자에게 생명을 잉태해서 세상에 내보내는 것은 경이로운 경험이 될 수 있다. 하지만 병이 있는 환자가 아이를 가졌을 때는 아이가 병에 걸리거나 자신이 제대로 양육하지 못할 거라는 등의 불안한 생각을 가질 수 있다.[57]

결혼하는 비율은 남자가 낮지만, 결혼한 환자 중에서는 여자보다 아이를 가질 확률은 더 높다.[58] 즉, 여자 환자는 남자 환자에 비해서 결혼하는 비율은 더 높지만 결혼을 해도 아이를 가지는 확률은 적다는 것이다. 이런 결과가 나타나는 이유 중의 하나는 임신 및 투약과 관련이 있다. 정신과 약물이 태아에게 미치는 부정적인 영향을 완전히 배제할 수 없기 때문에 임신 시 투약은 주의해야 한다. 수정과 임신 그리고 수유기간을 다 합해 약 15개월 이상 동안 약물을 끊거나 소량으로 줄여서 처방해야 한다. 그런데 이렇게 약물을 증상이

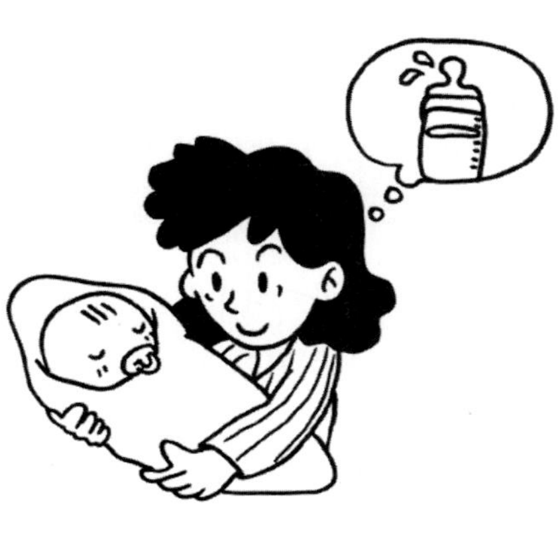

아니라 임신과 출산에 맞추어 조절할 경우 상태가 나빠지는 경우가 많다. 따라서 결혼을 했을 경우에는 이런 부담이 많은 여자보다는 남자 환자가 아이를 갖게 될 가능성이 높다고 할 수 있다.

임신과 출산이 정신병력이 있는 여성에게 미치는 영향은 아직 확정적이지는 않다. 임신이 증상을 더 좋아지게 하는지 또는 악화시키는지는 불확실하다. 정신분열병 증상은 더 악화되지 않지만, 정서 증상은 더 악화된다는 연구 보고가 많으며 산후우울증의 빈도가 높다. 일반인 중에서도 많은 여성이 산후우울증에 시달리지만 정신분열병 여성의 경우에는 산후우울증의 비율이 2배에 달한다는 연구결과도 있다.[59)]

7. 학업 수행

정신분열병 환자의 발병 연령이 대개 10대 말에서 20대 초반이기 때문에 진학을 하지 못해서 학업을 중단하는 경우가 많다. 증상이 심한 환자는 학업에 큰 관심이 없지만 증상이 심하지 않거나 호전된 상태를 유지하는 사람은 학업에 대한 매우 강렬한 욕구가 있다. 그런데 문제는 일찍 발병하는 경우, 대부분 해당 학업 시기에 학업수행을 하기가 힘들다. 또한 증세를 획기적으로 안정시킬 수 있는 약물이 광범위하게 쓰이게 된 것이 1990년대 말 이후이기 때문에 학업 문제를 생각할 만한 안정된 상태를 유지하는 환자가 많지 않았다. 그동안에는 입시까지 챙겨 줄 수 있는 낮병원이 거의 없었기에 학업은 개인의 몫이거나 낮병원 영역 밖의 일이었다. 그러나 최근에는 낮병원에서 상태가 안정된 환자를 대상으로 자원봉사자나 직원이 학업을 도와주는 경우도 있다.

낮병원에 다니던 한 환자는 발병한 지 대략 5~10년이 지나서 상태가 몇 년 이상 안정적으로 유지되었다. 당시 그 환자의 나이는 20대 후반이었다. 당시 이 환자는 발병 전에도 공부를 아주 잘한 것이 아니었고, 10년 정도 공백이 있었기에 거의 새로 공부를 하는 입장이었다. 공부를 하기 원해서 낮병원에서 도움을 준 환자 중에는 성공한 사람도 있고 중도에 포기한 사람도 있다. 또한 공부를 하다 보면 스트레스가 쌓이는데 이를 극복할 힘이 없어서 상태가 나빠지는 어려움도 있었다. 더욱이 이 환자는 공부를 해서 대학을 졸업하려면 대략 5, 6년 이상이 필요한데 경제적인 문제도 있지만 그렇지 않더라도 대학을 졸업하면 30대 중반이 넘어 졸업해도 대부분 취업이 힘들므로 학업을 포기하도록 권유한 적이 있었다.

정신분열병 청소년은 성인과는 다른 의미가 있다. 청소년의 경우에는 정신분열병의 증상과 청소년기의 갈등이 함께 나타나기 때문에 더욱 큰 부담을 느끼게 된다. 정신분열병 청소년이 더욱 힘든 이유를 정리해 보면 다음과 같다.

첫째, 일찍 발병할수록 정신분열병의 증상은 더욱 심한 것으로 알려져 있다. 정신분열병은 생물학적 소인을 타고나지만 인격이나 환경 보호요인이 작용하여 그 발병을 미루는데, 어린 나이에 발병한다는 것은 생물학적인 원인 요소가 더욱 강하거나 인격이나 환경에서 긍정적인 요소보다는 부정적인 요소가 더 많은 것으로 해석될 수 있다. 그래서 대체로 어린 나이에 발병할수록 예후가 좋지 않다고 알려져 있다.

둘째, 정신분열병의 문제 중 하나는 발병 이후에 정상적인 인격발달과 사회적 과제 수행이 되지 않는다는 것이다. 병이 다 나아도 독립적으로 살아갈 수 없고, 사회적인 역할을 할 수 없다면 온전한 치유가 되었다고 볼 수 없다. 그런데 어린 나이에 발병하면 발달 수준이 그 나이에 머물러 있게 되기 때문에 문제가 된다.

위의 두 가지 이유로 인해 청소년기 이전에 발병한 정신분열병 환자는 성인 환자보다 증상관리 이후의 치료에 더욱 관심을 기울여야 한다. 특히 발달과제를 수행할 수 있도록 도와주어야 하는데, 그 나이대의 가장 중요한 발달과제는 학업이기 때문에 이에 대한 대안 제시가 필요하다.

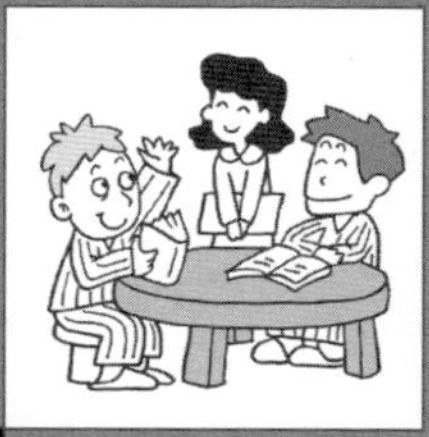

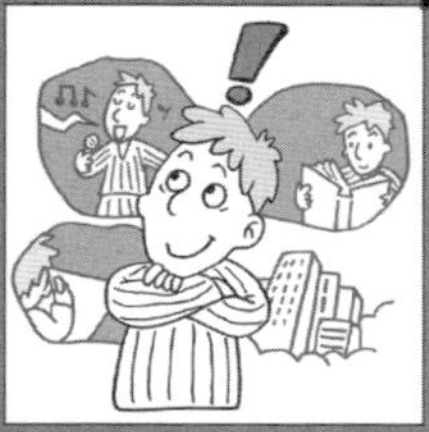

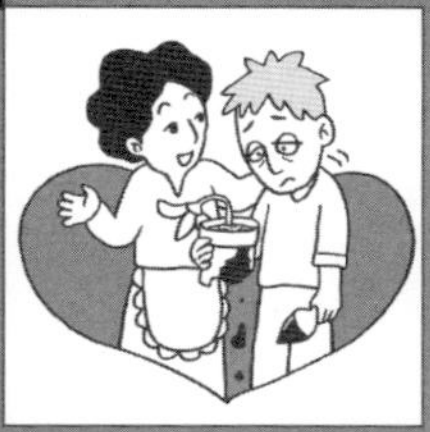

부록

1. 복지 서비스 소개

1) 장애인복지 정책

– 보건복지부 홈페이지(http://www.mw.go.kr) → 정책마당 → 장애인정책

(1) 장애인복지시책*

① 보건복지부에서 시행하는 장애인복지시책 사업

주요사업명	지원대상	지원내용	비고
1. 지원대상	국민기초생활보장법에 의한 수급자 및 차상위 계층(120% 이하)의 18세 이상 등록 장애인(보장시설 장애인은 연령에 상관없이 장애수당만 지급) • 중증장애인: 장애등급이 1, 2급인 자(다른 장애가 중복된 3급 지적장애인 및 자폐성장애인 포함) • 경증장애인: 장애등급이 3~6급인 자 ※ 특례수급 장애인이 차상위 계층에 해당 시 차상위 장애수당 지급	• 기초 중증: 1인당 월 130천 원 • 차상위중증: 1인당 월 120천 원 • 기초및차상위 경증: 1인당 월 30천 원 • 보장시설 장애인 – 기초 및 차상위 중증: 1인당 월 70천 원 – 기초 및 차상위 경증: 1인당 월 20천 원	읍 · 면 · 동에 신청
2. 장애아동 수당지급	국민기초생활보장법에 의한 수급자 및 차상위 계층(120% 이하)의 18세 미만 재가 장애아동 • 중증장애인: 장애등급이 1, 2급인 자(다른 장	• 기초중증: 1인당 월 200천 원 • 차상위중증: 1인당 월 150천 원 • 기초및차상위 경증: 1인당 월 100천 원	읍 · 면 · 동에 신청

*이 내용은 각 구마다 내용이 조금씩 다르니 구청 홈페이지 내 장애인 복지정책을 참조하기 바란다.

	애가 중복된 3급 지적 장애인 및 자폐성장애인 포함) • 경증장애인: 장애등급이 3~6급인자 ※ 특례수급자 중 장애아동보호자(보호자가 없는 경우 장애아동 당사자)가 차상위 계층에 해당 시 차상위 장애아동수당 지급		
3. 장애인 자녀 교육비 지원	소득인정액이 일정 금액 이하인 가구의 1~3급 장애인인 중학생 · 고등학생 및 1~3급 장애인의 중학생 · 고등학생 자녀 ※ 소득인정액 기준(가구원/월) • 1인: 638,099원 이하 • 2인: 1,086,492원 이하 • 3인: 1,405,542원 이하 • 4인: 1,724,592원 이하 • 5인: 2,043,640원 이하 • 6인: 2,362,690원 이하 ※ 7인 이상 가구는 1인 증가 시마다 319,050원씩 증가	• 고등학생의 입학금 및 수업료 전액 • 고등학생의 교과서대 109천 원(연 1회) • 중학생의 부교재비 33천 원(연 1회) • 중학생, 고등학생의 학용품비 45천 원(학기당, 연 2회)	읍 · 면 · 동에 신청
4. 장애인 자립 자금 대여	저소득 가구의 장애인 가구주 또는 가구주의 배우자인 장애인 ※ 국민기초생활보장법상의 수급자 및 차상위 계층은 생업자금을 대여하므로 자립자금 대여 대상에서 제외	• 대여한도: 가구당 2,000만 원 이내 • 대여이자: 3%(고정금리) • 상환방법: 5년 거치 5년 분할 상환	읍 · 면 · 동에 신청

5. 장애인 의료비 지원	의료급여법에 의한 의료급여 2종 수급권자인 장애인	• 1차 의료급여기관 진료 – 본인부담금 1,000원 중 750원 지원(의약분업 적용) – 본인부담금 1,500원 중 750원 지원(의약분업 예외) • 2차, 3차 의료급여기관 및 국·공립결핵병원 진료 – 의료급여수가적용 본인부담진료비 15%(암, 심장 및 뇌혈관질환은 본인부담진료비 10%) 전액을 지원하되 본인부담금 식대 20%는 지원하지 않음 • 의료급여 적용 보장구 구입 시 상한액 범위 내에서 본인부담금(15%) 전액	의료급여증과 장애인등록증을 제시
6. 장애인 등록진단비 지급	국민기초생활보장법상의 수급자로서 신규 등록 장애인 및 직권에 의한 등급 재조정 대상 장애인	진단서 발급 비용 지원 • 지적장애 및 자폐성 장애: 4만 원 • 기타 일반장애: 1만 5천 원, 장애판정을 위한 검사비용은 본인부담	시·군·구에서 의료기관에 직접 지급
7. 장애인 재활 보조 기구 무료 교부	국민기초생활보장법상의 수급자 및 차상위계층으로서 등록 장애인 중 교부품목자	품목 • 욕창방지용 매트: 1~2급 지체·뇌병변·심장장애인	읍·면·동에 신청

			• 음향신호기의 리모콘과 음성탁상시계: 시각장애인 • 휴대용 무선신호기 과 진동시계: 청각장애인 • 자세보조용 기구, 워커, 식사보조기구와 기립보조기구: 뇌병변장애인, 근육병 등 지체장애인 1, 2급	
8. 건강보험 지역가입자의 보험료경감	자동차분 건강 보험료 전액 면제	지역가입자 중 등록장애인이 있는 세대로 소득이 360만 원 이하이고, 동시에 과표 재산이 1.3억 원 이하여야 함.	• 장애등급 1~2급인 경우: 30% 감면 • 장애등급 3~4급인 경우: 20% 감면 • 장애등급 5~6급인 경우: 10% 감면	국민건강보험공단지사에 신청
	생활수준 및 경제활동 참가율 등급별 점수 산정 시 특례 적용	등록장애인	건강보험료 책정 시 지역가입자의 연령·성별에 상관없이 기본구간(1구간)을 적용하고, 자동차분건강보험료를 면제받는 장애인용자동차에 대하여 모두 기본구간(1구간)을 적용하여 보험료를 낮게 책정	국민건강보험공단지사에 신청
	산출 보험료 경감	지역가입자 중 등록장애인이 있는 세대로 소득이 360만 원 이하이고, 동시에 과표 재산이 1.3억 원 이하여야 함.	• 장애등급 1~2급인 경우: 30% 감면 • 장애등급 3~4급인 경우: 20% 감면 • 장애등급 5~6급인 경우: 10% 감면	국민건강보험공단지사에 신청

9. 장애인 생산품 판매 시설(공판장) 운영	장애인직업재활시설 등에서 물품을 생산하는 장애인	• 장애인이 생산한 물품의 판로 확보로 장애인 취업 확대 및 소득 보장 • 설치지역: 시 · 도당 1개소(16개 지역)	인근 장애인 생산품 판매시설에 의뢰 문의: 장애인복지시설협회(02-718-9363)
10. 장애인 직업재활 기금사업 수행기관 운영	등록장애인	장애인이 취업을 통하여 안정된 생활을 할 수 있도록 직업상담, 직업평가, 직업적응훈련, 취업알선, 지원고용, 취업 후 지도 등 취업과 관련된 종합적인 서비스 제공	사업 수행기관(장애인복지관, 장애인 단체, 직업재활시설 등) 내방, 전화 등으로 이용 신청
11. 보장구 건강 보험 급여(의료급여) 실시	등록장애인 • 보장구급여비 지급청구서 • 제출 시 첨부서류 - 1. 의사발행 보장구 처방전 및 보장구 검수확인서 각 1부 - 2. 요양기관 또는 보장구 제작 · 판매자 발행 영수증 1부 ※ 지팡이 · 목발 · 휠체어(2회 이상 신청 시) 및 흰지팡이의 경우는 위 1호 서류 첨부 생략 • 보장구급여비지급청구서 [제출기관] 1. 건강보험: 공단 2. 의료급여: 시군구청	• 건강보험대상자: 적용대상 품목의 기준액 범위 내에서 구입비용의 80%를 공단에서 부담 • 의료급여수급권자: 적용 대상품목의 기준액 범위 내에서 전부(1종) 또는 85%(2종)를 기금에서 부담 • 적용대상 보장구 및 기준액 [신청기관] - 시설생활 장애인: 한국장애인복지시설협회(02-718-9363~4) - 재가장애인: 한국복지재단(02-777-9121~4)	신청기관 • 건강보험: 공단 • 의료급여: 시군구청

12. 장애인 자동차 표지 발급	• 장애인 또는 장애인과 세대별주민등록표상 같이 기재되어 있는 배우자, 직계존 · 비속, 직계비속의 배우자, 형제자매 명의로 등록하여 장애인이 주로 사용하는 자동차 1대 • 국내거소신고를 한 재외동포와 외국인등록을 한 외국인으로서 보행장애가 있는 사람 명의로 등록한 자동차 1대 • 장애인복지시설 및 단체 명의의 자동차 • 장애인 본인 또는 장애인과 세대별 주민등록표상 같이 기재되어 있는 직계 존 · 비속이나 배우자, 형제자매, 직계비속의 배우자 명의로 계약한 자동차대여사업자 또는 시설영업자로부터 1년 이상 임대한 계약자 명의 자동차 1대 • 노인의료 복지시설 명의의 자동차	장애인전용주차구역 이용(일부에 한함), 10부제 적용 제외, 지방자치단체별 조례에 의거 공영주차장 주차요금 감면 등 ※ 장애인의 보행상 장애 여부에 따라 장애인전용주차구역을 이용할 수 있는 표지가 발급되며, 장애인이 탑승한 경우에만 표지의 효력을 인정	읍 · 면 · 동에 신청
13. 장애인 결연 사업	시설 입소 장애인 및 재가 저소득장애인	결연을 통하여 장애인에게 후원금품 지원, 자원봉사활동, 취업 알선	–

		[신청기관] – 시설생활 장애인: 한국장애인복지시설협회(02-718-9363~4) – 재가장애인: 한국복지재단(02-777-9121~4)	
14. 장애인용 LPG연료 세금인상액 지원	복지(구입)카드 또는 보호자카드로 수송용 LPG를 이용하는 장애인용 LPG 승용차 소지	• 지원대상: 1급 및 2급 중 기초생활수급자와 차상위계층(2010. 6. 31.까지 지원) • 지원금액: 월 250리터 한도(리터당 220원 지원)	읍 · 면 · 동에 신청
15. 농어촌 재가 장애인 주택 개조사업	기초생활보장수급자 및 차상위계층 중 등록장애인으로 자가소유자 및 임대주택 거주자	가구당 3,800천 원(1,000가구 지원)	읍 · 면 · 동에 신청
16. 실비장애인생활시설입소이용료지원	• 아래의 소득조건을 만족하여 실비 장애인생활시설에 입소한 장애인 [소득조건] – 등록 장애인이 속한 가구의 가구원수로 나눈 월 평균소득액이 통계청장이 통계법시행령 제3조의 규정에 의하여 고시하는 2007년도의 도시근로자가구 월평균 소득을 평균가구원수로 나누어 얻은 1인당 월 평균소득액 이하인 가구의 등록장애인	실비장애인생활시설 입소시 입소비용 중 매월 27만 원 지원	국고에서 시 · 도로 지원하며, 시 · 군 · 구에서 해당 시설에 지원

② 기타 중앙행정기관에서 시행하는 장애인복지시책 사업

주요사업명	지원대상	지원내용	비고
1. 승용자동차에 대한 특별소비세 면제	1~3급 장애인 본인 명의 또는 장애인과 주민등록표상 생계를 같이 하는 배우자 · 직계존속 · 직계비속 · 직계비속의 배우자 · 형제자매중 1인과 공동명의로 등록한 승용자동차 1대	특별소비세 및 교육세 전액 면세	자동차판매인에게 상담 국세청소관 관할세무서
2. 승용자동차 LPG 연료 사용 허용	장애인 또는 장애인과 주민등록표상 거주를 같이 하는 배우자 · 직계 존 · 비속, 형제자매로 등록한 승용자동차 1대	LPG 연료사용 허용(LPG 연료사용 차량을 구입하여 등록 또는 휘발유 사용 차량을 구입하여 구조 변경) ※ LPG승용차를 사용하던 장애인이 사망한 경우는 동 승용차를 상속받은 자에게도 사용 허용	시 · 군 · 구 차량등록기관에 신청 산업자원부 소관
3. 차량 구입 시 도시철도채권 구입 면제	장애인명의 또는 장애인과 주민등록상 같이 거주하는 보호자 1인과 공동명의로 등록한 보철용의 아래차량 중 1대 • 비사업용 승용자동차 • 15인승 이하 승합차 • 소형화물차(2.5톤 미만)	도시철도채권 구입의무 면제(지하철공사가 진행되고 있는 특별시와 광역시에 해당)	관할 시 · 군 · 구청 차량등록기관에 신청(자동차판매사 영업사원에게 문의)
4. 소득세 인적 공제	등록장애인	• 소득금액에서 장애인 1인당 연 200만 원 추가 공제	연말정산 또는 종합소득 신고 시 공제신청

		• 부양가족(직계 존·비속, 형제자매 등)공제 시 장애인인 경우 연령제한 미적용	
5. 장애인 의료비 공제	등록장애인	당해년도 의료비 전액 • 총소득의 3% 초과분에 한해 공제(소득세법 제52조 특별공제)	연말정산 또는 종합소득 신고 시 공제신청 세무서 문의
6. 상속세 인적 공제	등록장애인 • 상속인과 피상속인이 사실상 부양하고 있던 직계 존·비속, 형제자매	장애인에 대한 상속세 인적 공제 • 공제금액=500만 원 (75세: 상속 당시 나이)	관할 세무서에 신청
7. 장애인 특수교육비 소득공제	등록장애인	사회복지시설이나 보건복지부장관으로부터 장애인재활교육시설로 인정받은 비영리법인에 지급하는 특수교육비 전액	연말정산 또는 종합소득 신고 시 공제신청
8. 증여세 면제	등록장애인 • 장애인을 수익자로 하며, 신탁기간을 장애인의 사망 시까지로 하여 신탁회사에 신탁한 부동산, 금전, 유가증권	장애인이 생존기간 동안 증여받은 재산가액의 합계액에 대하여 최고 5억 원까지 증여세 과세가액에 불산입 ※ 중도에 신탁계약을 해지하는 경우 해지 시점에서 세금 납부	관할 세무서에 신청
9. 장애인 보장구 부가가치세 영세율 적용	등록장애인	부가가치세 감면 • 의수족, 휠체어, 보청기, 보조기, 지체장애인용 지팡이 및 목발, 시각장애인용 흰지팡이, 청각장애인용 인공달팽이관시스템,	별도신청 없음 ※ 텔레비전 자막수신기(국가·지방자치단체·한국농아인협회의 구매 시)

		성인용 보행기, 욕창예방용 매트리스 · 쿠션 · 침대, 인공후두, 장애인용 기저귀, 점자판과 점필, 시각장애인용 점자정보단말기, 시각장애인용 점자프린트, 청각장애인용 골도전화기, 시각장애인용으로 특수 제작된 화면낭독 소프트웨어, 지체장애인용으로 특수제작된 키보드 및 마우스, 청각장애인용 음향표시장치	
10. 장애인용 수입 물품관세 감면	등록장애인	• 장애인용물품으로 관세법시행규칙 별표 2에서 정한 101종의 수입물품에 대하여 관세 면제 • 재활병원 등에서 사용하는 지체 · 시각 등 장애인 진료용구에 대하여 관세면제	통관지 세관에서 수입신고 시에 관세면제 신청
11. 장애인 의무고용	등록장애인	• 국가 · 지방자치단체: 소속 공무원 정원의 2% 이상 의무고용 • 50인 이상 고용사업주: 상시 근로자의 2%이상 의무고용 (부담금 부과 단계적 확대)	노동부소관

		- 200~299인 2006년부터 - 100~199인 2007년부터 ※ 100~299인 사업장 최초 5년간 부담금 50% 감면	
12. 특허출원료 또는 기술 평가청구료 등의 감면	등록장애인	• 특허 출원 시 출원료, 심사청구료, 1~3년차 등록료, 기술평가청구료 면제 • 특허 · 실용신안원 또는 의장권에 대한 적극적인 권리범위 확인심판 시 그 심판청구료의 70% 할인	출원, 심사청구, 기술평가청구, 심판청구 시 또는 등록 시 특허청에 감면 신청

③ 지방이양 장애인복지시책 사업

주요사업명	지원대상	지원내용	비고
1. 청각장애 아동 인공달팽이관 수술비 지원	인공달팽이관 수술로 청력 회복이 가능한 저소득 청각장애아동	인공달팽이관 수술비 지원	읍 · 면 · 동사무소에 신청
2. 장애인생활 시설 운영	등록장애인 • 국민기초생활보장법상의 수급자 우선 입소	생활시설 입소 보호 • 의식주 제공 • 재활서비스 제공(사회심리재활, 교육재활, 직업재활, 의료재활)	시 · 군 · 구에 신청
3. 장애인복지 시설치과 유니트 지원	치과치료 기본장비가 필요한 장애인 복지시설	통원치료가 곤란한 시설 입소 장애인에 대해 치과	-

		치료 기본장비인 유니트 설치 지원	
4. 장애인 직업재활 시설운영	등록장애인	일반사업장 취업이 어려운 저소득 중증장애인에게 자신의 능력과 적성에 맞는 직업생활을 할 수 있도록 보호고용 실시	시 · 군 · 구에 상담
5. 재활병 · 의원 운영	등록장애인	• 지원 내용 – 장애의 진단 및 치료 – 보장구 제작 및 수리 – 장애인 심리검사 및 평가 • 국민기초생활보장법상의 수급자는 무료, 그 외의 자는 실비부담	의료급여증과 장애인등록증(복지카드) 제시
6. 장애인 심부름센터 운영	등록장애인	• 사업 내용 – 민원업무 대행, 직장 출 · 퇴근, 장보기, 이사짐 운반, 가사 돕기, 취업안내 등 • 이용요금 : 실비 • 사업 주체 : 한국시각장애인연합회	해당 지역 장애인심부름센터에 필요한 서비스 요청 문의: 한국시각장애인연합회 (02-950-0114)
7. 수화통역 센터 운영	청각 · 언어장애인	• 출장수화통역 – 관공서 · 법률 관련 기관 방문, 의료기관 진료 등의 경우에 수화통역 필요시 출장 통역 실시 • 일반인에 대한 수화교육 • 청각 · 언어장애인에 대한 고충 상담	해당 지역 수화통역센터에 필요한 서비스를 요청 문의:한국농아인협회 (02-871-4857)

8. 장애인복지관 운영	등록장애인 및 가족	장애인에 대한 상담, 의료재활, 직업재활, 사회생활 적응지도, 사회교육 및 계몽사업 등	해당 지역 복지관 내방 및 전화 등으로 이용 신청
9. 장애인공동 생활가정 운영	등록장애인	가정과 같은 주거환경에 거주하면서 독립적인 생활에 필요한 재활서비스 지원	해당 지역 공동생활가정에 이용 신청
10. 주간 · 단기 보호시설 운영	등록장애인	재가장애인 낮동안 보호 또는 장애인보호자가 출장, 여행 등의 경우 일시적으로 보호	해당 지역 복지관, 주간 · 단기보호시설 등을 내방 이용
11. 장애인체육 시설운영	등록장애인	• 장애인의 체력증진 및 신체기능회복활동 지원 • 국민기초생활보장법상의 수급자는 무료, 그 외의 자는 시설별 산정 이용료 부담	해당 지역 장애인체육시설 등으로 이용 신청
12. 장애인 재활 지원센터 운영	등록장애인 및 가족	• 장애인에게 재활정보 제공으로 사회참여 확대 및 복지 증진 • 사업주체 : 한국장애인재활협회(13개 시 · 도협회) • 사업내용 – 정부사업, 서비스 등 재활 전문 데이터베이스 운영 – 온라인 상담 및 정보제공 등 재활지원 – 장애인복지 정책개발을 위한 조사 · 연구	• 인터넷서비스(www.freeget.net) • ARS 서비스 및 복지사업 상담(02-3472-3556)
13. 장애인 재가복지 봉사센터 운영	등록장애인	장애인복지관에 재가복지봉사센터를 부설하여 운영 –재가장애인을 방문, 상담, 의료 · 교육재활, 직업재활 등의 서비스 제공	해당 복지관에 이용 신청

14. 지적장애인 자립지원 센터운영	등록 지적장애장애인과 가족	• 지적장애인에 대한 상담 지원 • 지적장애인의 사회활동 수행보호를 위한 도우미서비스 제공 • 지적장애인 자립지원 프로그램 개발 · 보급 등	문의: 지적장애인복지협회(02-2654-0803)
15. 장애인특별 운송사업 운영	이동에 장애를 가진자(보호자 포함)	리프트가 장착된 특장차 운영 • 셔틀 및 콜 운행 병용	시 · 도지사 운영
16. 편의시설 설치시민 촉진단 운영	시 · 도지사가 선정한 장애인단체	주요업무기능 • 편의시설 설치 홍보 및 안내 • 편의시설 실태조사 지원 • 시설주관기관에 의견제시 등	–
17. 지체장애인 편의시설 지원센터 운영	한국지체장애인협회 16개 시 · 도협회	주요업무기능 • 편의시설 설치 관련 자문 · 기술적 지원 • 기술 및 매뉴얼 개발 등	–
18. 여성장애인 가사도우미 파견사업	저소득 가정의 등록 여성장애인	여성장애인의 임신 · 출산 · 육아 및 가사활동 지원을 위한 • 가사도우미 파견 • 산후조리, 자녀양육, 가사활동 지원	해당 지역 시 · 도립 장애인 복지관에 신청

④ 지방자치단체에서 조례에 의거해 시행하는 장애인복지시책 사업

주요사업명	지원대상	지원내용	비고
1. 장애인용 차량에 대한 등록세 · 취득세 · 자동차세 면제	차량 명의를 1~3급(시각은 4급 포함)의 장애인 본인이나 그 배우자 또는 주민등록표상 장애인과 함께 거주하는 직계 존 · 비속, 직계비속의 배우자, 형제자매 중 1인과 공동명의 • 배기량 2,000cc 이하 승용차 • 승차정원 7인승 이상 10인승 이하인 승용자동차, 승차정원 15인승 이하 승합차, 적재정량 1톤 이하인 화물차, 이륜자동차 중 1대	등록세 · 취득세 · 자동차세 면세	시 · 군 · 구청(세무과)에 신청
2. 차량 구입 시 지역개발공채 구입 면제	지방자치단체별 조례에서 규정하는 장애인용차량 ※ 도지역에 해당	지방자치단체별 조례에 의거 장애인차량에 대한 지역개발공채 구입의무 면제	시 · 군 · 구청 차량등록기관에 신청(자동차판매사 영업사원에게 문의)
3. 고궁, 능원, 국 · 공립박물관 및 미술관, 국 · 공립공원, 국 · 공립공연장, 공공체육시설 요금 감면	등록장애인 및 1~3급 장애인과 동행하는 보호자 1인 • 국공립 공연장 중 대관공연은 할인에서 제외	입장요금 무료 • 국 · 공립 공연장(대관공연 제외) 및 공공체육시설 요금은 50% 할인	장애인등록증(복지카드) 제시
4. 공영주차장 주차요금 감면	등록장애인 • 장애인 자가 운전 차량 • 장애인이 승차한 차	지방자치단체의 조례에 의거 할인 혜택 부여 • 대부분 50% 할인혜택이 부여되나 각 자치단체별로 상이	장애인등록증(복지카드) 제시

5 민간기관에서 자체운영규정에 의거해 실시하는 장애인복지시책 사업

주요사업명	지원대상	지원내용	비고
1. 철도 · 도시철도 요금 감면	등록장애인	• 등록장애인 중 중증장애인(1~3급)과 동행하는 보호자 1인 KTX, 새마을호, 무궁화, 통근열차: 50% 할인 • 등록장애인 중 4 · 6급 - KTX, 새마을호: 30% 할인(주말, 공휴일을 제외한 주중에 한함) - 무궁화, 통근열차: 50% 할인 • 도시철도(지하철, 전철): 100%	장애인등록증(복지카드) 제시
2. 전화요금 할인	• 장애인 명의의 전화 1대 • 장애인단체, 복지시설 및 특수학교 전화 2대(청각 · 언어장애인 시설 및 학교는 FAX 전용 전화 1대 추가 가능)	• 시내통화료 50% 할인 • 시외통화는 월 3만 원의 사용한도 내에서 50% 할인 • 이동전화에 건 요금: 월 1만 원 사용한도 내에서 30% 할인 • 114 안내요금 면제	관할 전신전화국에 신청
3. 시청각 장애인 TV 수신료 면제	• 시청각장애인이 있는 가정 • 사회복지시설에 입소한 장애인을 위하여 설치한 텔레비전 수상기	TV수신료 전액 면제 • 시청각 장애인 가정의 수신료 면제는 주거 전용의 주택 안에 설치된 수상기에 한함	KBS 사업소 또는 관할 전 지점에 신청
4. 공동주택 특별 분양 알선	등록장애인인 무주택 세대주(지적장애 또는 정신 및 제3급 이상의 뇌병변장애인의 경우 그 배우자 포함)	청약저축에 상관없이 전용면적 85제곱미터 이하의 공공분양 및 공공임대 주택 분양 알선	시 · 도에 문의 및 읍 · 면 · 동에 신청

5. 무료 법률 구조제도 실시	등록장애인 • 법률구조공단에서 심의하여 무료 법률구조를 결정한 사건에 한함	소송 시 법원에 소요되는 일체의 비용(인지대, 송달료 ,변호사 비용 등)을 무료로 법률구조서비스 제공 • 무료 법률 상담 • 무료 민사 · 가사사건 소송 대리(승소가액이 2억 원 초과 시 실비 상환) • 무료 형사변호(단, 보석보증금 또는 보석보증보험수수료 본인 부담)	대한법률구조공단 관할지부에 유선 또는 방문상담 무료전화132(http://www.klac.or.kr)
6. 항공요금 할인	등록장애인	• 대한항공(1~4급),아시아나항공 국내선 요금 50% 할인(1~3급 장애인은 동행하는 보호자 1인 포함) • 대한항공(5~6급 장애인) 국내선 30% 할인 ※ 대한항공은 2006년부터 사전예약제(Booking Class 관리 시스템) 실시로 주말, 성수기, 명절연휴 등 고객 선호도가 높은 항공편(제주노선부터 실시)의 경우 사전예약이 안 되면 항공요금 감면 등 구입이 안 될 수 있으므로 동 시기에는 사전예약 요망	장애인등록증(복지카드) 제시

7. 연안여객선 여객운임 할인	등록장애인	• 연안여객선 여객운임 50% 할인(1~3급 장애인 및 1급 장애인 보호자 1인) • 연안여객선 여객운임 20%할인(4~6급 장애인)	장애인등록증(복지카드) 제시
8. 이동통신 요금 할인	등록장애인, 장애인단체 • 모든 이동통신 사업자 중 개인은 1회선, 단체는 2 회선에 한함.	• 이동전화 – 신규가입비 면제 – 기본요금 및 국내통화 35% 할인 • 무선호출기 – 기본요금 30% 할인	해당 회사에 신청 • 전 이동통신회사
9. 초고속 인터넷 요금 할인	등록장애인	기본정보이용료 30~40% 할인 • PC통신 사업자에 따라 할인대상요금과 할인율이 상이함	해당 회사에 신청
10. 고속도로 통행료 50% 할인	장애인 또는 장애인과 함께 거주하는 배우자 · 직계존속 · 직계비속 · 직계비속의 배우자 · 형제자매 명의로 등록한 보철용의 아래 차량 중 1대(장애인자동차표지 부착)에 승차한 등록장애인 • 배기량 2,000cc 이하의 승용자동차 • 승차정원 7~10인승 승용자동차 • 승차정원 12인승 이하 승합차 • 적재정량 1톤 이하 화물차 ※ 경차와 영업용차량(노란색 번호판의 차량)은 제외	고속도로 통행료 50% 할인 • 요금정산소에서 통행권과 할인카드를 함께 제시하면 요금 할인	할인카드 발급 신청: 읍 · 면 · 동 사무소 및 한국도로공사 문의

11. 전기요금할인	중증장애인(3급 이상)	전기요금의 20% 감면 • 구비서류: 장애인등록증, 주민등록등본, 전기요금영수증 각 1부 • 문의전화: 국번 없이 123 • 인터넷: www.kepco.co.kr	한국전력 관할지사 · 지점에 신청(방문, 전화)

(2) 장애인 연금

장애인연금제도란 일을 하기 어려운 중증장애인의 생활 안정을 위하여 매월 일정 금액을 연금으로 지급하는 사회보장제도

1. 장애인연금을 지급받는 대상

18세 이상의 중증장애인 중 본인과 배우자의 소득과 재산을 합산한 금액(소득인정액)이 선정기준액 이하인 자

- 18세 이상
  신청일 당시, 18세 이상인 자를 말함. 단, 20세 이하로서 「초 · 중등교육법」에 따른 학교에 재학 중인 자는 제외
- 중증장애인
  장애등급 1급과 2급 및 3급 중복장애를 가진 장애인. 여기서 말하는 3급 중복장애란 3급의 장애인으로서 3급에 해당하는 장애유형 외에 다른 유형의 장애가 하나 이상 있는 자. 주된 장애가 3급이며, 5급 또는 6급의 부장애가 등록되어 있는 사람을 말하는데, 단 4급+4급 장애로 인하여 3급으로 등급이 상향 조정된 자는 3급 중복장애인에 해당되지 않음
  본인과 배우자의 소득과 재산을 합산한 금액(소득인정액)이 선정기준액 이하인 자

1. 소득인정액 = 월 소득평가액 + 재산의 월 소득환산액
   - 월 소득평가액
   = (근로소득, 사업소득, 재산소득, 이전소득 등의 합계) - (상시 근로소득 공제)
   *이전소득: 정기적으로 지급되는 각종급여, 수당, 연금 및 고소득가구 중증장애인의 경제적 수준을 평가하기 위해 세대별 주민등록표를 같이 하는 부모, 자녀와 그 배우자의 주택 및 건강보험료를 조회하여 추정하는 소득
   *상시 근로소득 공제: 1인당 월 37만 원(본인과 배우자 각각 적용)
   - 재산의 월 소득환산액
   = [(일반재산-기본재산공제)+(금융재산-금융재산공제) - 부채 + 자동차가액] × 재산의 소득환산율(연5%) ÷ 12개월
   *기본재산공제: 대도시 1억 8백만 원, 중소도시 6천8백만 원, 농어촌 5천8백만 원
   *금융재산공제: 가구별 2천만 원(인별 적용은 아님)

2. 선정기준액: 배우자가 없는 중증장애인 월 50만 원, 배우자가 있는 중증장애인 월 80만 원
   *종전 장애수당을 수급하고 있던 장애인은 장애인연금 당연지급 대상자
   *장애인연금 대상자 여부 확인은 '장애인연금 홈페이지(www.e-welfare.go.kr/pension)> 연금대상확인' 에서 소득재산사항 입력 시 확인 가능

2. 장애인연금 지급 금액

장애인연금은 '기초급여' 와 '부가급여' 로 구성

- 기초급여

  근로능력의 상실 또는 현저한 감소로 인하여 줄어드는 소득을 보전해 주기 위하여 지급하는 급여로 소득보장 성격의 연금. 국민연금 가입자 최근 3년간 월 평균소득(A값)의 5%, 2010년에는 9만 원을 지급. 단, 기초노령연금을 받는 65세 이상은 기초급여를 미지급

- 부가급여

  장애로 인하여 추가로 드는 비용의 전부 또는 일부를 보전해 주기 위하여 지급하는 급여로 추가 지출비용 보전성격의 연금. 기초생활수급자는 매월 6만 원, 차상위계층은 매월 5만 원을 추가 지급

  ※ 기초급여와 부가급여의 유형별 상세사항은 '장애인연금 홈페이지(www.e-welfare.go.kr/pension) > 제도안내 > 연금액안내' 에서 확인 가능

3. 장애수당과 장애인연금의 차이

- 근거법령

  장애수당은 「장애인복지법」 제49조에 따라 지급하고 있으며, 장애인연금은 「장애인연금법」을 근거로 18세 이상 중증장애인 중 일정 소득 이하인 자를 대상으로 지급

- 대상자

  장애수당과 장애인연금 대상자는 18세 이상이며, 장애수당 중 중증장애수당은 2010년 7월 이후 장애인연금으로 전환되고(중증장애수당과 장애인연금을 중복 지급하는 것이 아님에 유의), 경증장애수당과 장애아동수당은 존치함

- 지급금액

  장애수당은 경증장애인에 대하여 월 3만 원을 지급. 장애인연금은 연령, 소득 수준에 따라 월 9만 원(감액적용 없을 시)에서 월 15만 원까지 지급(2010년도 기준)

현행	
장애수당	중증장애인 (월 13, 12만 원)
	경증장애인(월 3만 원)
장애아동수당(월 20, 15, 10만 원)	

→

개정	
장애인연금	부가급여
	기초급여
경증장애수당(월 3만 원)	
장애아동수당(월 20, 15, 10만 원)	

4. 장애인연금과 기초생활보장제도의 관계

중증장애인의 추가지출비용인 월 평균 21만 원을 고려하여 추가지출비용에 못 미치는 장애인연금액은 기초생활보장제도의 소득 산정 시에 제외

5. 장애인연금 지급원칙

장애인연금은 매일 20일에 지급하고 지급일이 토요일, 공휴일인 경우에는 그 전일에 지급. 단, 시행 첫 달인 2010년 7월은 제도시행 준비 관계로 30일에 지급

6. 장애인연금 지급기간

장애인연금을 지급하기로 결정되면, 신청한 날이 속한 달부터 지급. 장애인연금을 지급하지 아니하기로 결정한 달까지 지급

7. 지급방법

수급자 계좌에 입금

8. 장애인연금 신청 및 지급 절차

- 신청일시: 연중수시
- 자격조사(자산조사 및 장애등급심사)에 1개월 이상 소요. 지급 결정 월에 신청일이 속한 달의 급여까지 소급하여 지급
- 신청장소 : 주소지의 읍 · 면사무소 및 동 주민센터
- 지참서류

① 신청인 신분증(주민등록증, 운전면허증, 장애인등록증, 여권 등)

※ 대리 신청할 때에는 대리인 및 신청자의 신분증과 위임장 등을 지참

② 본인명의의 통장사본

③ 임대차 계약서 등의 소득재산 확인 서류

- 작성서류(읍 · 면 · 동에 비치)

① 사회복지서비스 및 급여제공 신청서

② 소득 · 재산신고서

③ 금융정보 등 제공동의서

④ 주택 및 건강보험료 정보제공 동의서

(3) 재활지원

1 활동보조인 지원 사업

1. 목적

신체적 · 정신적 이유로 원활한 일상생활과 사회활동이 어려운 장애인에게 활동보조서비스를 제공함으로써 장애인의 자립생활과 사회참여 증진

2. 사업기간

2010. 2. 1. ~ 2011. 1. 31.

3. 사업대상

장애 1급 장애인(3만 명)

4. 선정기준

- 장애유형: 등록 장애 구분 없음(15종 전체)
- 중등: 장애인복지법에 의하여 등록된 1급 장애인으로서 중증장애 위탁심사결과 등록 1급으로 판정받고 '인정조사표'에 의한 조사결과 220점 이상인 자
- 소득기준: 소득기준은 없으나, 소득수준에 따라 본인 부담 차등
- 연령: 만 6세 이상~65세 미만

5. 서비스 인정 체계

장애인 본인 또는 가구원이 거주지 읍 · 면 · 동에 신청(연중)

- 중증장애위탁심사 실시
  대상자 선정은 보건소에서 '인정조사표'에 따라 방문조사하고, 시 · 군 · 구는 이 결과를 반영하여 서비스 등급 및 인정시간을 최종 결정

※ 방문조사는 보건소 방문간호팀에서 담당원칙

- 인정시간은 4등급으로 구분하여 월 최대 32만 원에서 80만 원 상당의 시간 제공
- 독거특례자인 경우 최대 144만 원 상당의 시간 제공

6. 서비스 내용

가사지원, 신변처리 등 일상생활 및 이동보조 등 사회활동

7. 서비스 단가 및 본인부담

시간당 8천 원으로 하고, 제공시간에 따라 단가 계산

- 소득수준 및 지원액에 따라 본인부담금 납부

소득수준별 본인 부담률

소득 수준	기초수급자	최저생계비 120% 이내	최저생계비 120% 초과
본인부담금	면제	월 2만 원	2010년 장애인활동보조 지원사업안내참조

* 최저생계비 120% 이내는 장애수당 또는 장애아동부양수당 수급 기준

8. 제공기관

경쟁 체제를 확보하고 참여기관의 적정 운영을 위하여 일정한 심사를 거쳐 공공·비영리 기관 및 민간기관 중 시·군·구별로 복수(2개소 이상) 지정

※ 사업경험이 있는 장애인자립생활센터, 장애인복지관 및 지역자활센터 우선 지정

9. 활동보조인 모집

지자체, 사업기관 및 교육기관에서 연중 수시로 활동보조인 모집

– 활동보조인 자격: 학력 제한 없이 만 18세 이상의 신체적·정신적으로 활동보조가 가능한 자로서 소정의 교육과정을 이수한 자로 함

10. 교육체계

활동보조인은 교육기관에서 기본교육(40시간)을 이수하여야 함

– 유사경력자는 교육 20시간만 이수(교육 전 현장활동이 가능하고 3개월 이내 교육 이수)

※ 활동보조인 전문 교육을 위해 시·도별 교육기관 2개소 지정·운영

(4) 자립지원기반

① 장애수당

1. 지급대상

- 국민기초생활보장법에 의한 수급자 및 차상위 계층의 18세 이상 등록 장애인
- 국민기초생활보장법에 의한 수급자인 보장시설 입소 장애인

2. 지급금액

- 기초수급 중증장애인: 1인당 월 13만 원
- 기초수급 경증장애인: 1인당 월 3만 원
- 차상위 중증장애인: 1인당 월 12만 원
- 차상위 경증장애인: 1인당 월 3만 원
- 보장시설 입소 중증장애인: 1인당 월 7만 원
- 보장시설 입소 경증장애인: 1인당 월 2만 원

※ 중증장애인: 장애등급이 1급 또는 2급인 자(3급 지적 또는 자폐성 장애인으로서 다른 장애가 중복된 자)

※ 경증장애인: 장애등급이 3~6급인 자

3. 지급원칙

- 매월 20일에 지급하고 지급일이 토요일, 공휴일인 경우 그 전일에 지급

4. 지급기간

- 지급개시: 장애수당을 지급하기로 결정한 달이 속한 달부터 지급함

※ 결정일이 15일 이전이면 전액 지급, 16일 이후이면 반액 지급

- 지급종료: 장애수당을 지급하지 아니하기로 결정한 달까지 지급

5. 지급방법

- 수급자 계좌에 입금

6. 지급 절차

- 장애인 또는 보호자(대리인)는 사회복지서비스 및 급여제공(변경) 신청 서식에 의해 읍 · 면 · 동장을 거쳐 시장 · 군수 · 구청장에게 신청

② 장애아동수당

1. 지급대상

- 국민기초생활보장법에 의한 수급자 및 차상위 계층의 18세 미만 재가 등록 장애아동

2. 지급금액

- 기초수급 중증장애인: 1인당 월 20만 원
- 기초수급 경증장애인: 1인당 월 10만 원
- 차상위 중증장애인: 1인당 월 15만 원
- 차상위 경증장애인: 1인당 월 10만 원

※ 중증장애인: 장애등급이 1급 또는 2급인 자(3급 지적 또는 자폐성 장애인으로서 다른 장애가 중복된 자)

※ 경증장애인: 장애등급이 3~6급인 자

3. 지급원칙

- 매월 20일에 지급하고 지급일이 토요일, 공휴일인 경우 그 전일에 지급

4. 지급기간

- 지급개시: 장애아동수당을 지급하기로 결정한 달이 속한 달부터 지급함

※ 결정일이 15일 이전이면 전액지급, 16일 이후이면 반액 지급

- 지급종료: 장애아동수당을 지급하지 아니하기로 결정한 달까지 지급

5. 지급방법

- 수급자 보호자의 계좌에 입금

6. 지급 절차

- 장애인의 보호자(대리인)는 사회복지서비스 및 급여제공(변경)신청 서식에 의해 읍 · 면 · 동장을 거쳐 시장 · 군수 · 구청장에게 신청

2) 지역사회에서 제공하는 서비스

(1) 건강가정지원센터(관리) 사업소개 ➜ 가족돌봄지원사업 ➜ 장애아돌봄지원

시행기관	(사)서울시장애인부모회	담당자 직통번호: 02-356-4889

① 장애아가족양육지원사업

1. 장애아가족양육지원사업

- 양육자의 과도한 스트레스 및 양육부담으로 가족기능이 악화된 가정에 교육을 수료한 돌보미가 파견되어 장애아동양육을 돕고 양육자의 휴식을 지원하는 사업
- 상시적인 돌봄이 요구되는 장애가정의 양육부담을 줄이고 양육자의 휴식 지원
- 장애아동의 양육으로 인하여 악화된 가정의 기능 강화
- 이웃과 함께하는 가족돌봄문화를 조성하여 사회적 인식 개선

2. 지원근거

보육시설, 학교, 학원 등 · 하원, 식사 및 간식 챙겨 주기, 부모가 올 때까지 임시보육, 병원 송영서비스, 놀이 활동, 안전 신변보호 처리 등의 서비스 제공

※ 가사활동은 제외됨

3. 장애아가족양육지원사업을 받는 대상자

만 18세 미만의 중증장애아와 생계, 주거를 같이 하는 가정으로 도시근로자가구 월 평균 소득 100% 이하 가정이어야 함. 서비스 신청 후 서비스 이용 가정으로 선정된 가정이 서비스 이용 가능

4. 장애아가족양육지원사업 사업내용

- 아동대상서비스: 가정 내 돌봄서비스, 외출(산책, 치료동반)지원 서비스
- 가족대상서비스: 가족휴식지원프로그램, 자조모임

- 부모가 올 때까지 임시 보육
  - 안전 보호 및 신변처리 보조: 대소변처리 지원, 의복 착탈의 지원, 식사보조지원, 가정 내 이동지원
  - 일상생활지원: 안전지도, 기본적인 응급처치, 의복 착 · 탈의지도, 세면 및 개인위생지도, 정리정돈 지도, 화장실 사용지도
  - 간단한 급 · 간식: 준비된 급 · 간식
  - 놀이 활동 및 간단한 학습지도: 한글쓰기, 책 읽어 주기, 그림카드, 노래지도, 율동지도

- 양육자 보조 서비스
  - 양육자가 혼자 돌보는 일이 힘든 장애아동을 가정 내에서 보호자와 함께 돌봄(양육자와 장애아동이 함께 외출 시 보조서비스도 가능)
  - 양육자가 아픈 경우에 돌봄서비스 제공 가능

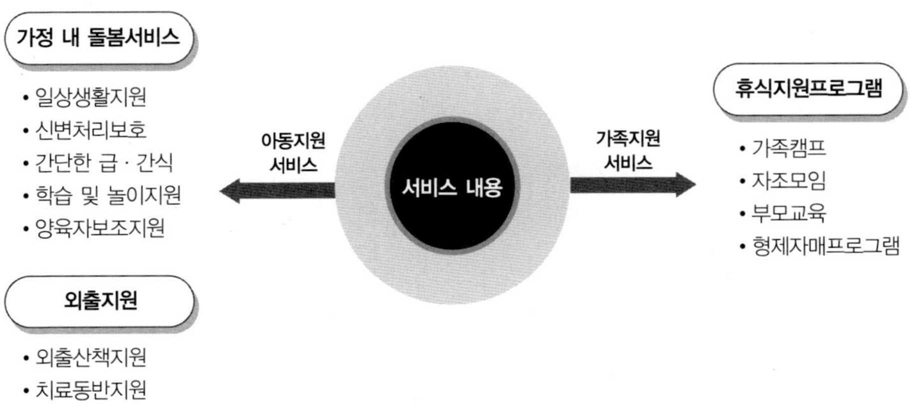

5. 서비스 비용 및 이용시간

- 서비스 시간: 연 320시간으로 1회 이용 시 2시간 이상
- 서비스 비용: 무료

6. 서비스 이용가정 신청방법

- 지원대상에 해당하는 가정이 관할 시 · 군 · 구와 사업수행기관에 신청
- 신청서류: 서비스이용 신청서 1부, 건강보험카드(최근월분 건강보험료 납부 영수증 혹은 고지서 사본, 월급명세서 또는 납부확인서도 가능), 재직증명서(해당자)
- 서비스 신청 시 해당아동은 장애인 등록이 되어 있어야 하며, 등록이 안 되어 있을 경우 등록 후 신청 가능

7. 서비스 이용가정 선정방법

가정 내 돌봄서비스 — 관할 시 · 군 · 구 담당 공무원과 사업시행기관 담당자가 서비스 이용신청방문을 통하여 가정 상황 파악

↓

가정 내 돌봄서비스 — 선정위원회에서 서비스를 이용할 가정 선정

↓

가정 내 돌봄서비스 — 서비스 이용 가정으로 직접 통보

8. 서비스 이용가정 선정 시기

신청기간은 1~2월 중에 이루어지며 신청서류를 가지고 거주하고 있는 시행기관 및 시 · 군 · 구청에 방문

9. 신청 장소

- 전국 16개 시 · 도의 16개 기관에서 사업을 시행
- 현재 거주하고 있는 지역의 기관에 문의

(2) 장애아동 재활치료사업

1. 목적

- 성장기의 정신적 · 감각적 장애아동의 기능 향상과 행동 발달을 위한 적절한 재활치료

서비스 지원 및 정보 제공
- 높은 재활치료 비용으로 인한 장애아동 양육가족의 경제적 부담 경감

2. 사업기간

2010. 2. 1. ~ 2011. 1. 31.

※ 서비스 신청 기간: 2010년 1월부터

3. 서비스 대상자

- 연령: 만 18세 미만 장애아동(재가장애아동, 시설입소아동)
- 장애유형: 뇌병변, 지적, 자폐성, 청각, 언어, 시각 장애아동

※ 중복 장애 인정
- 소득수준: 전국가구평균소득 100% 이하(소득별 차등 지원)
- 기타요건
  - 「장애인복지법」상 등록장애아동. 다만, 영・유아(만 5세 이하)의 경우 뇌병변, 지적, 자폐성, 청각, 언어, 시각 장애가 예견되어 재활치료가 필요하다고 인정한 의사 진단서[서식 4호]로 대체 가능

※ 등록이 안 된 경우 읍・면・동에서 등록 유도
  - 시각 장애아동(중복 장애 제외)의 경우 재활치료서비스가 필요한 대상인지 여부를 별도로 판단. 전담 공무원은 상담 및 사회복지사, 치료사의 자문 등 다양한 방법을 통해 동 사업에서 지원하고 있는 재활치료서비스가 필요한 대상인지를 판단하여 대상자 적합 여부 판단

※ 기존 지역사회서비스투자사업의 문제행동아동조기개입서비스, 교육과학기술부의 치료지원서비스와는 중복 지원 불가

4. 대상자 선정 절차

- 장애아동, 부모, 대리인 등이 주민등록상 주소지 읍・면・동에 신청(연중)
- 지자체에서는 소득조사를 거쳐 서비스 대상자 여부 및 등급 결정: 소득 기준에 따라 4등급으로 구분(수급자 및 차상위 계층)
  - 타 복지급여 수령 여부 등에 의해 판단(행복e음, 증명서 등을 통해 파악)
    (차상위 초과 전국가구평균소득 100% 이하)
  - 건강보험료 본인부담금액을 토대로 판정

5. 서비스 내용

- 언어 · 청능치료, 미술 · 음악치료, 행동 · 놀이 · 심리운동치료 등 재활치료서비스 제공 (장애아동 및 부모의 수요에 따라 사업 실시 기관이 자율적으로 결정)
- 장애 조기 발견 및 중재를 위한 부모 상담 서비스

※ 의료 행위인 물리치료와 작업치료는 제공 불가

6. 바우처 지원액 및 본인부담금

소득수준	총 구매력		바우처 지원액		본인부담금
기초생활수급자(다형)	월 22만 원	=	월 22만 원	+	면제
차상위 계층(가형)			월 20만 원		2만 원
차상위 초과 전국가구 평균소득 50% 이하(나형)			월 18만 원		4만 원
전국가구평균소득 50% 초과 100% 이하(라형)			월 16만 원		6만 원

서비스 제공기관은 지역 및 기관 사정 등에 따라 서비스 내용별로 적정 단가를 설정하고 지자체에서는 서비스 제공기관의 단가를 공고

7. 바우처 지급 및 이용

- 전담 금융기관에서 카드 발급 및 발송
- 본인부담금 납부와 상관없이 대상자로 결정되면 바우처가 생성되나, 본인부담금은 제공기관에 반드시 사전에 납부하여야 함

– 서비스 대상자는 월별 사용 계획에 따라 서비스를 이용하고, 서비스 후 회당 구매

(3) 긴급복지지원

1. 긴급지원제도

- 만성적인 빈곤층 구제사업이 아닌 기존의 법률 및 제도상으로 지원이 어려운 갑작스럽게 위기상황에 처한 자에 대한 응급조치차원의 지원제도
- 긴급지원근거

  긴급복지지원법 (2005. 12. 23. 제정, 2006. 3. 24. 시행)

• 긴급지원대상자
- 주소득자의 사망, 가출, 행방불명, 구금시설 수용 등으로 소득을 상실하고 가구소득이 최저생계비 이하인 때
- 중한 질병 또는 부상을 당한 때
- 가구구성원으로부터 방임 · 유기되거나 학대 및 성폭력 등을 당한 때
- 화재 등으로 거주하는 주택 · 건물에서 생활하기 곤란하게 된 때
- 단전되어 1개월이 경과된 때
- 주소득자와 이혼의 사유로 소득을 상실하고 가구구성원의 소득이 최저생계비 이하인 때

• 긴급지원 내용

<table>
<tr><th>종류</th><th colspan="7">지원내용</th><th>지원기간</th></tr>
<tr><td rowspan="2">생계지원</td><td>구분</td><td>1인</td><td>2인</td><td>3인</td><td>4인</td><td>5인</td><td>6인</td><td rowspan="8">1회 지원 원칙</td></tr>
<tr><td>긴급복지 생계비</td><td>345,400</td><td>588,200</td><td>760,900</td><td>933,700</td><td>1,106,400</td><td>1,279,100</td></tr>
<tr><td>의료지원</td><td colspan="7">300만 원 이내 – 만성질환 제외</td></tr>
<tr><td>주거지원</td><td colspan="7">– 임시거소를 제공하거나 임시로 거처할 수 있는 주거 확보 제공
– 타인 소유의 임시거소를 제공한 경우 제공자에게 거소비용 지급
– 1~2인가구 304,000원, 3~4인가구 506,000원, 5~6인가구 667,000원</td></tr>
<tr><td>사회복지 시설이용 지원</td><td colspan="7">– 사회복지시설 입소 지원
– 해당 시설 운영자에게 비용 지급
– 1인 422,180원, 2인 718,846원, 3인 929,936원, 4인 1,141,026원</td></tr>
<tr><td>교육지원</td><td colspan="7">초등학생–175천원, 중학생–278천원, 고등학생–34만원 및 수업료 · 입학금</td></tr>
<tr><td>기타지원</td><td colspan="7">연료비–7만 원(동절기), 장제비 · 해산비 · 전기요금– 50만 원</td></tr>
</table>

• 긴급지원기준

<table>
<tr><th rowspan="2">구분</th><th rowspan="2">소득</th><th colspan="2">재산</th></tr>
<tr><th>기본재산</th><th>금융재산</th></tr>
<tr><td>지원기준</td><td>최저생계비의 150% 이하
(생계지원: 최저생계비 이하)</td><td>13,500만 원</td><td>300만 원 이하</td></tr>
</table>

• 지원절차

지원 요청 및 신고 ≫ 현장확인 후 先 지원 ≫ 사후조사 ≫ 적정성 심사 ≫ 사후 연계

– 지원신청: 대상자 및 관련기관의 지원요청 또는 신고
– 지원결정: 담당공무원의 현장조사 확인 후 지원 결정
– 사후조사: 소득 및 재산사항 조사 실시(1개월 이내)
– 적정성심의: 지원 적격여부 심사 – 긴급복지지원심의위원회 심의 · 의결(3개월 이내)

2. 기타 지원 제도: SOS 위기가정 특별지원 제도

• 현행법령 및 제도하에서 자격요건이 안 되어 지원을 받지 못하는 위기 가정에 대한 서울시의 응급조치차원의 지원제도
• SOS 위기가정 지원대상(1인가구 제외)
  – 주소득자의 휴업 · 폐업 및 부도 등 사업실패로 소득을 상실하여 생계가 곤란한 때
  – 주소득자의 실직(비자발적 실직)으로 소득을 상실하여 생계가 곤란한 때
  – 화재 · 범죄 · 천재지변 등 위기사유 발생으로 생계유지가 곤란한 때
  – 주소득자의 갑작스러운 중한 질병 · 부상 및 사고 발생으로 소득을 상실하여 생계유지가 곤란한 때
  – 가정의 소득상실로 자녀 학업중단 등 교육위기에 이른 때

<table>
<tr><th>종류</th><th colspan="6">지원내용</th><th>지원기간</th></tr>
<tr><td rowspan="2">생계지원</td><td>구분</td><td>2인</td><td>3인</td><td>4인</td><td>5인</td><td>6인</td><td rowspan="6">1개월
지원
원칙</td></tr>
<tr><td>생계비</td><td>718,840</td><td>929,930</td><td>1,141,020</td><td>1,352,110</td><td>1,563,200</td></tr>
<tr><td>의료지원</td><td colspan="6">150만 원 이내: 수술과 연계된 입원에 한함. 만성질환 제외</td></tr>
<tr><td>주거지원</td><td colspan="6">임시거소 또는 비용 지원 (1~2인 기준 304천 원)</td></tr>
<tr><td>교육비지원</td><td colspan="6">초 · 중 · 고 수업료 및 학교운영비, 급식비</td></tr>
<tr><td>지원사회
복지시설
이용지원</td><td colspan="6">사회복지시설 입소 지원 (2인 기준 718천 원)</td></tr>
</table>

• 지원기준

구분	소득	재산	
		기본재산	금융재산
지원기준	최저생계비의 170% 이하	18,900만 원	300만 원 이하

• 지원절차

지원요청 (본인 · 신청인) ≫ 위기사항 확인조사 (주민센터) ≫ 지원대상자 심의 · 결정 (구청 → 市 통보) ≫ 지원개시 현금지원 (市 → 대상자) ≫ 적격심사 사후관리 (자치구)

출처: 서대문 구청 홈페이지. 이 제도는 각 구마다 조금씩 사업내용이 상이하니 본인이 거주하고 있는 구청홈페이지에서 확인이 필요함.

주: 이 제도는 자해나 고의적인 행동으로 인해 발생되는 상황에 대해서는 지원되지 않음.

(4) 기타 도움이 되는 기관

- 정신건강 위기 상담전화: 1577-0199
- 권역별 응급의료센터: 1339
- 상담원이나 환자가 궁금한 사항을 문의 또는 도움을 요청할 수 있는 웹사이트
  - 대한신경정신과개원의협의회 온라인상담실(www.onmaum.com)
  - 사이버자살예방상담(www.counselling.or.kr)
  - 서울시정신보건네트(www.seoulmind.net)
  - 중앙정신보건사업지원단(www.cmhsc.or.kr)
  - 한국자살예방협회(www.suicideprevention.or.kr)

2. 서울지역 낮병원 현황

1) 일반 낮병원

	기관명	위치	전화번호	홈페이지
1	구의연세정신과의원 부설 연세사회 문화센터	광진구 자양1동 219-2	02-458-7367	http://www.psylove.co.kr/
2	국립서울병원	광진구 중곡동 능동로 51번지	02-2204-0114	http://www.snmh.go.kr/
3	다나병원	도봉구 창동 715-28	02-942-8000	http://www.dana-hospital.com
4	르네스 병원 (구)한마음병원	동대문구 답십리동 463-19번지	02-2246-9100	http://www.renaiss.or.kr/
5	빌리지서울의원	중랑구 상봉동 100-29	02-435-3838	http://www.village-seoul.com/
6	사는기쁨 신경정신과의원	관악구 청룡동 922-20 대원빌딩 4층	02-879-2458	-
7	사랑마을 정신과의원	서대문구 남가좌2동 332-29 우일빌딩	02-307-9736	http://www.sarangmaeul.com/default.asp
8	삼성서울병원	강남구 일원동 50번지	02-3410-0033	http://psychiatry.samsunghospital.com/
9	서울대학교병원	종로구 연건동 28번지	• 대표번호: 02-2072-2114 • 입원예약접수(외래간호실): 02-2072-2451	http://www.snuh.org/dept/np/index.jsp
10	서울특별시립 은평병원	은평구 백련산길 93 (응암2동 232-3)	• 대표번호: 02-300-8114 • 정신과 외래: 02-300-8200	http://ephosp.seoul.go.kr/

11	세화정신과	중랑구 상봉동 105-85호	02-439-5522	http://www.curemind.com/
12	연세대학교 의과대학 세브란스 병원(신촌)	서대문구 신촌동 134	• 전화예약: 1599-1004 • 정신과 접수: 02-2228-5570 • 예약상담: 02-2228-5570, 5571	http://sev.iseverance.com/dept_clinic/department/psychiatry/index.asp
13	연세대학교 의과대학 강남세브란스 병원	강남구 도곡동 146-92	• 전화예약: 1599 - 6114 • 정신과 접수: 02-2019-2380	http://gs.iseverance.com/dept_clinic/department/psychiatry/index.asp
14	연세로뎀정신과의원	서울특별시 마포구 노고산동 107-12 서일빌딩 3층	02-322-8233	http://www.caring.kr
15	열린마음신경정신과	광진구 중곡2동 41-16	02-3437-3411	http://www.yulrin.co.kr/
16	오신경정신과	영등포구 영등포동6가 121-10	02-2634-5691	http://www.신경정신과병원.kr/
17	한양대학교병원 신경정신과	성동구 행당동 17번지	전화예약: 02-2290-9600 ~9604	http://smc.hanyang.ac.kr/index.asp

2) 소아 · 청소년 낮병원

	기관명	위치	전화번호	홈페이지
1	구의연세정신과의원 부설 연세사회 문화센터	광진구 자양1동 219-2	02-458-7367	http://www.psylove.co.kr/
2	국립서울병원	광진구 중곡동 능동로 51번지	소아 · 발달장애 낮병동: (02)2204-0309, 0316	http://www.snmh.go.kr/
3	밝은미래정신과 발달조기교실	서울 강동구 성내동 64-13 브라운스톤 6층	02-484-2600	http://www.adhd119.com/
4	사는기쁨 신경정신과 의원	관악구 청룡동 922-20 대원빌딩 4층	02-879-2458	-
5	삼성서울병원	강남구 일원동 50번지	02-3450-0033	http://psychiatry.samsunghospital.com/
6	서울특별시립 은평병원	은평구 백련산길 93(응암2동 232-3)	• 대표번호: 02-300-8114 • 정신과 외래: 02-300-8200	http://ephosp.seoul.go.kr/

3. 서울지역 장애인직업재활시설*

1) 근로작업시설

(단위: 개소, 명)

일련번호	관할 시군구	시설명	시설장	근로장애인 정원	근로장애인 현원	종사자 정원	종사자 현원	시설 소재지	전화번호 (FAX)	시설 설치일	법인명 (대표자)
소계				490	412	96	108				
1	광진구	정립전자	김현국	200	112	17	22	서울시 광진구 구의동 16-3	02) 446-6867 02) 458-5187	'98.01.01	사회복지법인 한국소아마비협회
2	노원구	근로작업 시설동천	성선경	50	38	14	23	노원구 하계동 288-1	02) 974-2950 02) 974-2951	'98.03.06	사회복지법인 동천학원
3	강서구	교남어유지 동산	윤덕찬	60	35	18	18	파주시 적성면 어유지리 241	031) 958-8593 031) 959-0703	'00.02.23	사회복지법인 교남재단 (채주원)
4	구로구	에덴하우스	정덕환	90	101	18	18	파주시 교하읍 신촌리 345	031) 946-7030 031) 946-7034	'91.08.19	사회복지법인 에덴복지재단
5	관악구	실로암장애인 근로사업장	조봉래	30	83	14	15	관악구 봉천본동 931-14	02) 888-0560 02) 887-1120	'00.12.27	사회복지법인 실로암시각장애인복지회
6	서초구	다니엘 직업재활원	지승현	60	43	15	12	서초구 내곡동 1-1328	02)445-4577 02)2226-9707	'00.10.11	사회복지법인 다니엘

*보건복지부 홈페이지에서 발췌. 2010년 말 기준, 2011년 발표 자료.

2) 보호작업시설

일련번호	관할 시군구	시설명	시설장	근로장애인 정원	근로장애인 현원	종사자 정원	종사자 현원	시설 소재지	전화번호 (FAX)	시설 설치일	법인명 (대표자)
소계				2,540	2,557	383	390				
1	종로구	문혜장애인 보호작업장	정기인	35	10	3	2	철원군 갈말읍 문혜리 271-10	02) 452-6164 02) 452-6168	'97.1.1	사회복지법인 성람재단
2	종로구	종로구립 장애인보호 작업장	김영기	28	24	3	3	종로구 봉익동 37-2	02) 742-0660 02) 742-7321	'97.2.17	사)한국지체 장애인협회
3	종로구	비둘기작업 활동시설	최금난	25	25	3	3	종로구 동숭동 5-4	02) 743-9026 02) 765-9025	'02.3.30	서울가톨릭 사회복지회
4	중구	나누리 장애인 보호작업장	김영숙	10	10	5	5	중구 필동3가 39-3	02) 2269-8413	'07.9.21	사회복지법인 나누리
5	용산구	용산구립 장애인 보호작업장	김창원	30	28	7	6	용산구 갈월동 71-20	02) 711-7882 02) 706-4341	'01.12.4	사단법인 지체장애인협회 용산구지회
6	성동구	성모보호 작업시설	윤문자	30	32	4	4	성동구 금호동2가 421-24	02) 238-5881 02) 238-5882	'00.10.1	사회복지법인 성모성심수도회
7	성동구	성동직업 훈련시설	박봉수	30	30	5	5	성동구 마장동 527-2	02) 290-3126 02) 2290-3181	'93.12.21	성모성심수도회
8	광진구	월하장애인 보호작업장	김목겸	16	14	2	2	광진구 중곡4동 177-44	02) 499-5665 02) 499-5665	'04.2.26	사회복지법인 월하복지재단

9	광진구	정립보호 작업장	편용준	24	21	4	4	광진구 구의2동 16-3	02) 446-1237 02) 3437-5065	'94.5.31	사회복지법인 한국소아마비 협회
10	광진구	광진장애인 보호작업장	진은숙	20	32	4	4	광진구 중곡3동 177-44	02) 468-4376 02) 468-4375	'06.1.2	사단법인 한국기능장애 인협회
11	광진구	희망일터	김경호	30	14	3	2	광진구 능동 247-5 (501호)	02) 452-4386	'10.6.18	재단법인 대한예수교장 로회 고신총회 유지재단
12	동대문구	데일리스 보호작업시설	이정열	24	20	3	3	동대문구 장안동 432-13	02) 2217-0328 02) 2217-0990	'03.11.17	서울정신보건 가족협회
13	중랑구	원광보호 작업장	조숙자	46	50	7	7	강동구 신내동 572-2	02) 438-2605 02) 438-2605	'91.12.28	사회복지법인 유린보은동산
14	중랑구	구립직업 재활센터	박세향	50	42	6	6	중랑구 묵1동 35-2	02) 977-8291 02) 949-2799	'02.4.15	사단법인 한국지체장애 인협회
15	중랑구	조은세상	차세영	30	52	3	4	중랑구 상봉2동 120-52	02) 439-9593 02) 439-9594	'02.10.18	사회복지법인 한울정신건강 복지재단
16	중랑구	참좋은센터	홍정표	30	29	5	6	중랑구 신내동 475-10	02) 491-3773 02) 491-3773	'05.1.22	사회복지법인 유린보은동산
17	중랑구	아름다운	이상춘	30	30	3	3	중랑구 묵1동 60-4	02) 971-1767 02) 971-1769	'99.6.1	사회복지법인 다운회
18	성북구	해피워크	정덕기	30	28	5	5	성북구 하월곡1동 96-155	02) 918-9190 02) 918-7290	'91.11.1	사회복지법인 생명의전화
19	강북구	강북구립 장애인 보호작업장	이상원	32	30	5	4	강북구 번2동 619-33	02) 986-7733 02) 986-7773	'06.1.3	사단법인 한국장애인 정보화협회

20	강북구	번동코이노니아 장애인 보호작업시설	송병준	35	31	9	8	강북구 번동 230 주공아파트 501동 2층	02) 985-3609 02) 982-5037	'92.6.21	사회복지법인 온누리복지재단
21	강북구	번동 보호작업장	송상천	35	31	6	6	강북구 번2동 230번지 주공A 501동 상가지하	02) 987-8337 02)6227-8337	'91.10.16	사단법인 한국지적 장애인복지협회
22	도봉구	도봉장애인 보호작업시설	권정하	30	16	4	2	도봉구 도봉동 636-16	02) 955-9427 02) 955-9426	'04.09.01	사회복지법인 진각복지재단
23	도봉구	보호작업시설 인강원	강건덕	25	18	3	3	도봉구 도봉동 381-1	02) 955-0524 02)3493-0520	'99.2.1	사회복지법인 인강원
24	노원구	북부장애인 직업재활시설	신연화	37	37	4	4	노원구 상계6동 771	02)2092-1782 02) 951-4304	'00.12.28	사단법인 한국지체장애인 협회
25	노원구	해맑음보호 작업시설	예병백	20	23	4	4	노원구 공릉3동 379-32	02) 949-6739 02) 649-6748	'99.11.1	사회복지법인 평화복지재단
26	노원구	천애 보호작업시설	최금자	30	19	3	3	노원구 중계동 308-1	02) 935-0655	'99.1.23	사회복지법인 천애원
27	노원구	노원구립 장애인 보호작업시설	조남영	20	18	3	3	노원구 중계3동 511-2 중계 제1 공단 301호	02) 972-4361 02) 972-4363	'05.11.1	사단법인 한국지체장애인 협회
28	노원구	아람마을 보호작업장	이영춘	20	31	3	3	노원구 월계동 293-1,지층	02) 909-4604	'06.8.29	사단법인 정신보건 가족협회
29	노원구	가브리엘 작업장	김혜경	30	23	5	5	노원구 상계5동 135-25	02) 951-9707 02) 951-9708	'02.8.28	한국지체장애인 협회

30	노원구	대린 직업훈련원	우진규	25	25	5	5	노원구 상계1동 1266	02) 939-2298 02) 938-6930	'02.12.18	홍파복지원
31	은평구	은평구립 직업재활센타	조섭희	30	34	6	6	은평구 녹번동 173	02) 355-9971 02) 352-2334	'99.4.20	사단법인 한국지체 장애인협회
32	은평구	똘레랑스	이혜림	24	20	3	3	은평구 갈현동 492-13	02) 352-0079 02) 352-2059	'04.4.14	사회복지법인 에버그린 복지재단
33	은평구	누야하우스	이금복	40	71	6	6	은평구 구산동 191-1	02) 351-3599 02) 351-3987	'97.2.12	사회복지법인 은평천사원
34	은평구	늘푸름 보호작업장	김성훈	18	19	3	5	은평구 갈현동 492-13	02) 309-2416 02) 674-1772	'09.11.9	사단법인 늘푸름
35	은평구	은평 보호작업장	강태길	20	30	3	3	은평구 구산동 191-1	02) 388-2363 02) 388-3428	'00.9.21	사회복지법인 은평천사원
36	은평구	바오로교실 장애인 작업활동장	조성애	30	26	3	3	은평구 증산동 175-22	02) 305-5180 02) 375-8605	'04.4.14	서울가톨릭 사회복지회
37	마포구	마리스타보호 작업장	김주봉	30	32	4	4	충주시신척면 영덕리 262-11	043) 853-7315 043) 853-7314	'03.12.19	마리스타청소년 복지재단
38	마포구	마포구립 장애인직업 재활센터	하강택	20	26	3	4	마포구 상암동 1640	02) 303-5282 02) 303-5279	'08.12.31	이화학당
39	마포구	태화마포보호 작업장	백승호	19	18	3	2	마포구 서교동 478-5	02) 6012-9213	'10.08.20	재단법인 감리회태화 복지재단
40	양천구	샘(재암)	박춘희	26	19	4	4	양천구 신정7동 산75-4	02)2648-2298 02) 2648-2252	'99.3.3	사회복지법인 석암재단

41	양천구	하은장애인 보호작업시설	임채감	20	28	4	4	양천구 신정2동 129-26 2층	02) 2654-0725 02) 2654-3992	'02.9.7	사단법인 한국지적장애인 복지협회
42	양천구	드림장애인 보호작업장	강동익	10	15	4	2	양천구 신월6동 558-6	02) 2694-3338	'08.9.8	사단법인 두얼스
43	강서구	기쁜우리 보호작업장	박상민	35	48	4	4	강서구 가양동 1466	02) 3665-3831 02) 3665-3292	'97.7.1	사회복지법인 기쁜우리월드 (박성구)
44	강서구	그라나다 보호작업센터	유점화	42	47	5	4	강서구 가양동 1470-2	02) 3661-3402 02) 3661-3764	'07.2.23	사회복지법인 성요한복지회 (정요안)
45	강서구	행복을파는 장사꾼	정명옥	18	25	3	5	강서구 화곡동 958-12 화곡빌딩2층	02)2065-1591 02)2065-1592	'07.5.25	사단법인 여성자원금고 (정명옥)
46	강서구	강서 장애인자립장	박마루	30	27	3	4	강서구 등촌동 700 투에프코트빌딩 702~708호	02) 3665-1547 02) 3665-1570	'08.8.27	사단법인 한국지체장애 인협회
47	강서구	구립강서구 직업재활센터	홍홍근	50	20	11	11	강서구 가양2동 1470-2	02) 3661-0362 02) 3661-0360	'10.12.20	사회복지법인 서울가톨릭사회 복지회(김운회)
48	강서구	열림일터	윤영선	40	35	9	10	강서구 화곡6동 960-22	02) 2602-3199 02) 2605-5618	'01.11.7	사회복지법인 교남재단 (채주원)
49	구로구	구로구립장애인 보호작업시설	박찬근	25	29	4	4	구로구 온수동44-21	02) 2689-8791 02) 2689-4150	'01,7.16	사회복지법인 에덴복지재단
50	구로구	해나무일터	이삼식	23	24	3	3	구로구 정든 2길1-2 (가리봉1동 131-2)	02) 830-6500 02) 830-1544	'05.7.30	재단법인 성프란치스꼬 수녀회

51	금천구	함께사는 사람들	임혜경	10	11	6	6	금천구 시흥동 879-77	02) 805-7272	'09.11.26	비영리단체 함께사는 사람들
52	금천구	EM실천보호 작업시설	김영환	30	30	3	3	금천구 가산동 493-6 대륭 테크노타운 6차 1004	02) 875-9744 02) 875-9965	'00.03.02	사회복지법인 한올건강복지재단
53	영등포	리드릭	김정열	20	25	4	4	영등포구 당산동2가 47-4	02) 3667-4945 02) 3667-4942	'08.10.10	사단법인 장애인권익 문제연구소
54	영등포	한사랑장애인 보호작업장	김호기	30	20	3	4	광주시 초월읍 신월리 333	031)769-8752 031) 769-6639	'02.10.7	어린이재단
55	동작구	동작구립 장애인 보호작업장	이용호	35	38	6	9	동작구 대방동 23-193	02) 812-7178 02) 812-7234	'02.12.24	사단법인 한국지체장애인 협회
56	동작구	서울남부 보호작업장	박용국	40	42	5	5	동작구 신대방동 395	02) 841-2077 02) 831-0312	'00.9.08	사회복지법인 삼육재활센터
57	동작구	보라매 보호작업장	박형진	30	25	3	4	동작구 신대방2동 395	02) 846-9277 02) 847-4819	'00.9.21	한국지적장애인 복지협회
58	동작구	삼성떡프린스	엄종숙	23	24	5	5	동작구 상도4동 212-128	02) 823-2230 02) 817-2234	'00.9.27	사회복지법인 삼성농아원
59	관악구	삼육 재활작업소	남광우	50	36	4	4	광주시 초월읍 지월 729-6	031) 761-3636 031) 797-6686	'99.5.17	사회복지법인 삼육재활센터
60	관악구	나자로의집	김용주	25	28	4	4	관악구 신림본동 10-602	02) 887-3629 02) 887-3884	'02.1.7	사회복지법인 서울가톨릭 사회복지회
61	관악구	함께사는세상 보호작업장	조윤경	20	37	6	4	관악구 봉천9동 635-665,1층	02) 876-2842 02) 873-2843	'08.1.9	사회복지법인 대한성공회교구 복지재단

62	서초구	사랑의일터	장유정	32	34	6	4	서초구 서초4동 1310-10	02)3479-7699 02) 592-7757	'02.1.18	사회복지법인 사랑의 복지재단
63	서초구	사랑손 작업활동시설	김정영	25	34	5	5	서초구 방배동779-1 부강빌딩4층	02) 3477-2602 02) 3477-2604	'00.9.29	서울가톨릭 사회복지회
64	서초구	대한안마사협회 부설안마수련원	이규성	60	66	5	5	서초구 서초동 1638-11	02) 584-2950 02) 584-2951	'06.4.4	대한안마사협회
65	강남구	성모자애 보호작업장	장원식	20	32	4	5	강남구 율현동	02) 445-3377 02)3411-9584	'00.5.23	자애종합복지원
66	강남구	밀알 보호작업장	안성기	12	25	4	4	강남구 수서동 721	02) 445-4440 02) 445-4449	'09.1.2	사회복지법인 밀알복지재단
67	강남구	밀알베이커리	차영동	30	30	3	4	강남구 수서동 721	02)2184-8700 02)2184-8729	'09.1.1	사회복지법인 밀알복지재단
68	강남구	우리플러스	양병홍	30	36	3	3	강남구 수서동 721	02) 2184-8700	'09.1.1	사회복지법인 밀알복지재단
69	강남구	라파엘 직업재활센터	정현우	40	40	4	4	여주군강천면 도전리 535-1	031)886-8481 031) 883-6639	'02.4.16	하상복지회
70	강남구	소망제이엔피	홍성진	23	22	3	3	강남 신사 608-8 옥신빌딩4층	02) 3445-8450 02) 3445-8449	'06.4.13	소망복지재단
71	강남구	충현직업 훈련시설	신정애	45	42	6	6	강남구 역삼 669-3	02) 564-4885 02) 562-4988	'99.9.6	충현복지재단
72	송파구	신아 보호작업장	황성경	60	62	4	8	송파구 거여동 251-23	02) 400-4695 02) 407-1957	'00.10.8	사회복지법인 신아원
73	송파구	임마누엘 보호작업시설	이연순	40	40	4	4	송파구 거여2동 251-40	02) 449-6956 02) 403-1929	'00.9.30	사회복지법인 임마누엘 재활원

74	송파구	송파 장애인보호 작업장	김용필	10	10	3	4	송파구 마천동 277-13	02) 402-8143	'07.10.10	사단법인 지체장애인협회 송파구지회
75	송파구	연화 직업재활원	방정숙	35	15	4	4	송파구 석촌동 273-13 4층	02)2202-5865 02) 243-8150	'08.6.23	사회복지법인 연화원
76	송파구	구립송파장애인 직업재활 지원센터	김성태	20	20	3	3	송파구 거여동 289-5	02) 400-6511 02) 400-6513	'08.7.17	사회복지법인 신원복지재단
77	송파구	실로암장애인 보호작업시설	정해궁	10	16	3	3	송파구 신천동 7-18 롯데캐슬 플라자 8층 832호	02) 6415-1000 02) 6415-2000	'09.8.13	사회복지법인 실로암시각 장애인복지회
78	송파구	행복을나누는 사람들	한선화	23	23	3	4	송파구 마천동 207-7	02) 487-9700	'10.3.31	사단법인 한국장애인 선교단체 총연합회
79	송파구	마라작업 활동시설	이영민	23	24	5	5	송파구 문정동 93-4	02)3401-6040 02) 448-6409	'00.6.15	한국 장애인부모회 송파지부
80	송파구	동안제일 복지센터	김도영	23	24	5	6	송파구 오금동49-4	02)3401-4162 02) 448-2519	'00.5.6	동안복지재단
81	강동구	서울장애인 종합복지관 보호작업시설	김희정	18	18	5	5	강동구 고덕1동 317-24	02) 441-4207 02) 441-5080	'91.6.10	원한도움의 성모수녀회
82	강동구	강동구장애인 보호작업장	이성전	20	17	3	2	강동구 암사4동 452-50호	02) 427-8174 02) 427-8358	'96.7.1	사단법인 서울재가 장애인협회

83	강동구	성분도 보호작업장	최용근	30	29	5	5	광주시 도척면 진우리 661	031) 762-8237 031) 762-7285	'01.6.8	성베네딕도 수녀회
84	강동구	라온클린 패밀리	최희도	40	37	4	4	강동구 고덕동 298	02) 3427-0876 02) 3426-0876	'00.12.26	사회복지법인 우성재단
85	강동구	파란마음 복지센터	한호택	20	21	3	3	강동구 길동 456-2,5 하이브상가 313	02) 487-4548 02) 472-5444	'07.10.1	사회복지법인 우성재단
86	강동구	아이티어 빌리티센터	정도선	30	17	3	3	강동구 길동 106-7 삼보프리빌 301호	02) 487-4548 02) 472-5444	'07.8.1	사단법인 한국 사회복지정책 연구원
87	강동구	선한복지센터	김현	18	19	3	3	성내동 419-13 4층	02) 475-4530	'08.12.24	사단법인 세움터
88	강동구	아이비 보호작업장	은홍수	16	28	4	4	강동구 천호동 278-11	02) 484-3825 02) 474-3822	'04.11.17	한국장애인 부모회 강동지부
89	강동구	성지 보호작업장	정진옥	24	24	3	3	강동구 고덕동 509-6	02) 481-4666 02) 481-8669	'93.4.21	서울가톨릭 사회복지회
90	강동구	푸른 보호작업장	이옥혜	25	17	3	3	강동구 암사동 463-3	02) 441-7222 02) 441-7223	'02.2.8	서울가톨릭 사회복지회
91	강동구	동안우리 복지센터	최병석	18	33	4	4	강동구 성내3동 520-3	02) 473-0558 02) 473-0559	'05.9.9	사회복지법인 동안복지재단

3) 작업활동시설

일련번호	관할시군구	시설명	시설장	근로장애인		종사자		시설 소재지	전화번호 (FAX)	시설 설치일	법인명 (대표자)
				정원	현원	정원	현원				
소계				576	616	76	77				
1	종로구	비둘기 작업활동시설	최금난	24	26	3	3	종로구 동숭동 5-4	02) 743-9026 02) 765-9025	'02. 3. 30.	서울가톨릭 사회복지회
2	중랑구	참좋은 작업활동시설	홍정표	30	14	2	2	강동구 신내동 475	02) 491-3773 02) 491-3773	'05. 2. 22.	
3	성북구	생명의전화 장애인 작업활동시설	심정원	30	33	5	5	성북구 하월곡1동 96-155	02) 918-9190 02) 918-7290	'91. 11. 1.	생명의전화
4	중랑구	아름다운작업 활동센터	이상춘	30	29	3	3	중랑구 묵1동 60-4	02)971-1767 02)971-1769	'99. 6. 1.	사회 복지법인 다운회
5	노원구	가브리엘 작업활동시설	김혜경	30	29	5	5	노원구 상계5동 135-25	02) 951-9707 02) 951-9907	'02. 9. 1.	한국지체 장애인 협회
6	은평구	은평장애인 작업활동장	강태길	20	26	3	4	은평구 구산동 191-1	02) 388-2363 02) 388-3428	'85. 1. 1.	사회 복지법인 은평 천사원
7	은평구	바오로교실 장애인 작업활동장	조성애	30	28	2	2	은평구 증산동 175-22	02) 305-5180 02) 375-8605	'04. 4. 14.	서울가톨릭 사회복지회
8	강서구	열림일터	윤덕찬	40	44	4	4	강서구 화곡6동 960-22	02) 2602-3199 02) 2605-5618	'01. 11. 7.	교남재단

9	구로구	성프란치스꼬 장애인 작업활동시설	염우정	23	27	3	3	구로구 정든2길1-2 (가리봉1동 131-2)	02) 830-6500 02) 830-1544	'05. 7. 30.	성프란치스꼬 수녀회
10	광주시	한사랑 작업활동시설	최윤선	30	25	3	4	광주시 초월면 신월리 333	031) 769-8752 031) 769-6639	'02. 10. 7.	한국복지재단
11	동작구	보라매 작업활동시설	박형진	30	23	3	3	동작구 신대방 2동 395	02) 846-9277 02) 847-4819	'94. 9. 6.	한국 지적장애인 복지협회
12	서초구	사랑손 작업활동시설	이현숙	40	36	6	6	서초구 방배동 779-1	02) 3477-2602 02) 3477-2604	'00. 9. 29.	서울가톨릭 사회복지회
13	여주군	여주 라파엘 직업재활센터	정현우	40	41	4	4	여주군 강천면 도전리 535-1	031) 886-8481 031) 883-6639	'02. 1. 00.	하상 복지회
14	강남구	소망 작업활동시설	홍성진	23	12	3	2	강남 신사 608-8 옥산빌딩 4층	02) 3445-8450 02) 3445-8449	'06. 4. 13.	소망복지재단
15	송파구	마라 작업활동시설	이영민	23	27	3	3	송파구 문정동 93-4 마리빌딩 2층	02) 3401-6040 02) 448-6409	'00. 6. 15.	한국장애인 부모회 송파지부
16	송파구	송파 작업활동시설	김도영	23	25	6	6	송파구 오금동 49-4 2층	02) 3401-4162 02) 448-2519	'00. 5. 6.	사회복지법인 동안복지재단
17	강동구	아이비 작업활동시설	은홍수	26	24	2	2	강동구 천호4동 300-7 4층	02) 484-3825 02) 474-3822	'04. 11. 17.	한국장애인 부모회 강동지부
18	강동구	성지작업활동 시설	정덕근	24	23	3	3	강동구 고덕동 509-6	02) 481-4666 02) 481-8669	'00. 10. 10.	서울가톨릭 사회복지회

19	강동구	푸른 작업활동시설	이옥혜	25	19	2	2	강동구 암사 2동 505-1 영복빌딩 3층	02) 441-7222 02) 441-7223	-	서울가톨릭 사회복지회
20	강동구	강동 작업활동시설	최병석	15	15	3	3	강동구 성내동 520-3 5층	02) 473-0558 02) 473-0559	'05. 9. 9.	믿음복지회

4) 직업훈련시설

일련번호	관할 시군구	시설명	시설장	근로장애인		종사자		시설 소재지	전화번호 (FAX)	시설 설치일	법인명 (대표자)
				정원	현원	정원	현원				
소계				185	192	18	17				
1	성동구	성동직업 훈련시설	박봉수	30	50	3	3	성동구 마장동 527-2	02) 2290-3126 02) 2290-3181	'93. 12. 21.	성모성심 수도회
2	노원구	대린직업 훈련원	우진규	25	23	3	2	노원구 상계 1동 1266	02) 939-2298 02) 938-6930	'02. 12. 18.	홍파복지원
3	동작구	삼성 애니아트	엄종숙	25	23	3	3	동작구 상도 4동 212-128	02) 823-2230 02) 817-2234	'00. 9. 29.	사회복지법인 삼성농아원
4	서초구	대한안마사 협회 부설 안마수련원	나종천	60	58	5	5	서초구 서초동 1638-11	02) 584-6363 02) 584-2988	'06. 4. 4.	대한안마사 협회
5	강남구	충현직업 훈련시설	김중국	45	38	4	4	강남구 역삼동 669-3	02) 564-4885 02) 562-4988	'99. 9. 6.	충현복지재단

후주

1) 윤성철, 이후경, 김선재, 성상경, 함웅, 이규항(1997). 정신병 환자의 통합치료를 위한 낮병원 모델. 신경정신의학, 36(6), 969-986.

2) 김용식 외(1998). 정신분열병의 약물치료. 1-3. 서울: 일조각.

3) Morken, G., Widen J. H., & Grawe, R. W. (2008). Non-adherence to antipsychotic medication, relapse and rehospitalisation in recent-onset schizophrenia. *BMC Psychiatry 8*(32), 1-7.

4) Lipkovicha, I., Deberdta, W., Csernanskyb, J. G.. Buckleyc, P., Peuskensd, J., Kollack-Walkera, S., Zhange, Y., Liu-Seiferta, H., & Houstona, J. P. (2007). Predictors of risk for relapse in patients with schizophrenia or schizoaffective disorder during olanzapine drug therapy. *Journal of Psychiatric Research, 41*(3-4), 305-310.

5) Robinson, D., Woerner, M. G., Alvir, J. M., Bilder, R., Goldman, R., Geisler, S., Koreen, A., Sheitman, B., Chakos, M., Mayerhoff, D., & Lieberman, J. A. (1999). Predictors of relapse following response from a first episode of schizophrenia or schizoaffective disorder. *Arch Gen Psychiatry, 56*(3), 241-247.

6) Morken, G., Widen, J. H., & Grawe, R. W. (2008). Non-adherence to antipsychotic medication, relapse and rehospitalisation in recent-onset schizophrenia. *BMC Psychiatry, 8,* 32.

7) Hafner, H., Maurer, K., Ruhrmann, S., Bechdolf A., Klosterkotter, J., Wagner, M., Maier, W., Bottlender, R., Möller, H. J., Gaebel, W., & Wöwer, W. (2004). Early detection and secondary prevention of psychosis: Facts and visions. *European Archives of Psychiatry and Clinical Neuroscience, 254,* 117-128.

8) Bartok, E., Berecz, R., Glaub, T., & Degrell, I. (2005). Cognitive functions in prepsychotic patients. *Progressive Neuropsychopharmacology and Biological*

Psychiatry, 29(4), 621-625.

9) Kohn, D., Niedersteberg, A., Wieneke, A., Bechdolf, A., Pukrop, R., Ruhrmann, S., Schultze-Lutter, F., Maier, W., & Klosterkotter, J. (2004). Early course of illness in first episode schizophrenia with long duration of untreated illness: A comparative study. *Fortschr Neurol Psychiatr, 72*(2), 88-92.

10) Johannessen, J. O. (2001). Early recognition and intervention: The key to success in the treatment of schizophrenia? *Disease Management and Health Outcomes, 9*(6), 317-327.

11) 윤성철, 이후경, 김선재, 성상경, 함웅, 이규항(1997). 정신병 환자의 통합치료를 위한 낮병원 모델. 신경정신의학, 36(6), 969-986.

12) Lieberman, J. A., Stroup, T. S., McEvoy, J. P., Swartz, M. S., Rosenheck, R. A., Perkins, D. O., et al. (2005). Effectiveness of antipsychotic drugs in patients with chronic schizophrenia. *N Engl J Med, 353,* 1209-1223.

13) Haywood, T. W., Kravitz, H. M., Grossman, L. S,. Cavanaugh, J. L. Jr, Davis, J. M., & Lewis, D. A. (1995). Predicting the "revolving door" phenomenon among patients with schizophrenic, schizoaffective, and affective disorders. *Am J Psychiatry, 152*(6), 856-861.

14) Morke, G., Widen, J. H., & Grawe, R. W. (2008). Non-adherence to antipsychotic medication, relapse and rehospitalization in recent-onset schizophrenia. *BMC Psychiatry, 8*(32).

15) Robinson, D., Woerner, M. G., Alvir, J. M. J., Biler, R., Goldman, R., Geisler, S., Koreen, A., Sheitman, B., Chakos, M., Mayerhoff, D., & Lieberman, J. A. (1999). Predictors of relapse following response from a first episode of schizophrenia or schizoaffective disorder. *Archives of General Psychiatry, 56*(3), 241-247.

16) 민성길 외(2006). 최신정신의학(5판). 서울: 일조각.

17) Justic, M. (2000). Does ICU psychosis really exist?. *Critical Care Nurse, 20*(3), 28-39.

18) Sibitz, I., Katschnig, H., Goesslerm, R., Unger, A., & Amering, M. (2005).

Pharmacophilia and pharmacophobia: Determinants of patients' attitudes towards antipsychotic medication. *Pharmacopsychiatry, 38*(3), 107-112.

19) Walker, E., Kestler, L., Bollini, A., & Hochman, K. M. (2004). Schizophrenia: Etiology and course. *Annual Review of Psychology, 55,* 401-430.

20) Tilman, W. (2001). Body weight gain with atypical antipsychotics: A comparative review. *Drug Safety, 24*(1), 59-74.

21) Liberman, R. P. (2000). 사회기술. 만성정신과환자를 위한 정신재활(김철권, 변원탄 공역, pp. 237-310). 서울: 하나의학사.

22) 서진환, 이만홍(2000). 정신분열병 환자들 위해 개발된 직업재활 프로그램의 효과. 신경정신의학, 39(1), 89-99.

23) Butzlaff. R. L., & Hooley, J. M. (1998). Expressed emotion and psychiatric relapse: A metal analysis. *Archives of General Psychiatry, 55*(6), 547-552.

24) 이영호, 심주철, 이상경, 서영수, 김용관, 김규수, 김영훈(2000). 정신분열병 환자 가족을 위한 정신교육적 가족치료 모형의 효과. 신경정신의학, 39(3), 479-494.

25) 양동석, 국승희, 최영, 이형영(2001). 정신장애 환자와 보호자의 사회인구학적, 임상적 및 심리적 특성과 삶의 질의 관계. 신경정신의학, 40(6), 1044-1054.

26) 박영숙, 이근후(1999). 정신과 환자의 가족의 사회심리적 특성에 관한 연구. 신경정신의학, 38(6), 1390-1401.

27) Boye, B., Bentsen, H., Ulstein, I., NOtland, T. H., Lersbryggen, A., Lingjaerde, O., & Malt, U. F. (2001). Relatives' distress and patients' symptoms and behaviors: A prospective study of patients with schizophrenia and their relatives. *Acta Psychiatrica Scandinavia, 104*(1), 42-50.

28) 김철권, 조진석, 서지민, 김용관, 김호찬, 김현수, 김상수, 제영묘(1999). 정신분열병 환자의 가족부담 척도 개발에 대한 예비연구. 신경정신의학, 38(3), 539-553.

29) 김철권, 김진원, 서지민, 이길자, 김길중, 변원탄(2000). 정신분열병 환자의 주보호자와 형제자매에서의 부담에 대한 연구. 신경정신의학, 39(1), 113-127.

30) Peterson, E. C., & Docherty, N. M. (2004). Expressed emotion, attribution, and control in parents of schizophrenic patients. *Health Module, 67*(2), 197-207.

31) Meijel, B. V., Gaag, M. V. D., Kahn, R. S., & Grypdonck, M. H. F. (2003). Relapse prevention in patients with schizophrenia. *Archives of Psychiatric Nursing, 17*(3), 117-125.

32) Torgalsboen, A. K., & Rund, B. R. (1998). "Full recovery" from schizophrenia in the long term: A ten-Year Follow up of eight former schizophrenic patients. *Psychiatry, 61*(1), 20-34.

33) Carter M., & Flesher, S. (1995). The neurosociology of schizophrenia: Vulnerability and functional disability. *Psychiatry, 58*(3), 209-224.

34) Roboins, D. G., Woerner, M. G., Delman, H. M., & Kane, J. M. (2005). Pharmacological treatments for first episode schizophrenia. *Schizophrenia Bulletin, 31*(3), 705-722.

35) Kane, J. M. (1997). Update on treatment stratergies. *International Reviews of Psychiatry, 9,* 419-427.

36) Gilbert, P. L., Harris, M. J., Mcadams, L. A., & Jeste, J. D. (1995). Neuroleptic withdrawal in schizophrenic patients: A review of the literature. *Archives of General Psychiatry, 52,* 173-188.

37) Schooler, N. R., Keith, S. J., Severe, J. B., Matthews, S. M., et al. (1997). Relapse and rehospitalization during maintenance treatment of schizophrenia. *Archives of General Psychiatry, 54*(5), 453-464.

38) Lysaker, P. H., Bryson, G. J., Marks, K., Greig, T. C., & Bell, M. D. (2004). Coping style in schizophrenia: Associations with neurocognitive deficits and personality. *Schizophrenia Bulletin, 30,* 113-121.

39) Pompili, M., Ruberto, A., Kotzalidis, G. D., Girardi, P., & Tatarelli, R. (2004). Suicide and awareness of illness in schizophrenia: An overview. *Bulletin of Menninger Clinic, 68*(4), 297-318.

40) Caldwell, C. B., & Gottesman II. (1992). Schizophrenia-a high-risk factor for suicide: clues to risk reduction. *Suicide Life Threat Behavior, 22*(4), 479-493.

41) Meltzer, H. Y. (2001). Treatment of suicidality. *Annals New York Academy of Science, 932,* 44-58.

42) Linszen, D. H., Dingemans, P. M., Lenior, M. E., Scholte, W. F., de Haan, L., & Goldstein, M. J. (1998). Early detection and intervention in schizophrenia. *International Clinical Psychopharmacology, 13*(Suppl. 3), 31-34.

43) Siris, S. G. (2001). Suicide and schizophrenia. *Journal of Psychopharmacology, 15*(2), 127-35.

44) Meltzer, H. Y. (1998). Suicide in schizophrenia: Risk factors and clozapine treatment. *Journal of Clinical Psychiatry, 59* (Suppl. 3), 15-20.

45) Meltzer, H. Y., et al. (2003). Clozapine treatment for suicidality in schizophrenia international suicide prevention trial (InterSePT). *Arch Gen Psychiatry, 60,* 82-91.

46) Margolese, H. C., Malchy, L., Negrete, J. C., Tempier, R., & Gill, K. (2004). Drug and alcohol use among patients with schizophrenia and related psychoses: Levels and consequences. *Schizophrenia Research, 67,* 157-166.

47) Meydan, J. (2005). Alcohol and drug use in schizophrenia as predictors of functional impairment. *Schizophrenia Research, 77,* 105-106.

48) Swartz, M. S., Swanson, J. W., Hiday, V. A., Borum, R., Wagner, H. R., & Burns, B. J. (1998). Violence and severe mental illness: The effects of substance abuse and nonadherence to medication. *American Journal Psychiatry, 155,* 226-231.

49) Zammit, S., Allebeck, P., Dalman, C., Lundberg, I., Hemmingsson, T., & Lewis, G. (2003). Investigating the association between cigarette smoking and schizophrenia in a cohort study. *American Journal of Psychiatry, 160,* 2216-2221.

50) Beratis, S., Katrivanou, A., & Gourzis, P. (2001). Factors affecting smoking in schizophrenia. *Comprehensive Psychiatry, 42*(5), 393-402.

51) Erlenmeyer-Kimling, L., Nichol, S., Rainer, J. D. (1969). Changes in fertility rates in schizophrenic patients in New York States. *American Journal Psychiatry, 125,* 916-927.

52) Lane, A., Burn, M., Mulvany, F., Kinsella, A., WAddington, J. L., Walsh, D.,

Larkin, C., & O' Callaghan, E. (1995). Reproductive behavior in schizophrenia relatve to other mental disorders: Evidence for increased fertility in men despite decreased marital rate. *Acta Psychiatrica Scandinavia, 91*(2), 222-228.

53) Caton, C. L., Cournos, F., & Domingues, B. (1999). Parenting and adjustment in schizophrenia. *Psychiatric Services, 50*(2), 239-243.

54) Shtasel, D. L., Gur, R. E., Gallacher, F., Heimberg, C., & Gur, R. C. (1992). Gender differences in the clinical expression of schizophrenia. *Schizophrenia Research, 7,* 225-231.

55) Fox, V. (2004). First person account: Schizophrenia and motherhood. *Schizophrenia Bulletin, 30*(4), 763-765.

56) NanKo, S., & Moridaira, J. (1993). Reproductive rates in schizophrenic outpatients. *Acta Psychiatrica Scandinavia, 87*(6), 400-404.

57) Howard, L. M., Goss, C., Leese, M., Appleby, L., & Thornicorft, G. (2004). The psychosocial outcome of pregnancy in women with psychotic disorders. *Schizophrenia Research, 71,* 49-60.

찾·아·보·기

저자 소개

이종호_ 정신과 전문의

1989년 연세대학교 의과대학을 졸업하였으며, 영동 세브란스 병원에서 전공의 수련을 마친 후 1998년부터 구의 연세정신과 및 연세사회문화센터(낮병원)를 운영하고 있다. 낮병원 협의회 회장을 역임하였고, 대한신경정신과의사회 의무이사를 거쳐 현재는 정책위원을 맡고 있다. 동료 정신과의사들과 한국인지치료연구회를 창설하였고, 심리 포털사이트인 MINT를 만들어 정신과의 문턱을 낮추고 일반인의 심리적인 어려움을 다루고자 노력하고 있다. 한국여성상담센터, 기독여성상담센터, 한국스포츠대학원, 신사사회복지관, 여의도 순복음교회, 정동교회, 온누리교회 등 많은 관련 단체에서 심리상담 관련 강의를 실시하였다. 저서로 『마음 비타민』(마젤란, 2007), 역서로 『인지치료에 대해 알고 싶은 100가지』(학지사, 공역, 2011)가 있다.

지역사회 정신재활을 돕는 낮병원

2011년 7월 15일 1판 1쇄 인쇄
2011년 7월 20일 1판 1쇄 발행

지은이 • 이종호
펴낸이 • 김진환
펴낸곳 • (주) 학지사
121-837 서울특별시 마포구 서교동 352-29 마인드월드빌딩 5층
대표전화 • 02)330-5114 팩스 • 02)324-2345
등록번호 • 제313-2006-000265호

홈페이지 • http://www.hakjisa.co.kr
커뮤니티 • http://cafe.naver.com/hakjisa

ISBN 978-89-6330-703-9 93180

정가 14,000원

저자와의 협약으로 인지는 생략합니다.
파본은 구입처에서 교환하여 드립니다.